心肺疾病分子影像与病理学诊断

Molecular lmaging and Pathological Diagnosis of Cardiopulmonary Diseases

主　审　王雪梅

主　编　张国建　李剑明

副主编　袁宏伟　李　原　张建华　姜　磊

　　　　柳江燕　沈智辉　武　瑜　赵　倩

北京大学医学出版社

XINFEI JIBING FENZI YINGXIANG YU BINGLIXUE ZHENDUAN

图书在版编目（CIP）数据

心肺疾病分子影像与病理学诊断 / 张国建，李剑明主编 .—北京：北京大学医学出版社，2024.5

ISBN 978-7-5659-3026-3

Ⅰ.①心… Ⅱ.①张… ②李… Ⅲ.①心脏血管疾病 - 影像诊断 ②肺疾病 - 影像诊断 Ⅳ.①R540.4 ② R563.04

中国国家版本馆 CIP 数据核字（2023）第 209918 号

心肺疾病分子影像与病理学诊断

主　　编：张国建　李剑明

出版发行：北京大学医学出版社

地　　址：（100191）北京市海淀区学院路 38 号　北京大学医学部院内

电　　话：发行部 010-82802230；图书邮购 010-82802495

网　　址：http://www.pumpress.com.cn

E - m a i l：booksale@bjmu.edu.cn

印　　刷：北京信彩瑞禾印刷厂

经　　销：新华书店

责任编辑：王孟通　　责任校对：靳新强　　责任印制：李　啸

开　　本：787 mm×1092 mm　1/16　　印张：16.75　　字数：418 千字

版　　次：2024 年 5 月第 1 版　2024 年 5 月第 1 次印刷

书　　号：ISBN 978-7-5659-3026-3

定　　价：138.00 元

本书由

内蒙古自治区科技成果转化专项资金项目（2019CG097），国家自然科学基金（81960319），内蒙古自治区自然科学基金（2021MS08085）

资助出版

编委名单

张国建	内蒙古医科大学附属医院	王雅洁	泰达国际心血管病医院
袁宏伟	内蒙古医科大学附属医院	柳江燕	兰州大学第二医院
仲金龙	内蒙古医科大学附属医院	范丑丑	兰州大学第二医院
王文睿	内蒙古医科大学附属医院	王育珠	兰州大学第二医院
赵振峰	内蒙古医科大学附属医院	郭国蓉	兰州大学第二医院
邬心爱	内蒙古医科大学附属医院	李 原	北京大学人民医院
牛瑞龙	内蒙古医科大学附属医院	周德训	北京大学人民医院
王 涛	内蒙古医科大学附属医院	张建华	北京大学第一医院
鲁海文	内蒙古医科大学	范 岩	北京大学第一医院
肖云峰	内蒙古医科大学	廖栩鹤	北京大学第一医院
武 瑜	内蒙古自治区肿瘤医院	殷 雷	北京大学第一医院
何 鑫	内蒙古自治区肿瘤医院	姜 磊	广东省人民医院
王荣花	内蒙古自治区肿瘤医院	刘恩涛	广东省人民医院
温星星	内蒙古自治区肿瘤医院	王淑侠	广东省人民医院
杨鹏杰	内蒙古自治区肿瘤医院	沈智辉	中国人民解放军总医院第一医学中心
郝博闻	内蒙古自治区肿瘤医院	梁英魁	中国人民解放军总医院第六医学中心
石 峰	内蒙古自治区中医医院	周建立	山东大学齐鲁医院德州医院
韦丽虹	内蒙古自治区国际蒙医医院	陈皓鋆	厦门大学附属第一医院
杨晓光	呼和浩特市第一医院	赵 倩	宁夏医科大学总医院
李剑明	泰达国际心血管病医院	席笑迎	首都医科大学附属北京朝阳医院
汪 娇	泰达国际心血管病医院	何 勇	武汉大学中南医院
庞泽堃	泰达国际心血管病医院	方娟娟	德州市第二人民医院

　　长期以来，影像学对疾病的诊断主要是建立在形态结构变化的基础之上，而多数疾病的发生是从基因、受体等分子功能改变开始，继而导致形态学改变，之后表现出不同的症状，当诊断明确时病情已经进入中晚期，因而失去了最佳的治疗时机。那么如何通过影像学手段早期发现疾病呢？医学影像经历了从形态学影像、功能影像到分子影像的发展历程。近年来分子影像学发展迅速，特别是随着多模态分子影像的广泛应用，新的分子影像探针的研发和应用，极大地推动了分子影像学的发展。与传统的影像学不同，分子影像学着眼于探测构成疾病基础的分子异常，用影像学手段非侵入性地对活体内参与生理和病理过程的分子进行定性或定量可视化观察，在疾病的早期尚未出现形态学改变之前发现异常变化，为早期诊断、治疗提供丰富的生物学信息。

　　《心肺疾病分子影像与病理学诊断》的出版必将对推动分子影像在临床疾病特别是心肺疾病中的应用发挥重要作用。该书的特色是：①将心肺疾病的分子影像学表现与病理学变化相结合，让读者由表及里掌握影像学的本质，读懂影像背后更深层次的内涵；②按心肺部常见疾病进行分类，将常规影像与分子影像学表现进行总结比较，让读者可以全面、深入地了解疾病的发生、发展的本质。

　　该书由国内多家知名医院或大学的 40 余名专家编写而成。他们都是活跃在各自专业领域的中青年学者，具有开阔的视野、广博的学识。本书内容丰富，通俗易懂，既有深度，也有广度。相信该书的出版会为广大影像学相关专业从业者以及临床相关专业医师提供有益参考。

王雪梅

2023.10

前　言

　　本书由国内 18 所医院或大学的核医学、影像学、病理学、呼吸及心血管等专业 40 余名专家编写而成。全书分为 3 篇共有 15 章，第一章至第六章为总论部分，重点介绍了分子影像学概况、组织细胞病理学、炎症、肿瘤、肿瘤微环境与分子影像、分子影像与病理学关联等相关内容。第七章至第十一章为肺部疾病分子影像与病理学诊断相关内容，包括肺部肿瘤、肺结核、气管及支气管病变、纵隔与胸膜病变、肺部疾病常用临床介入诊断技术。第十二章至第十五章为心血管疾病分子影像与病理学诊断相关内容，包括冠心病、心肌病、心脏和心包肿瘤、大动脉炎。

　　肺部与心脏疾病种类繁多、千变万化，是影像学诊断的重点与难点。近年来随着分子探针的研发及分子影像设备、技术的进步，分子影像在心肺疾病的应用越来越广泛，可以对心肺疾病进行精准诊断及疗效评估。然而存在同病不同影、同影不同病现象，且疾病的不同阶段影像学表现也不尽相同。病理改变是疾病发生、发展的内因，只有深入理解疾病的内在病理学特征，才能更准确地把握疾病的外在影像学表现。本书的特点是将心肺疾病的病理学变化与分子影像学表现相结合，让读者由表及里掌握分子影像学的本质。影像科医师不光只会看片子，更要读懂影像背后的内涵。相信本书的讲解对于影像专业医师业务水平的提高具有一定的参考价值。

　　本书的编写得到北京大学医学出版社的大力支持，感谢各位编委的通力协作，特别感谢李剑明主编，袁宏伟、李原、张建华、姜磊、柳江燕、沈智辉、武瑜、赵倩八位副主编在稿件组织、编写过程中所做的大量工作。

　　本书在编写过程中虽然经过多次修改，但由于水平有限，难免有不妥之处，恳请广大读者给予批评指正，以便在修订和再版时得以完善。

张国建

2023 年 10 月于呼和浩特

目 录

第一篇 总 论

第一章 分子影像学概况 ··· 3
  第一节 分子影像学进展 ··· 3
  第二节 分子影像学特点与分类 ··· 4
  第三节 分子影像探针 ··· 6
第二章 组织细胞病理学 ··· 14
  第一节 概述 ··· 14
  第二节 细胞和组织的适应 ··· 14
  第三节 细胞和组织的损伤 ··· 17
  第四节 损伤的修复 ··· 29
第三章 炎症 ·· 34
  第一节 概述 ··· 34
  第二节 常见心肺炎症病理表现 ··· 37
  第三节 分子影像在心肺炎症性疾病诊断中的应用 ····················· 44
第四章 肿瘤 ·· 48
  第一节 概述 ··· 48
  第二节 肿瘤的生长与扩散 ··· 49
  第三节 肿瘤分类、分级、分期 ··· 53
第五章 肿瘤微环境与分子影像 ··· 66
  第一节 概述 ··· 66
  第二节 肿瘤微环境特点 ··· 66
  第三节 肿瘤微环境的分子影像可视化 ································· 68
第六章 分子影像与病理学关联 ··· 73
  第一节 概述 ··· 73
  第二节 病理学进展 ··· 73
  第三节 分子影像与病理学的关系 ······································· 74

第二篇　肺部疾病分子影像与病理学诊断

第七章　肺部肿瘤 ··· 79
　　第一节　肺癌 ··· 79
　　第二节　肺转移瘤 ··· 85
　　第三节　肺原发性淋巴瘤 ·· 88
　　第四节　肺错构瘤 ··· 90
　　第五节　肺神经内分泌肿瘤 ·· 94
第八章　肺结核 ·· 102
第九章　气管及支气管病变 ··· 113
　　第一节　气管及支气管炎 ·· 113
　　第二节　支气管扩张 ·· 116
　　第三节　气道肿瘤 ··· 118
　　第四节　非肿瘤性气道狭窄 ·· 122
　　第五节　先天性支气管囊肿 ·· 128
第十章　纵隔与胸膜病变 ·· 133
　　第一节　胸腺瘤 ··· 133
　　第二节　纵隔淋巴瘤 ·· 137
　　第三节　胸腺癌 ··· 141
　　第四节　畸胎瘤 ··· 143
　　第五节　胸腺神经内分泌肿瘤 ··· 146
　　第六节　纵隔脂肪肉瘤 ··· 150
　　第七节　胸膜间皮瘤 ·· 152
第十一章　肺部疾病常用临床介入诊断技术 ·· 161

第三篇　心血管疾病分子影像与病理学诊断

第十二章　冠心病 ··· 169
　　第一节　概述 ··· 169
　　第二节　急性冠脉综合征 ·· 173
　　第三节　慢性冠状动脉综合征 ··· 178
　　第四节　非阻塞性冠脉缺血 ·· 192
第十三章　心肌病 ··· 201
　　第一节　概述 ··· 201
　　第二节　扩张型心肌病 ··· 201
　　第三节　肥厚型心肌病 ··· 205

第一章　分子影像学概况

第一节　分子影像学进展

医学影像技术的发展经历了三个阶段，即结构成像、功能成像和分子成像。医学影像技术的飞速发展及现代医学影像设备的更新换代，使得传统的医学诊断方式发生了革命性变化。随着人类基因组测序的完成和后基因组时代的到来，人们迫切需要从细胞、分子、基因水平探讨疾病发生、发展的机制，在临床症状出现之前就检测到病变的产生，从而在真正意义上实现疾病的早期或超早期诊断，大幅提高疾病的治疗效果。因此，1999 年美国哈佛大学 Weissleder 等提出了分子影像学（molecular imaging）的概念，至今已经历了 20 多年的发展[1]。

我国于 2002 年开始分子影像学的研究工作，当年 10 月在杭州举行主题为"分子影像学"的香山科学会议，就分子影像学的研究现状与未来发展方向等进行了交流和讨论。2008 年，世界第一幅分子影像学 PET/MR 图像诞生，这标志着分子影像学领域揭开了新的篇章。

分子影像学是在人或者其他生物体内从分子及细胞水平上进行生物代谢的无创性显影及测量。分子影像学虽然历史较短，但发展十分迅速，随着分子生物学、临床医学、影像设备及影像技术的改革与进步，其应用也越来越广泛。分子影像学被美国医学会评为未来最具有发展潜力的十个医学科学前沿领域之一。近年来，分子影像学在成像理论、成像技术、分子探针、系统装备以及医学应用等方面均取得了突破性进展。

分子影像学融合了核医学、分子生物学、物理学、化学、放射医学、计算机医学等多个学科。运用影像学方法显示组织水平、细胞水平和亚细胞水平的特定分子，反映活体状态下分子水平的变化，对其生物学行为在影像方面进行定性和定量研究，直接显示细胞或分子水平的生理和病理过程，侧重于疾病的基础变化，着眼于探测构成疾病基础的分子异常，而不是最终结局，因而能反映组织的生物学特性。其最大的特点是无创性地对活体内参与生命过程的分子进行观察，为疾病的病因诊断、治疗及疗效监测提供更多的分子水平信息，在分子生物学与临床医学之间架起了相互联系的桥梁。

第二节　分子影像学特点与分类

一、分子影像学特点

分子影像学具有无创、实时、活体、动态、特异、精细显像等诸多优势，可以概括为三点：

1. 可视化　分子影像技术可无创地将基因表达、生物信号传递等复杂过程变成直观的图像（可视化），使人们能更好地在分子、细胞水平上了解疾病的发生机制及特征。

2. 早期　能够发现疾病早期的分子细胞变异及病理改变过程。

3. 活体　可在活体上连续观察药物或基因治疗的机制和效果。通常探测人体分子细胞的方法有离体和在体两种。分子影像技术作为一种在体探测方法，其优势在于可以连续、快速、远距离、无损伤地获得人体分子细胞的三维图像。它可以揭示病变的早期分子生物学特征，实现疾病的早期诊断和治疗。

二、分子影像学分类

分子影像学主要包括五类，即核医学分子成像、磁共振分子成像、光学分子成像、超声分子成像以及多模态分子成像。

（一）核医学分子成像

核医学是分子影像学的重要组成部分，核医学分子成像具有高灵敏性、无创性、合乎生理条件等优点。其应用不同的分子探针，通过血流灌注、能量代谢、神经受体分布、凋亡基因等成像多角度、多维度反应疾病的病理生理机制。

1. 基本原理　应用放射性核素示踪技术，将放射性核素标记在某一种代谢产物上合成放射性药物，即分子探针。将分子探针注入体内，其被脏器和组织吸收，在体外应用探测设备检测体内放射性核素在衰变过程中释放的射线，观察一定时间内核素在体内的代谢、分布、排泄情况，从而了解人体内某种特定功能。因此，核医学的图像不仅反映了脏器和机体组织的形态，更重要的是提供了有关脏器功能及相关的生理、生化信息。核医学分子影像是目前最为成熟的分子影像，具有极高的灵敏度。

2. 核医学分子成像设备　正电子发射断层显像/计算机断层扫描技术（positron emission tomography/ computed tomography，PET/CT）是临床最常应用、最具代表性的分子成像设备。其中 PET 是利用正电子核素标记化合物或分子作为分子探针，CT 是应用 X 线对人体进行体层检查，PET/CT 是将 PET 成像的高灵敏度和数据半定量化特征与CT 扫描可将解剖结构精细呈现的特点完美融合，不仅实现了病变的亚临床诊断，还实现了组织、细胞和分子水平的定性和定量研究。此外，核医学分子成像设备还有单光子发射计算机断层成像（single-photon emission computed tomography，SPECT），SPECT

是利用单光子核素标记的化合物或分子作为显像剂。而 SPECT/CT 同样是将 SPECT 的功能显像与 CT 扫描的解剖成像相结合。与 PET/CT 比较，SPECT/CT 的缺点是分辨率较低，但其性价比高，已经广泛应用于临床诊断和基础研究等各个领域。随着核医学设备的更新，单独的 SPECT 及 PET 设备已经逐渐退出历史舞台。绝大多数的核医学影像设备都配有 CT 或磁共振成像。

3. 核医学分子成像主要类型　根据分子探针的种类不同分为代谢显像（主要包括葡萄糖、脂肪酸、氨基酸胆碱、核酸及乙酸）、受体显像（神经受体多巴胺、五羟色胺）、新生血管显像、乏氧显像、凋亡显像、基因显像、多肽显像、单抗放射免疫显像、信号转导显像等。

（二）磁共振分子成像

磁共振分子成像是一种非侵入性成像技术，以磁共振图像上可显像的特殊分子作为成像标记物，对这些分子在体内进行具体的定位，能够从人体分子内部反映出人体器官早期病变。磁共振分子成像可在活体完整的微循环下研究病理机制，并可提供三维详细图像。通常可用于疾病检测、诊断和治疗监测。磁共振成像的最大优点是它是当前少有的对人体没有任何电离辐射损伤的，安全、准确的临床诊断方法，具有软组织高分辨力和多参数、多功能成像特征，在成像过程中，既不用电离辐射，也不用造影剂即可获得高对比度的清晰图像。磁共振分子成像主要包括弥散加权成像、弥散张量成像、灌注加权成像、磁共振波谱分析等技术。

（三）光学分子成像

光学分子成像是一种能够在活体状态下从微观上显示组织、细胞及亚细胞水平的影像技术，利用光学的探测手段结合光学探测分子对细胞或者组织其至生物体进行成像，来获得其中的生物学信息。具有实时、无创、精准、灵敏、无辐射，对人体无害，可重复曝光的优点。光学分子成像技术按成像主要类型分类，主要包括弥散光学成像、多光子成像、活体显微镜成像、近红外线荧光剂表面共聚集成像等。

光学分子影像学技术作为分子影像学的重要组成部分，近年来已广泛应用于多个领域，如药物研发、基础研究、临床实践[2]。

光学分子成像也存在一些不足，主要问题是组织对光的衰减和散射限制了其应用范围。目前而言，其应用主要集中在浅表组织及术中探测等领域的研究[3]。另外，光学分子探针发出的波长范围固定，无法适用于所有病灶的检测，探针与靶点结合时存在非特异性结合，导致其虽然敏感度较高，但特异度降低，仍需深入研究并改进。总之，光学分子影像学技术的快速发展和从基础研究向临床应用的转化将为肿瘤精准治疗提供重要手段。

（四）超声分子成像

超声成像是通过对超声波在人体的反射、折射、散射后经计算机系统对信号进行接收和转换分析、处理，从而进行显像，实现对人体组织和器官的形态结构和功能状态的检测。超声成像具有无辐射、无创、操作便捷等特点，广泛适用于各类人群。超声成像还可通过微泡造影剂反映组织器官分子水平的改变[3]，即超声分子成像。超声分子成像是将微泡造影剂通过静脉注入人体组织，使之分布于靶器官，实现分子水平成像，观察靶区在组织、细胞及亚细胞水平的成像，从而了解病变区组织分子基础的变化。超声微泡造影剂具有特定的物理特性，如微共振、非线性振荡，是超声分子影像学发展的重要标志。当靶向造影剂携带基因和药物时，可以定向增加病灶区域的药物浓度，使病灶区域的药效得到明显提高，同时减少了药物的全身不良反应，因而兼具精准靶向治疗的效果[4]。

（五）多模态分子成像

多模态分子成像已经成为分子影像学发展的热点，多模态成像方式是指在 PET/CT、SPECT/CT，PET/MR 等双模态基础上融合其他显像方式而形成的三模态、四模态等成像技术，多种成像方式有机融合，在心脏肿瘤、纵隔肿瘤、神经内分泌肿瘤、儿科肿瘤、心血管疾病及神经系统病变中逐渐发挥了不可替代的作用。目前多模态分子成像创新性整机集成和同机融合已经研发应用，不仅推动了分子影像学的快速发展，还为生物医学研究领域提供了技术支撑。

第三节　分子影像探针

分子影像学技术可通过对疾病发生发展过程中的关键标记分子成像，达到显示活体组织、细胞和分子水平上生物学过程的目的。本节将对近年常见的分子影像探针技术的应用及研究进行简要介绍。

分子影像探针主要包括放射性核素标记类和荧光标记类。活体内的组织深度决定了荧光标记类分子探针的应用局限性，本节主要介绍放射性核素标记分子探针。

一、代谢显像分子探针

（一）葡萄糖代谢显像分子探针

氟［18F］标记的氟代脱氧葡萄糖（18F-fluorodeoxyglucose，18F-FDG）为目前应用最广泛的葡萄糖代谢显像剂。18F-FDG PET/CT 是监测组织葡萄糖代谢情况的分子成像技术，近年来已经成为最具潜质的恶性肿瘤诊断手段，在临床广泛开展应用，对恶性肿瘤分期、预后评估、疗效监测等具有重要价值。但是肿瘤葡萄糖代谢摄取水平取决于肿瘤生物学行为（比如肿瘤分级/分化程度）、恶性肿瘤葡萄糖转运体（glucose transporter，Glut）和（或）己糖激酶表达程度，而且18F-FDG 经泌尿系统代谢，并在一些组织器官具有生理摄取，因此相应部位的肿瘤评估必然受限。此外，炎性病灶富含巨噬细胞、淋巴细胞、嗜酸性粒细胞等炎性细胞，增殖性病变为主的结核结节及其他肉芽肿性病变富含类上皮细胞、朗汉斯巨细胞以及淋巴细胞等。这些细胞和恶性肿瘤细胞一样具有高表达的 Glut-1 和己糖激酶[5]，其葡萄糖代谢活跃，因此病灶浓聚，导致18F-FDG 显像的特异性下降。

（二）核酸代谢显像分子探针

^{18}F-脱氧胸腺嘧啶（3′-deoxy-3′-^{18}F-fluorothymidine，^{18}F-FLT），是一种胸腺嘧啶异构体，能被细胞质内的胸苷激酶 1（thymidine kinase 1，TK-1）磷酸化，但不能进一步与 DNA 结合，因此滞留在细胞内；DNA 合成期（S 期）TK-1 上调，FLT 大量滞留在增殖状态的恶性肿瘤细胞中，因此 ^{18}F-FLT 可在恶性肿瘤中明显浓聚，浓聚的程度可以反映细胞增殖水平[6]，因此这类显像又称为细胞增殖显像。由于 ^{18}F-FLT 选择性地滞留于 S 期肿瘤细胞，因此 ^{18}F-FLT 肿瘤浓聚程度较 ^{18}F-FDG 偏低[7]；研究显示 ^{18}F-FLT 与活检肺癌组织的 Ki-67 指数相关程度更高，因此，^{18}F-FLT 较 ^{18}F-FDG 更能代表癌细胞增殖水平[6]。荟萃分析显示在炎性和肿瘤病变的鉴别分析中，^{18}F-FLT 较 ^{18}F-FDG 表现更优[8]。此外，^{18}F-FLT 在脑组织中没有明显的生理性摄取，因此对于脑肿瘤更具诊断价值[9]。

（三）氨基酸代谢显像分子探针

细胞增殖需要合成蛋白质，而氨基酸是合成蛋白质的主要原料，与正常细胞相比，肿瘤细胞中氨基酸转运和蛋白质合成大量增加。L 型氨基酸转运系统属于 Na^+-非依赖性氨基酸转运系统，可调节细胞摄取大分子中性氨基酸。该系统包括 4 种异构体：L 型氨基酸转运蛋白（large amino acid transporter，LAT）1、LAT2、LAT3 和 LAT4，其中 LAT1 广泛、高表达于多种肿瘤细胞[10]。蛋氨酸是必需氨基酸，参与蛋白质合成。^{11}C-蛋氨酸（^{11}C-methionine）是最常见的氨基酸代谢显像剂，其摄取机制涉及氨基酸转运和蛋白质合成，研究显示 ^{11}C-蛋氨酸对于肺部炎症和肿瘤的鉴别效能高于 ^{18}F-FDG[11]。^{18}F-甲基酪氨酸（l-3-^{18}F-methyl tyrosine，^{18}F-FAMT）是另一种氨基酸代谢显像剂，靶向 L 型氨基酸转运系统，其摄取程度与 LAT1 的表达水平高度相关[10]。临床研究发现在包括非小细胞肺癌在内的非中枢系统肿瘤中，^{18}F-FAMT 比其他氨基酸代谢显像剂和 ^{18}F-FDG 具有更高的诊断特异性[12]。氨基酸代谢显像剂易穿透血脑屏障进入脑组织，且正常脑组织并无氨基酸类显像剂的生理性摄取，因此，这类显像剂更多地应用于脑肿瘤，其检出率高、稳定性好。

二、乏氧显像分子探针

乏氧指组织氧水平处于正常和无氧之间。实体肿瘤在快速生长过程中均会出现不同程度的乏氧。乏氧是多种恶性肿瘤的主要特征之一：实验和临床证据表明肿瘤乏氧导致基因扩增增强、肿瘤生长加速、转移潜能上升，提高肿瘤对放化疗抗性[13]。乏氧显像可了解肿瘤乏氧程度、勾画放疗靶区、调整治疗方案。硝基咪唑类、硝基咪唑衍生物类、依他硝唑衍生物类、多拉达唑衍生物类显像剂均是乏氧显像剂，可滞留在乏氧细胞内，其中 ^{18}F-硝基咪唑（^{18}F-fluoromisonidazole，^{18}F-FMISO）是第一个用于肿瘤乏氧检测的正电子乏氧显像剂。^{18}F-FMISO 具有亲脂性，经被动扩散进入细胞，由硝基还原酶还原，当细胞内氧张力低于 10 mmHg 时这些还原产物与细胞内大分子结合而陷落于细胞内。^{18}F-FMISO 的滞留只会发生在含有活性硝基还原酶的活细胞。因此，^{18}F-FMISO 不会在坏死组织中积聚[14]。其他乏氧显像剂还有 ^{18}F- 氟赤硝基咪唑（^{18}F-fluoroerythronim-idazole）、^{18}F- 依他硝唑（^{18}F-fluoroetanidazole）、^{18}F- 氟代氢氯酶素糖苷（^{18}F-fluoroazomycinarabi-noside）、^{68}Ga-NOTA 硝基咪唑（^{68}Ga-NOTA-nitroimidazole）和 ^{64}Cu- 甲基氨基硫脲（^{64}Cu-methylthiosemicarbazone，^{64}Cu-ATSM）等，均具有各自的特点。比如：^{18}F-FAZA 经泌尿系统排泄；^{18}F-FETNIM 可能是 NSCLC 的潜在预后标志物；^{64}Cu-ATSM 是继 ^{18}F-FMISO 后最常见的乏氧显像剂，具有较高的瘤 / 本底比值，在多种肿瘤预后分析中显示良好的预测价值[15, 16]。这些显像剂在相关临床前或临床研究中得到认识和不同程度的认可，有望开辟乏氧显像新局面。

三、血管生成显像分子探针

血管生成参与实体瘤的生长和转移，是恶性肿瘤的标志之一。血管生成是在促血管生成和抗血管生成因子共同作用下的高度受控过程，是肿瘤显像和治疗的重要靶点[17]。肿瘤诱导血管是一个极复杂的过程，分为内皮细胞激活、基底膜降解、内皮细胞迁移、血管生成和血管生成重构 5 个阶段[18]。在这一多步级联过程中，已确定多处潜在的生物作用靶点，包括血管内皮生长因子（vascular endothelial growth factor，VEGF）、整合素 αvβ3、细胞因子、基质金属蛋白酶（matrix metalloproteinase，MMP）等。

整合素是细胞黏附分子家族的重要成员，主要介导细胞与细胞、细胞与细胞外基质（extracellular matrix，ECM）之间的相互黏附，并介导细胞与 ECM 之间的双向信号传导。在血管生成早期，整合素 αvβ3 在活化的内皮细胞上调，参与肿瘤血管生成和侵袭转移等。整合素 αvβ3 受体通过配体上的精氨酸 - 甘氨酸 - 天冬氨酸（Arg-Gly-Asp，RGD）序列与多种细胞外基质分子结合，因此，可将放射性核素（^{99m}Tc、^{18}F、^{64}Cu、^{68}Ga 等）标记的含 RGD 序列的多肽作为肿瘤血管生成显像剂，可非侵袭性探查肿瘤血管[19]、为肿瘤对血管生成药物的治疗反应提供可视化信息[20]。比如：^{18}F-alfatide（^{18}F-AlF-NOTA-PRGD2）在肺癌 αvβ3 表达特异性成像中具有良好的对比度[21]、贝伐单抗治疗前后肿瘤患者的病灶 ^{18}F-FPPRGD2 摄取降低量具有统计学意义[22]、^{99m}Tc 标记的 RGD 在肿瘤小鼠模型中的（瘤 / 本底）比值明显高于 ^{18}F-FDG[23]等。基于 VEGF 的显像剂，如 ^{64}Cu-DOTA-VEGF121，可用于评价以阻断 VEGF 受体为机制的抗血管生成的疗效[24]；^{99m}Tc-HYNIC-scVEGF，实现了荷瘤裸鼠模型体内的肿瘤血管成像和环磷酰胺的治疗反应监测[25]。纤连蛋白的亚型之一 ED-B 在血管增生中发挥主要作用，相关探针 ^{99m}Tc-AP39 具有肿瘤血管生成显像的潜在临床应用价值[26]。MMP 能降解包括基膜在内的 ECM 蛋白质。MMP-2 和 MMP-9 与恶性肿瘤相关，它们通过 ECM 释放生长因子（如 VEGF）参与血管生成，相关分子探针仍在临床前研究阶段。此外，通过金纳米星表面修饰 RGD 多肽可实现高分辨光声成像[27]；采用量子点表面连接 VEGF 和 ^{64}Cu 修饰后，可进行光学和 PET 双模态成像[28]。目前，肿瘤新生血管已经成为临床肿瘤特异性分子成像的新靶点，特别是放射性核素显像方法，将是实现个体化抗血管生成疗法的关键。以血管生成为靶点的放射性核素标记探针，将在实现治疗前和治疗期间的患者分层以及确定抗血管生成疗法的耐药机制方面发挥核心作用，最终实现更加灵活的个性化治疗。

四、生长抑素受体显像分子探针

胸部常见的神经内分泌肿瘤位于肺和胸腺。肺部神经内分泌肿瘤（neuroendocrine tumor，NET）包括浸润前弥漫性特发性肺神经内分泌细胞增生、典型类癌（低级别/G1）、不典型类癌（中等级别/G2）和神经内分泌癌（高级别/G3）。NET包括小细胞NET（又称小细胞肺癌，small cell lung carcinoma，SCLC）和大细胞神经内分泌癌（large cell neuroendocrine carcinoma，LCNEC）等，以SCLC最常见。胸腺NET主要有典型类癌、不典型类癌、LCNEC和小细胞癌。约25%的胸腺NET见于1型多发性内分泌腺肿瘤综合征（multiple endocrine neoplasia type 1，MEN1），MEN1是一种遗传性疾病，易于发生多种内分泌和非内分泌细胞增殖[29, 30]。包括肺和胸腺在内的全身NET大多表达生长抑素受体（somatostatin receptor，SSTR），故生长抑素类似物（somatostatin analogue，SSTA）可以作为放射性核素显像的靶点，这类显像称为生长抑素受体显像。NET的细胞膜可表达五种生长抑素受体亚型（SSTR1~5），其中SSTR2、SSTR3和SSTR5常在肿瘤细胞膜上过度表达，过表达率达80%~90%[31]。临床上常用的SSTA核素有 ^{99m}Tc、^{18}F、^{68}Ga、^{64}Cu、^{86}Y和 ^{110m}In，其中以正电子核素 ^{68}Ga应用最为广泛。不同 ^{68}Ga-DOTA-SSTR对SSTR不同亚型的亲和力各异，其中 ^{68}Ga-DOTA-Tyr3-octreotate（^{68}Ga-DOTA-TATE）主要对SSTR2有较高的亲和力[32]，^{68}Ga-DOTA-Nal3-octreotide（^{68}Ga-DOTA-NOC）对SSTR3和SSTR5亲和力高，^{68}Ga-DOTA-Phe1-Tyr3-octreotide（^{68}Ga-DOTA-TOC）对SSTR5亲和力相对较高，但低于 ^{68}Ga-DOTA-NOC[33]。^{68}Ga-DOTA-SSTR在NET原发灶定位、准确分期、治疗决策和预后判断等方面均具有重要意义，临床研究显示 ^{68}Ga-DOTA-TATE诊断NET敏感性高达99%[34]，^{68}Ga-DOTA-TATE探查NET转移灶的敏感性为96%[35]，^{68}Ga-DOTA-TATE/TOC摄取水平与NET分级显著负相关[36]。^{68}Ga-DOTA-SSTR PET/CT、^{68}Ga-DOTA-SSTR PET/MR和SSR SPECT/CT得到权威临床指南的推荐[37, 38]，特别在中低级别（G1-2）NET中，并以 ^{68}Ga-DOTA-SSTR PET（包括PET/CT和PET/MR）推荐程度更高[37, 38]，相关 ^{68}Ga-DOTA-SSTR PET/CT NET显像操作指南已出版[39]。高级别（G3）NET则建议考虑 ^{18}F-FDG PET/CT显像。

五、靶向表皮生长因子受体显像分子探针

靶向表皮生长因子受体酪氨酸激酶抑制剂（epidermal growth factor receptor tyrosine kinase inhibitor，EGFR TKI）为NSCLC患者带来巨大获益，但这仅限于 *EGFR* 敏感突变的人群。基于PET/CT的靶向EGFR分子探针的研发实现了活体状态下 *EGFR* 突变状态的可视化，不仅具有无创性的优势，还使得肿瘤突变的时空异质性评估成为可能。

EGFR 属于酪氨酸激酶受体家族，由细胞外配体结合域、疏水跨膜结构域和细胞内酪氨酸激酶结构域 3 个部分组成，通过与天然配体结合形成二聚体，使胞内酪氨酸激酶磷酸化，启动下游信号转导通路来调节细胞凋亡、增殖、分化等。EGFR 作为肺癌的特异性靶点，如若标记相应的靶向药物，与蛋白质受体上胞外结构域或胞内特定结构域相结合，再利用 PET 显像仪器探测放射性物质形成相应的图像，从摄取放射性物质的高低就可以直观地反映出 *EGFR* 的表达水平或突变状态。

靶向 EGFR 的分子探针主要有两种类型。一种是标记 EGFR 的单克隆抗体，如西妥昔单抗（Cetuximab）、帕尼单抗（Panitumumab），单克隆抗体直接靶向 EGFR 细胞外结构域，阻断 EGFR 与配体结合，从而阻断下游信号转导通路。单克隆抗体均为大分子，渗透组织较慢，故标记时需要半衰期相对较长的核素，如 ^{64}Cu、^{111}In、^{89}Zr。研究显示正电子核素标记的西妥昔单抗和帕尼单抗在体检测 EGFR 蛋白表达水平是可行的，但仍存在很多问题，比如 EGFR 作为大分子蛋白在核素标记过程中易变性或降解，可能存在与正常组织的交叉免疫反应，因此目前的研究局限于细胞和动物研究。另一种是标记小分子 EGFR TKI 吉非替尼、厄洛替尼、阿法替尼和 PD153035 等，EGFR-TKI 进行放射性标记后，可以与突变蛋白的胞内酪氨酸酶结构域特异性结合[40, 41]，而与未发生突变的蛋白结合相对较少，从摄取的高低就可以直观地反映出 *EGFR* 表达水平和突变状态，理论上优于单克隆抗体类分子探针。此类小分子物质探针渗入细胞快，所用标记核素半衰期较短，如 ^{11}C、^{18}F，这类探针的应用可行性在细胞、动物和临床研究中都得到证实，但临床应用仍存在较大挑战，深入探索仍需继续。

人工智能技术，特别是深度学习，为评价分子探针与细胞的相互作用、分析分子探针在肿瘤活体模型中的分布提供了新手段，有望提取出分子影像中的潜在有效信息，为肿瘤分子事件的判断提供更精准的证据。另外，分子探针的研发是实现特异性显像的基础，然而在明确特定病变前，显像剂的选择却可能难以实现特异性。而常规显像数据在人工智能技术的深度挖掘下，有望提升其显像的诊断敏感性和特异性，不仅有助于提供后续探针的选择方向，甚至可能越过分子影像显像直接实现准确诊断。

（张国建　廖栩鹤　张建华　范　岩）

参考文献

［1］WEISSLEDER R. Molecular imaging: exploring the next frontier［J］. Radiology, 1999, 212（3）: 609-614.

［2］夏雷, 全姬善, 朴永男, 等. 超顺磁性氧化铁纳米粒子在肝癌诊断与治疗中的研究进展［J］. 中国医学影像技术, 2016, 32（7）: 1135-1138.

［3］贾峰涛，杨星，任庆余. 医学分子影像设备的发展与展望［J］. 医疗卫生装备，2014，35（09）：113-115.

［4］王雪梅，王茜，杨敏. 分子影像学［M］. 北京：北京大学医学出版社，2018：4-5.

［5］GUPTA A，RAGHUBIR R. Energy metabolism in the granulation tissue of diabetic rats during cutaneous wound healing［J］. Mol Cell Biochem，2005，270（1-2）：71-77.

［6］SHEN G，MA H，PANG F，et al. Correlations of ^{18}F-FDG and ^{18}F-FLT uptake on PET with Ki-67 expression in patients with lung cancer：a meta-analysis［J］. Acta Radiol，2018，59（2）：188-195.

［7］BUCK A K，SCHIRRMEISTER H，HETZAL M，et al. 3-deoxy-3-［^{18}F］fluorothymidine -positron emission tomography for noninvasive assessment of proliferation in pulmonary nodules［J］. Cancer Res，2002，62（12）：3331-3334.

［8］SCHELHAAS S，HEINZMANN K，BOLLINENI V R，et al. Preclinical applications of 3'-deoxy-3'-［^{18}F］fluorothymidine in oncology—a systematic review［J］. Theranostics，2017，7（1）：40-50.

［9］BUCK A K，HETZEL M，SCHIRRMEISTER H，et al. Clinical relevance of imaging proliferative activity in lung nodules［J］. Eur J Nucl Med Mol Imaging，2005，32（5）：525-533.

［10］WIRIYASERMKUL P，NAGAMORI S，TOMINAGA H，et al. Transport of 3-fluoro-L-α-methyl-tyrosine by tumor-upregulated L-type amino acid transporter 1：a cause of the tumor uptake in PET［J］. J Nucl Med，2012，53（8）：1253-1261.

［11］SWENSEN S J，JETT J R，HARTMAN T E，et al. CT screening for lung cancer：five-year prospective experience［J］. Radiology，2005，235（1）：259-265.

［12］SZYSZKO T A，YIP C，SZLOSAREK P，et al. The role of new PET tracers for lung cancer［J］. Lung Cancer，2016，94（1）：7-14.

［13］GRAY L H，CONGER A D，EBERT M，et al. The concentration of oxygen dissolved in tissues at the time of irradiation as a factor in radiotherapy［J］. Br J Radiol，1953，26（312）：638-648.

［14］PREKEGES J L，RASEY J S，GRUNBAUM Z，et al. Reduction of fluoromisonidazole，a new imaging agent for hypoxia［J］. Biochem Pharmacol，1991，42（12）：2387-2395.

［15］BOURGEOIS M，RAJERISON H，GUERARD F，et al. Contribution of［^{64}Cu］-ATSM PET in molecular imaging of tumour hypoxia compared to classical［^{18}F］-MISO—a selected review［J］. Nucl Med Rev Cent East Eur，2011，14（2）：90-95.

［16］PADHANI A. PET imaging of tumour hypoxia［J］. Cancer Imaging，2006，6（Spec No A）：S117-S121.

［17］NIU G，CHEN X. PET Imaging of Angiogenesis［J］. PET Clin，2009，4（1）：17-38.

［18］CARMELIET P. Mechanisms of angiogenesis and arteriogenesis［J］. Nat Med，2000，6（4）：389-395.

［19］GAO S，WU H，LI W，et al. A pilot study imaging integrin αvβ3 with RGD PET/CT in suspected lung cancer patients［J］. Eur J Nucl Med Mol Imaging，2015，42（13）：2029-2037.

［20］NIEBERLER M，Reuning U，Reichart F，et al. Exploring the role of RGD-recognizing integrins in cancer［J］. Cancers（Basel），2017，9（116）：1-33.

［21］WAN W，GUO N，PAN D，et al. First experience of ^{18}F-alfatide in lung cancer patients using a new lyophilized kit for rapid radiofluorination［J］. J Nucl Med，2013，54（5）：691-698.

［22］MINAMIMOTO R，KARAM A，JAMALI M，et al. Pilot prospective evaluation of ^{18}F-FPPRGD2 PET/CT in patients with cervical and ovarian cancer［J］. Eur J Nucl Med Mol Imaging，2016，43（6）：1047-1055.

［23］张建阳，冯珏，李红梅，等．四种显像剂在 NCI-H358 肺癌裸鼠模型中显像效果和生物分布的比较［J］．中华肿瘤杂志，2011（07）：504-507.

［24］LEE I，YOON K Y，KANG C M，et al. Evaluation of the angiogenesis inhibitor KR-31831 in SKOV-3 tumor-bearing mice using ^{64}Cu-DOTA-VEGF（121）and microPET［J］．Nucl Med Biol，2012，39(6)：840-846.

［25］BLANKENBERG F G，BACKER M V，LEVASHOVA Z，et al. In vivo tumor angiogenesis imaging with site-specific labeled ^{99m}Tc-HYNIC-VEGF［J］．Eur J Nucl Med Mol Imaging，2006，33（7）：841-848.

［26］BERNDORFF D，BORKOWSKI S，MOOSMAYER D，et al. Imaging of tumor angiogenesis using ^{99m}Tc-labeled human recombinant anti-ED-B fibronectin antibody fragments［J］．J Nucl Med，2006，47（10）：1707-1716.

［27］NIE L，WANG S，WANG X，et al. In vivo volumetric photoacoustic molecular angiography and therapeutic monitoring with targeted plasmonic nanostars［J］．Small，2014，10（8）：1585-1593，1441.

［28］CHEN K，LI Z B，WANG H，et al. Dual-modality optical and positron emission tomography imaging of vascular endothelial growth factor receptor on tumor vasculature using quantum dots［J］．Eur J Nucl Med Mol Imaging，2008，35（12）：2235-2244.

［29］TEH B T，MCARDLE J，CHAN S P，et al. Clinicopathologic studies of thymic carcinoids in multiple endocrine neoplasia type 1［J］．Medicine（Baltimore），1997，76（1）：21-29.

［30］GIBRIL F，CHEN Y J，SCHRUMP D S，et al. Prospective study of thymic carcinoids in patients with multiple endocrine neoplasia type 1［J］．J Clin Endocrinol Metab，2003，88（3）：1066-1081.

［31］BOMBARDIERI E，MACCAURO M，DE DECKERE E，et al. Nuclear medicine imaging of neuroendocrine tumours［J］．Ann Oncol，2001，12（Suppl 2）：S51-S61.

［32］SOLLINI M，ERBA P A，FRATERNALI A，et al. PET and PET/CT with ^{68}gallium-labeled somatostatin analogues in Non GEP-NETs Tumors［J］．Scientific World Journal，2014，2014（1）：1-19.

［33］PUTZER D，KROISS A，WAITZ D，et al. Somatostatin receptor PET in neuroendocrine tumours：^{68}Ga-DOTA0，Tyr3-octreotide versus ^{68}Ga-DOTA0-lanreotide［J］．Eur J Nucl Med Mol Imaging，2013，40（3）：364-372.

［34］VAN BINNEBEEK S，VANBILLOEN B，BAETE K，et al. Comparison of diagnostic accuracy of ^{111}In-pentetreotide SPECT and ^{68}Ga-DOTATOC PET/CT：A lesion-by-lesion analysis in patients with metastatic neuroendocrine tumours［J］．Eur Radiol，2016，26（3）：900-909.

［35］DEPPEN S A，LIU E，BLUME J D，et al. Safety and efficacy of ^{68}Ga-DOTATATE PET/CT for diagnosis，staging，and treatment management of neuroendocrine tumors［J］．J Nucl Med，2016，57（5）：708-714.

［36］HOPE T A，BERGSLAND E K，BOZKURT M F，et al. Appropriate use criteria for somatostatin receptor PET imaging in neuroendocrine tumors［J］．J Nucl Med，2018，59（1）：66-74.

［37］SUNDIN A，ARNOLD R，BAUDIN E，et al. ENETS consensus guidelines for the standards of care in neuroendocrine tumors：radiological，nuclear medicine & hybrid imaging［J］．Neuroendocrinology，2017，105（3）：212-244.

［38］SHAH M H，GOLDNER W S，HALFDANARSON T R，et al. NCCN guidelines insights：neuroendocrine and adrenal tumors，version 2.2018［J］．J Natl Compr Canc Netw，2018，16（6）：693-702.

［39］陈跃，霍力，兰晓莉，等. ^{68}Ga-DOTA- 生长抑素受体 PET/CT 神经内分泌肿瘤显像操作指南［J］. 中国医学影像技术，2019，35（09）：1281-1284.

［40］ABOURBEH G，ITAMAR B，SALNIKOV O，et al. Identifying erlotinib-sensitive non-small cell lung carcinoma tumors in mice using［^{11}C］erlotinib PET［J］. EJNMMI Res，2015，5（4）：1-10.

［41］SLOBBE P，WINDHORST A D，STIGTER-VAN W M，et al. A comparative PET imaging study with the reversible and irreversible EGFR tyrosine kinase inhibitors［^{11}C］erlotinib and［^{18}F］afatinib in lung cancer-bearing mice［J］. EJNMMI Res，2015，5（14）：1-12.

第二章　组织细胞病理学

第一节　概　述

正常细胞和组织的结构和功能在基因的调控下保持相对稳定，称为体内平衡（homeostasis）。细胞因过度生理应激或一定的病理刺激，作出不同的代谢、功能和形态的适应性调整，这一过程称为适应（adaptation），在此过程中细胞调节自身功能又达到了新的稳定状态，从而保存了细胞的生活能力。这种适应性变化包括萎缩（atrophy）、肥大（hypertrophy）、增生及化生。

如果细胞对刺激不能耐受，则会出现代谢、功能和形态的损伤性变化（cell injury）。细胞轻度损伤大部分是可逆的（reversible），但如果刺激持续或一开始即非常剧烈时，细胞可能达到不可逆转之点并产生不可逆性损伤（irreversible injury）——细胞死亡（cell death）。因此，正常细胞、适应细胞、可逆性损伤细胞、不可逆性损伤细胞在形态学上是一个连续变化的过程，在一定条件下可以相互转化，其界限有时不是很清楚[1]。

目前认为，细胞不可逆性损伤包括坏死（necrosis）和凋亡（apoptosis）两种基本类型，是细胞损伤的最终结果，可涉及所有细胞类型，缺血、感染、毒素和免疫反应均可引起。

第二节　细胞和组织的适应

适应是细胞生长和分化受到刺激而调整的结果，是介于正常和损伤之间的一种变化。适应性变化包括萎缩、肥大、增生、化生。一般情况，病因去除后，大多数适应细胞可逐步恢复正常。

一、萎缩

已发育正常的细胞、组织或器官的体积缩小称为萎缩（atrophy）。组织器官的未发育或发育不全不属于萎缩范畴。根据病因，可将萎缩分为生理性萎缩及病理性萎缩两种。

（一）生理性萎缩
生理性萎缩包括青春期后胸腺的萎缩和生殖系统中卵巢、子宫和睾丸的更年期后萎缩等。此外，老年人几乎一切器官和组织均不同程度地出现萎缩，即老年性萎缩，尤以脑、心、肝、皮肤和骨骼等更为明显。

（二）病理性萎缩

按其发生的原因分为：

1. 营养不良性萎缩（malnutrition atrophy） 因蛋白质摄入不足、消耗过多和血供不足等引起。分为：全身营养不良性萎缩，如长期饥饿、慢性消耗性疾病（结核病）及恶性肿瘤；局部营养不良性萎缩，如脑动脉粥样硬化后，血管腔狭窄，脑组织缺乏血供引起脑萎缩。萎缩的细胞、组织和器官通过调节细胞体积、数量和功能，可以适应降低的血液供应和营养供给。

2. 去神经性萎缩（denervation atrophy） 脊髓前角灰质炎患者，由于脊髓前角运动神经元受损，与之有关的肌肉失去了神经的调节作用而发生萎缩。同时，皮下脂肪、肌腱及骨骼也萎缩，使整个肢体变细。

3. 失用性萎缩（disuse atrophy） 见于肢体长期不活动，功能减退而引起的萎缩。如长期卧床状态下，肢体变细。

4. 压迫性萎缩（pressure atrophy） 由于局部组织长期受压而导致的萎缩。如尿路结石时，由于尿液排泄不畅，大量尿液蓄积在肾盂，引起肾积水，肾实质发生压迫性萎缩（图 2-1）。

5. 内分泌性萎缩（endocrine atrophy） 内分泌器官功能低下可引起相应靶器官的萎缩。如垂体功能低下引起的肾上腺、甲状腺、性腺等器官的萎缩。

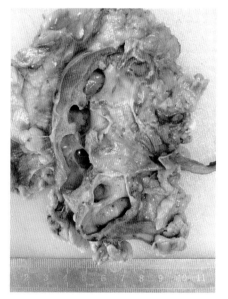

图 2-1 肾盂积水。肾盂扩张肾皮质变薄，肾实质萎缩

（三）萎缩的病理变化

萎缩的器官体积变小，重量减轻，颜色变深或变为褐色，如心和肝的褐色萎缩。光镜下实质细胞体积小或数目减少，间质出现纤维组织增生或脂肪组织增生。萎缩的胞质内可见脂褐素沉着。去除病因后，早期萎缩的器官、组织和细胞可能会恢复原状；但持续性萎缩的细胞最终会死亡。

二、肥大

细胞、组织或器官体积的增大称为肥大（hypertrophy）。肥大的细胞内线粒体体积增大，细胞合成功能增强，细胞核的 DNA 含量增加，导致核增大，使核形不规则。肥大可分为生理性肥大与病理性肥大两种：

1. 生理性肥大 妊娠期子宫的肥大、哺乳期乳腺的肥大均属于生理性肥大。在内分泌激素的作用下，肥大器官不仅细胞体积增大，而且细胞数目也增加。

2. 病理性肥大　由于器官的功能负荷加重所致。如高血压时，由于长期外周循环阻力增大，心脏负荷加重，左心室心肌肥大；一侧肾摘除后，另一侧肾发生代偿性肥大。

三、增生

由于实质细胞数量增多而形成的组织器官的体积增大称为增生（hyperplasia）。如雌激素导致的子宫增大，既有子宫平滑肌和上皮细胞体积增大，又有细胞数量的增加。增生可分为生理性增生与病理性增生两种。

（一）生理性增生

可分为激素性增生和代偿性增生。青春期女性乳腺的发育、妊娠期子宫和乳腺的增生均属生理性增生。肝部分切除后，残存肝细胞增生可以恢复正常肝的体积。

（二）病理性增生

常见于过多的激素刺激引起的增生，如雌激素水平过高引起的子宫内膜增生、乳腺增生；雄激素水平过高引起的前列腺增生，均属于病理性增生。

增生同样发生在炎症和修复的过程中，成纤维细胞、血管和实质细胞的增生是炎症愈合、创伤修复的重要环节。创伤修复过程中，过度的纤维组织增生可形成瘢痕疙瘩。慢性炎症时，成纤维细胞、血管和实质细胞的过度增生可形成息肉等病变。长期慢性刺激或炎症可使上皮细胞发生非典型增生，这是一种非肿瘤性、紊乱的、不正常的生长方式。在某些情况下，非典型增生可能转变为肿瘤性增生。

四、化生

一种已分化成熟的细胞类型转变为另一种分化成熟的细胞类型的过程，称为化生（metaplasia）。化生是细胞对慢性持续性损伤的适应性反应。化生常发生在上皮细胞之间或间叶细胞之间。常见类型如下：

（一）上皮组织化生

1. 鳞状上皮化生（squamous metaplasia）　气管和支气管黏膜的纤毛柱状上皮，在长期吸烟者或慢性炎症损害时，可转化为鳞状上皮（图 2-2）。通常早期为可复性的改变。但该变化持续存在，有可能成为支气管鳞状细胞癌的病变基础。此外，慢性胆囊炎、胆石症时的胆囊黏膜上皮及慢性宫颈炎时的宫颈黏膜腺上皮也可出现鳞状上皮化生。鳞状上皮化生可增强局部的抵抗力，但同时也失去了原有上皮的功能。

2. 肠上皮化生（intestinal metaplasia）　这种化生常见于胃体或胃窦部。根据化生的形态及所产生的黏液可分为小肠型或大肠型肠上皮化生。肠上皮化生常见于慢性萎缩性胃炎、胃溃疡及胃黏膜糜烂后黏膜再生时。大肠型上皮化生可能为肠型胃癌的发生基础。

（二）间叶组织化生

受损伤的纤维结缔组织化生为骨、软骨或脂肪组织，如骨化性肌炎。这是由于间叶组织中幼稚的成纤维细胞因损伤而转化为成骨细胞或成软骨细胞的结果。

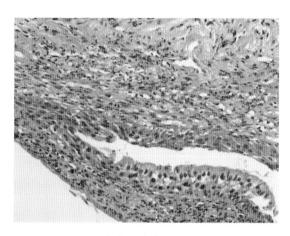

图 2-2　柱状上皮化生为鳞状上皮

（三）化生的意义

化生利弊兼有。如呼吸道黏膜柱状上皮化生为鳞状上皮后，由于细胞层次增多变厚，可增强局部抵御外界刺激的能力。但因鳞状上皮表面不具有柱状上皮的纤毛结构，减弱了黏膜自净能力。如果引起化生的因素持续存在，可能会引起细胞恶变。就这方面来说，某些化生可能属于多步骤肿瘤细胞演进相关的癌前病变。

第三节　细胞和组织的损伤

机体内外环境的变化超过组织和细胞的适应能力后，可引起细胞和细胞间质发生物质代谢、组织化学、超微结构以至光镜和大体可见的异常改变，统称为损伤。多种因素都能造成细胞和组织的损伤且引起损伤的机制各不相同。

一、细胞损伤的原因

（一）缺氧性细胞损伤

缺氧是常见的细胞损伤原因。缺氧可影响线粒体内的氧化磷酸化过程，使 ATP 的产生减少甚至停止，从而引起一系列的改变。

（二）物理因素

物理因素包括高温、低温、机械性、电流和射线等。其中，高温、电击引起烧伤，电离辐射造成辐射伤，低温导致冻伤，机械性破坏可引起创伤等。

（三）化学因素

化学因素包括强酸、强碱等无机毒物，四氯化碳、有机砷化物、有机磷农药、氰化物和有机汞化物等有机毒物，其对组织、细胞损伤的程度，往往与毒物的浓度、作用持续时间以及机体对毒物的吸收、代谢和排泄有关。

（四）生物因素

生物因素是细胞损伤最常见的原因，如真菌、螺旋体、立克次体、细菌、支原体、衣原体、病毒和寄生虫。上述生物性因素可通过产生各种毒素、代谢产物或机械作用损伤组织，也可通过变态反应引起组织损伤。

（五）免疫因素

对病原微生物免疫反应过度可造成机体和组织的损伤。如支气管哮喘、风湿病、弥漫性肾小球肾炎等疾病都与超敏反应有关；红斑狼疮、类风湿性关节炎等自身免疫性疾病引起的组织损伤均与免疫反应异常有关。

（六）遗传因素

遗传因素虽然不直接引起组织损伤，但遗传缺陷能造成细胞结构、功能和代谢等异常或某种物质缺乏，使组织的易感性升高，引起相应疾病。

（七）营养失衡

营养不足或营养过度均可造成细胞、组织的损伤。糖、蛋白质、脂肪、维生素及微量元素等的不足会影响细胞的代谢、功能，造成细胞的损伤。

二、细胞损伤的机制

不同原因引起细胞损伤的机制不尽相同，上述损伤因素可通过以下几个方面引起细胞和组织损伤。

（一）机械性破坏

机械力直接损害所致，如外科手术或事故所致的组织切割可直接破坏细胞、组织的完整性和连续性。

（二）细胞膜完整性损伤

细胞膜损伤是细胞损伤的重要方式，包括补体活化时其所介导的细胞溶解、病毒感染时穿孔素介导的细胞溶解、离子通道的特异性阻滞、膜离子泵衰竭、膜脂质改变以及膜蛋白质交联。

（三）代谢通路阻断

细胞损伤可能是特异性干扰细胞内代谢的结果，通常是一种或多种通路的部分或全部阻断。如阻断氧利用使细胞丧失了基本能量来源，可导致多种细胞死亡。

（四）DNA损伤

由于非致死性DNA损伤可能被子代细胞继承，故可能形成一个具有不正常生长特征的转化细胞克隆从而形成肿瘤。

（五）自由基作用

自由基（free radical）是含未配对电子的原子或原子团。机体内通过两种基本机制产生自由基：一是通过辐射作用使水离子化，一个电子被取代，从而产生自由基；二是氧或其他物质与氧化还原反应中的自由电子相互作用从而产生过氧化自由基（$\cdot O_2^-$）。自由基形成后其后果有三：一是触发形成其他自由基的链反应，其最终共同事件是损害作为细胞膜基本成分的多不饱和脂肪酸（polyunsaturated fatty acid）；二是自由基被内源性或外源性抗氧化剂如巯基化合物半胱氨酸清除；第三，过氧化物自由基可被含铜的酶即过氧化物歧化酶灭活，最终形成水。临床病理上，在四氯化碳中毒、氧中毒、炎症时组织损伤以及细胞内细菌杀伤的过程中，均有自由基参与。

三、细胞损伤的形态学

细胞的可逆性损伤称为变性，是指细胞或间质内出现异常物质或正常物质的异常增多、蓄积，伴有不同程度的功能障碍。去除病因后，细胞水肿、脂肪变等大多数此类损伤可恢复正常。常见的可逆性损伤有以下几种。

（一）细胞水肿

当缺氧、毒性物质损伤及线粒体内 ATP 产生时，细胞膜上的钠泵功能降低，使细胞膜对电解质的主动运输功能发生障碍，更多的钠、钙离子和水进入细胞内，而细胞内钾离子外逸，导致细胞内水分增多，形成细胞肿胀，严重时称为细胞的水样变性（hydropic degeneration）。

光镜下水样变性的细胞体积增大，因胞质内水分含量增多，变得透明、淡染，甚至出现空泡，可称为空泡变性，严重时胞核也可淡染，整个细胞膨大如气球，故有气球样变性之称（图2-3）。电镜下可见胞质基质疏松，电子密度降低，线粒体肿胀、嵴变短变少，内质网扩张，核糖体脱失，呈空泡状。上述改变常见于心、肝、肾等实质性器官。

一般而言，细胞水肿是一种可逆性的损伤，但是，严重的细胞水肿也可发展为细胞死亡。

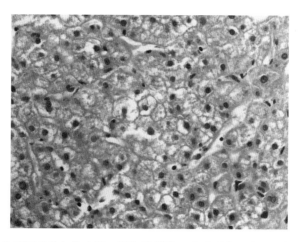

图2-3 急性肝炎的细胞水肿。肝细胞肿胀，胞质透亮，有的呈气球样外观

（二）脂肪变

除脂肪细胞外的实质细胞内出现脂滴（主要为三酰甘油）的蓄积，称为脂肪变性（fatty degeneration）或脂肪变（fatty change）。

脂滴的主要成分为中性脂肪，也可有磷脂及胆固醇等。在石蜡切片中，脂滴因被有机溶剂所溶解，故表现为空泡状，有时不易与细胞水肿的空泡相区别，此时可将冰冻切片用苏丹Ⅲ等进行特殊染色来加以鉴别，苏丹Ⅲ将脂肪染成橘红色。脂肪变性主要见于肝、心、肾等实质器官，因为肝是脂肪代谢的重要场所，所以肝脂肪变性最为常见。

1. **肝脂肪变性的病理变化** 轻度脂肪变性，肝可无明显改变。如果脂肪变性弥漫而严重时，肝可明显增大，色变黄，触之有油腻感称为脂肪肝。光镜下早期肝脂肪变性，可表现为在肝细胞核周围出现小的脂肪空泡。以后随着脂肪变性的加重，空泡逐渐变大，分布于整个胞质中。严重者融合成一个大泡，将细胞核挤向一边，形态与脂肪细胞类似（图2-4）。肝脂肪变性在肝小叶中的分布与其病因有一定关系。肝淤血时，小叶中央区缺血较重，因此脂肪变性首先在中央区发生。若长期缺血，则小叶中央区肝细胞可萎缩、消失，于是小叶周边区也因缺氧而发生脂肪变性。磷中毒时，肝脂肪变性首先发生在小叶周边部，然后，累及整个肝小叶。

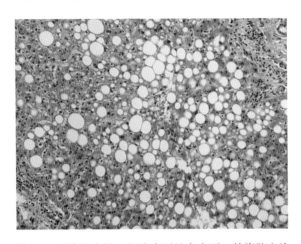

图2-4 肝脂肪变性。细胞内可见大小不一的脂肪空泡

一般情况，肝的脂肪变性是可复性的。病因消除后，病变的肝细胞在形态和功能上可恢复正常。严重的肝脂肪变性，肝细胞可出现坏死、纤维组织增生，进而可发展成为肝硬化。

2. **心肌脂肪变性** 多见于贫血、缺氧、中毒（磷、砷等）及严重感染等。最显著的发生部位是乳头肌和心内膜下心肌。轻者呈暗红色，重者呈黄色条纹状，两者相间排列，外形看像虎皮，故称为"虎斑心"。光镜下脂肪变性的心肌细胞质中出现细小脂肪空泡，排列于纵行的肌原纤维间。严重的心肌脂肪变性，可使心肌收缩力减弱，甚至可导致心力衰竭。

3. **肾小管上皮细胞脂肪变性** 在严重贫血、缺氧、中毒和一些肾疾病时，肾近曲管上皮细胞基底膜受损，通透性增高，血浆中大量脂蛋白上皮细胞吸收，分解成脂滴。

（三）玻璃样变性

玻璃样变性（hyaline degeneration）又称透明变性，是指在细胞内或间质中，出现均质、半透明的玻璃样物质，在HE染色切片中呈均质性红染。玻璃样变性是一组形态学上物理性状相同，化学成分及发病机制不同的病变。

1. 结缔组织玻璃样变性　常见于纤维瘢痕组织内。肉眼观呈灰白、半透明状，质地坚韧。光镜下，纤维细胞明显变少，陈旧的胶原纤维增粗并互相融合成为均质无结构红染的梁状、带状或片状，失去纤维性结构（图2-5）。

2. 细小动脉壁的玻璃样变性　多见于缓进型原发性高血压和糖尿病的肾、脑、脾及视网膜的细小动脉壁，血浆蛋白渗入内膜下，细小动脉管壁增厚、变硬，管腔狭窄，甚至闭塞（图2-6）。血流阻力增加，使血压升高，可引起心、肾和脑的缺血。

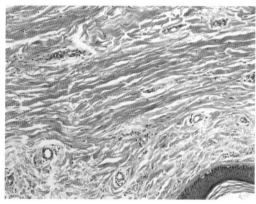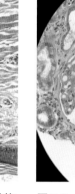

图2-5　结缔组织玻璃样变性。呈嗜伊粉染无结构　　图2-6　肾小动脉玻璃样变性。呈嗜伊粉染无结构

3. 细胞内玻璃样变性　胞质内见圆形、嗜伊红的小体或团块。如肾近曲小管上皮细胞胞质内，可出现大小不等的圆形红染小滴（图2-7）；慢性炎症时，浆细胞胞质内出现红染的圆形玻璃样物质，形成 Russell's body，是免疫球蛋白在细胞内堆积的结果；病毒性肝炎和酒精性肝病时，肝细胞内出现的红染的玻璃样物质，称为 Mallory's body，是由于中间丝前角蛋白变性所致。

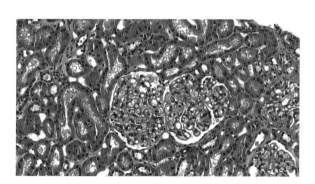

图2-7　肾小管上皮细胞内玻璃样变性。胞质内见红染玻璃样小滴

（四）黏液样变性

细胞间质内出现黏多糖和蛋白质的蓄积，称为黏液样变性（mucoid degeneration）。病变部位间质疏松，充以淡蓝色胶状物，散在一些多角形或星芒状并以突起互相连缀的细胞（图2-8）。常见于纤维瘤、平滑肌瘤等间叶性肿瘤，也可见于急性风湿病时心

血管壁及动脉粥样硬化症时的血管壁。甲状腺功能低下时，全身真皮及皮下组织的基质中，有类黏液及水分潴留，称为黏液性水肿。

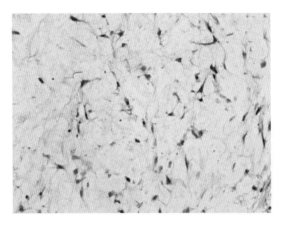

图 2-8 结缔组织黏液样变性。淡蓝色黏液中散在多角形细胞

（五）淀粉样变性

组织内有淀粉样蛋白质和黏多糖复合物沉着称为淀粉样变性（amyloid degeneration）。淀粉样物质遇碘时，可被染成棕褐色，再加硫酸后呈蓝色，与淀粉遇碘时的反应相似。HE 染色切片，淀粉样物质呈淡红色、均匀一致、云雾状、无结构的物质（图 2-9）。刚果红染色为橘红色，在偏光显微镜下呈黄绿色。电镜下，淀粉样物质由纤细的无分支的丝状纤维构成。

淀粉样变性可以是局部性的，也可以是全身性的。与慢性炎症有关的局部性淀粉样变性多见于睑结膜、舌、喉、上呼吸道、肺、膀胱和皮肤等处。由于淀粉样物质沉着，局部形成结节，常伴有大量浆细胞等慢性炎细胞浸润。多发性骨髓瘤分泌的淀粉样物质为淀粉样轻链（amyloid light chain，AL）。全身性淀粉样变性可见于长期慢性炎症疾病（结核病、支气管扩张症、慢性骨髓炎、类风湿性关节炎、畸形性脊椎炎、溃疡性结肠炎和 Crohn 病等）。

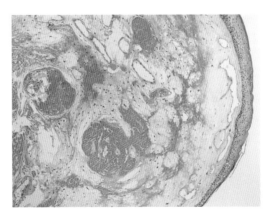

图 2-9 喉息肉淀粉样变性。上皮下见淡红色、均匀一致、云雾状、无结构的物质

（六）病理性色素

根据来源不同，色素可分为内源性和外源性两类。内源性色素主要由机体细胞本身合成，如含铁血黄素、胆色素、脂褐素和黑色素；外源性色素主要来自体外，如炭末、文身的色素。

1. 黑色素（melanin） 正常人体皮肤、毛发、虹膜和脉络膜等处，均有黑色素存在。黑色素颗粒为棕褐色或深褐色，大小、形状不一（图2-10）。黑色素由黑色素细胞产生。黑色素细胞内因含有酪氨酸酶，当加上多巴时，则出现与黑色素相似的物质，称多巴反应阳性；表皮下吞噬了黑色素的组织细胞，因不含酪氨酸酶，故多巴反应阴性。用此方法可以鉴别黑色素细胞和噬黑色素细胞。促肾上腺皮质激素分泌增多可致全身性皮肤黑色素增多。局限性黑色素增多则见于黑色素痣及黑色素瘤等。

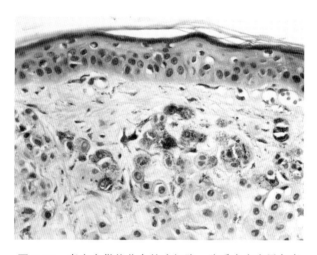

图2-10 真皮内巢状分布的痣细胞，胞质内含有黑色素

2. 脂褐素（lipofuscin） 细胞内自噬溶酶体中不能被消化的细胞器残体。多见于老年人及一些慢性消耗性疾病患者的心、肝和肾细胞内，又称为消耗性色素。脂褐素也见于正常人的附睾上皮细胞、睾丸间质细胞和神经细胞的胞质中。光镜下，脂褐素呈黄褐色、颗粒状。

3. 含铁血黄素（hemosiderin） 是血红蛋白被巨噬细胞溶酶体分解、转化而形成的。慢性肺淤血时，漏入肺泡腔内的红细胞，被巨噬细胞吞噬后形成含铁血黄素，由于这种吞噬大量含铁血黄素的巨噬细胞常出现在左心衰竭患者，该细胞又称为心衰细胞（heart failure cell）（图2-11）。此外，溶血性贫血时，可有大量红细胞被破坏，所以可出现全身性含铁血黄素沉积，常沉积于肝、脾、淋巴结和骨髓等器官组织内。

（七）病理性钙化

骨和牙齿以外的其他组织内有固体钙盐沉积，称之为病理性钙化（pathologic

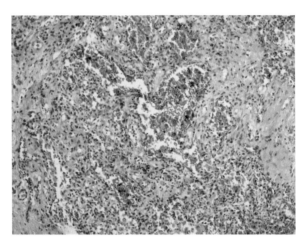

图 2-11　慢性肺淤血。肺泡腔内吞噬大量含铁血黄素的心力衰竭细胞

calcification）。组织内有少量钙盐沉积时，肉眼难以辨认；多量时，则表现为石灰样坚硬颗粒或团块状外观。HE 染色切片中，钙盐呈蓝色颗粒状。开始，钙盐颗粒微细，之后可聚集成较大颗粒或团块。可分为营养不良性钙化和转移性钙化两种类型。

1. 营养不良性钙化　营养不良性钙化（dystrophic calcification）是指变性、坏死的组织或异物的钙盐沉积，较常见。机体本身并无全身性钙、磷代谢障碍，血钙正常。见于：结核病的坏死灶，脂肪坏死灶，动脉粥样硬化斑块（图 2-12），玻璃样变性或黏液样变性的结缔组织，坏死的寄生虫体、虫卵及其他异物等，可能与局部碱性磷酸酶升高有关。

2. 转移性钙化　由于全身性的钙、磷代谢障碍，引起机体血钙或血磷升高，导致钙盐在未受损伤的组织内沉积，称为转移性钙化（metastatic calcification）。多见于甲状旁腺功能亢进、过多接受维生素 D 或骨肿瘤造成骨组织严重破坏时，大量骨钙入血，血钙增高，使钙盐可沉积在全身多处未受损伤的组织中。常见的钙盐沉积部位肾、肺和消化道的间质组织。

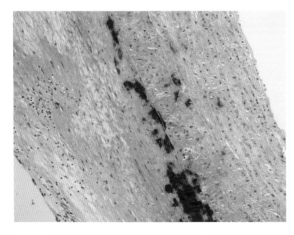

图 2-12　动脉粥样硬化动脉壁钙盐沉积。钙盐呈蓝色颗粒状

四、细胞死亡

细胞发生代谢、结构和功能障碍，可引起细胞不可逆性损伤，即细胞死亡。细胞死亡主要有两种类型：一是坏死，二是凋亡。

（一）坏死

以酶溶性变化为特点的活体内局部组织中细胞的死亡称为坏死（necrosis）。坏死组织细胞的代谢停止，功能丧失。坏死的形态变化可以由损伤细胞内的水解酶的降解作用引起，也可以由游走来的白细胞释放的水解酶作用引起。

1. 坏死的形态改变

（1）细胞核的改变：细胞核的改变是细胞坏死的主要形态学标志，表现为：①核浓缩（pyknosis），即由于核脱水使染色质浓缩，染色变深，核体积缩小；②核碎裂（karyorrhexis），核染色质崩解为小碎片，核膜破裂，染色质碎片分散在细胞质内；③核溶解（karyolysis），在脱氧核糖核酸酶的作用下，染色质的 DNA 分解，细胞核失去对碱性染料的亲和力，因而染色变淡，甚至只能见到核的轮廓。最终，核的轮廓也完全消失。

坏死细胞核的上述变化过程，可因损伤因子作用的强弱和发展过程的快慢而出现不同。细胞核的变化不一定按核固缩、核碎裂、核溶解的顺序逐渐发生。若损伤因子强烈，过程急剧（如中毒）时，则常发生染色质边集，继而进入核碎裂，甚至也可以由正常细胞核直接发生核溶解。

（2）胞质的改变：由于胞质嗜碱性物质核蛋白体逐渐减少或丧失，胞质与碱性染料的结合减少，而与酸性染料伊红的结合力增高而呈嗜酸性。有时实质细胞坏死后，胞质水分逐渐丧失，核浓缩而后消失，胞体固缩，胞质强嗜酸性，形成所谓嗜酸性小体，又称为嗜酸性坏死。

（3）间质的改变：在各种溶解酶的作用下，间质的基质崩解，胶原纤维肿胀、崩解、断裂或液化。坏死的细胞和崩解的间质融合成一片模糊的颗粒状、无结构的红染物质。

上述坏死形态改变虽然属于坏死后的自溶变化，但与机体死亡后的组织自溶不同，活体局部组织坏死能引起明显的炎症反应。

2. 坏死的类型

（1）凝固性坏死：坏死组织因为失水变干、蛋白质凝固，而变为灰白色或黄白色，比较干燥质实的凝固体，称为凝固性坏死（coagulative necrosis）。凝固性坏死常见于心、肾、脾等器官的缺血性坏死。肉眼形态改变：开始阶段，由于周围组织液进入坏死组织而出现明显肿胀，色泽灰暗，组织纹理模糊。以后坏死灶逐渐变硬，呈土黄色，坏死灶周围常出现一出血带与健康组织分界。光镜下可见坏死组织的细胞核固缩、核碎裂、核溶解及胞质呈嗜酸性染色，但组织结构的轮廓依然存在。如肾的贫血性梗死早期，肾小球及肾小管的细胞核已呈现坏死改变，但肾小球、肾小管及血管等轮廓仍可辨认。心肌凝固性坏死时，心肌细胞的核消失，但心肌细胞的轮廓仍存在。脾的贫血性梗死也如此。

（2）液化性坏死：组织坏死后被酶分解成液体状态，并可形成坏死囊腔称为液化性坏死（liquefactive necrosis）。液化性坏死主要发生在含蛋白质少而脂质多（如脑）或产生蛋白酶多（如胰腺）的组织。发生在脑组织的液化性坏死又称为脑软化。化脓性炎症渗出的中性粒细胞能产生大量蛋白水解酶，将坏死组织溶解而发生液化性坏死。

（3）干酪样坏死：见于由结核分枝杆菌引起的坏死，是凝固性坏死的一种特殊类型。干酪样坏死组织分解比较彻底，因而光镜下不见组织轮廓只见红染的细颗粒状结构（图 2-13）。由于组织分解比较彻底，加上含有较多的脂质（主要来自结核分枝菌及中性粒细胞），因而坏死组织略带黄色，质软，外观似干酪，故称干酪样坏死（图2-14）。这种坏死不易吸收，可能和坏死组织里含有大量脂质有关。

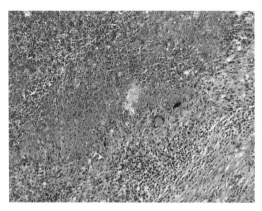

图 2-13　淋巴结结核。干酪样坏死组织呈红染的细颗粒状结构

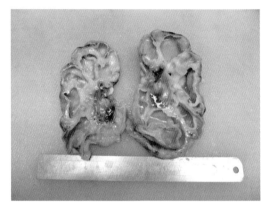

图 2-14　肾结核。坏死组织略带黄色，状似干酪

（4）脂肪坏死：急性胰腺炎时，胰酶外逸并被激活，使胰腺自身及其周围器官的脂肪组织分解为脂肪酸与甘油，其中脂肪酸与钙离子结合形成钙皂，常呈灰白色斑点或斑块状。

（5）纤维素样坏死：发生在间质、胶原纤维和小血管壁的一种坏死。光镜下，病变部位的组织结构消失，变为境界不太清晰的颗粒状、小条或小块状无结构物质，呈强嗜酸性，似纤维蛋白，有时纤维蛋白染色呈阳性，故称此为纤维蛋白样坏死。纤维素样坏死常见于急性风湿病、系统性红斑狼疮、肾小球肾炎等过敏反应性疾病。此外，恶性高血压病、消化性溃疡的小血管壁可发生纤维素样坏死。

（6）坏疽：局部组织大块坏死后并发、继发腐败菌的感染和受其他因素的影响而呈现黑色、暗绿色等特殊形态改变，称为坏疽（gangrene）。坏死组织经腐败菌分解产生硫化氢，后者与血红蛋白中分解出来的铁相结合形成硫化铁，使坏死组织呈黑色。坏疽分为以下 3 种类型：

1）干性坏疽（dry gangrene）：大多见于四肢末端，动脉粥样硬化、血栓闭塞性脉管炎和冻伤等疾患时。此时，动脉受阻而静脉回流通畅，故坏死组织的水分减少，再加上体表水分易于蒸发，致使病变部位干涸皱缩，呈黑褐色，与周围健康组织之间有明显的分界线（图 2-15），腐败变化一般较轻。

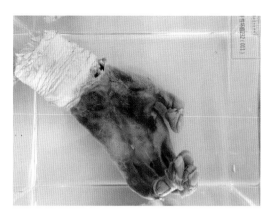

图 2-15　手干性坏疽

2）湿性坏疽（wet gangrene）：湿性坏疽多发生于与外界相通的内脏（肠、子宫、肺等），也可见于四肢（伴有淤血、水肿时）。此时由于坏死组织含水分较多，故腐败菌感染严重，局部明显肿胀，呈暗绿色或污黑色。由于病变发展较快，炎症比较弥漫，故坏死组织与健康组织间无明显分界线。同时，组织坏死腐败所产生的毒性产物及细菌毒素被吸收后，可引起全身中毒症状，甚至可发生中毒性休克而死亡。常见的湿性坏疽有坏疽性阑尾炎、肠坏疽等。

3）气性坏疽（gas gangrene）：为湿性坏疽的一种特殊类型，主要见于严重的深达肌肉的开放性创伤并合并产气荚膜杆菌等厌氧菌感染时。细菌分解坏死组织时产生大量气体，使坏死组织内含大量气泡，按之有"捻发"音。

3. 坏死的结局

（1）溶解吸收：较小的坏死灶可由来自坏死组织本身和中性粒细胞释放的蛋白水解酶将坏死物质进一步分解液化，然后由淋巴管或血管吸收；不能吸收的碎片则由巨噬细胞加以吞噬消化，留下的组织缺损，则由细胞再生或肉芽组织予以修复。

（2）分离排出：较大坏死灶不易完全吸收，其周围发生炎症反应，白细胞释放蛋白水解酶，加速坏死边缘坏死组织的溶解吸收，使坏死灶与健康组织分离。坏死灶如位于皮肤或黏膜，脱落后组织形成缺损。局限在表皮和黏膜层的浅表缺损，称为糜烂（erosion）；深达皮下和黏膜下的缺损称为溃疡（ulcer）。肾、肺等内脏器官坏死组织液化后可经相应管道（输尿管、气管）排出，留下空腔，成为空洞（cavity）。深部组织坏死后形成开口于皮肤或黏膜的盲性管道，称为窦道（sinus）。体表与空腔器官之间或空腔器官与空腔器官之间两端开口的病理性通道称为瘘管（fistula）。

（3）机化：坏死组织如不能完全溶解吸收或分离排出，则由周围组织的新生毛细血管和成纤维细胞等组成肉芽组织长入并逐渐将其取代，最后变成瘢痕组织。这种由新生肉芽组织取代坏死组织或其他异常物质（如血栓等）的过程称为机化（organization）。

（4）包裹、钙化：坏死组织范围较大，或坏死组织难以溶解吸收，或不能完全机化，则由周围新生的结缔组织加以包围，称为包裹（encapsulation）。坏死组织可继发营养不良性钙化，大量钙盐沉积在坏死组织中，如干酪样坏死的钙化。

（二）凋亡

凋亡（apoptosis）一般是指机体细胞在发育过程中或在某些因素作用下，通过细胞内基因及其产物的调控而发生的一种程序性细胞死亡（programmed cell death）。一般表现为单个细胞的死亡，且不伴有炎症反应。

1. 细胞凋亡的意义　细胞凋亡既发生于生理状态下，也发生于病理状态下。细胞凋亡对胚胎发育及形态发生（morphogenesis）、组织内正常细胞群的稳定、机体的防御和免疫反应、疾病或中毒时引起的细胞损伤、老化、肿瘤的发生进展起着重要作用，并具有潜在的治疗意义。

细胞凋亡过少也可引起疾病发生：在肿瘤的发生过程中，诱导凋亡的基因如 *p53* 失活、突变，抑制凋亡的基因如 *bcl-2* 过度表达，都会引起细胞凋亡显著减少，在肿瘤发病学中具有重要意义；针对自身抗原的淋巴细胞的凋亡障碍可导致自身免疫性疾病；某些病毒能抑制其感染细胞的凋亡而使病毒存活。

2. 细胞凋亡的形态变化　电镜下细胞凋亡的形态学变化是多阶段的，可分为：①胞质浓缩，核糖体、线粒体等聚集，细胞体积缩小，结构更加紧密。②染色质逐渐凝聚成新月状附于核膜周边，嗜碱性增强。细胞核固缩呈均一的致密物，进而断裂为大小不一的片段。③胞膜不断出芽、脱落，细胞变成数个大小不等的由胞膜包裹的凋亡小体（apoptotic bodies）。凋亡小体内可含胞质、细胞器和核碎片，有的不含核碎片。④凋亡小体被具有吞噬功能的巨噬细胞、上皮细胞等吞噬、降解。⑤凋亡发生过程中，细胞膜保持完整，细胞内容物不释放出来，所以不引起炎症反应[2]。

光镜下凋亡一般累及单个或少数几个细胞，凋亡细胞呈圆形，胞质红染，细胞核染色质聚集成团块状（图 2-16）。由于凋亡细胞迅速被吞噬，又无炎症反应，因此，在常规切片检查时，一般不易发现，但在某些组织，如反应性增生的次级淋巴滤泡生发中心则易见到。病毒性肝炎时，嗜酸性小体形成即是细胞凋亡。

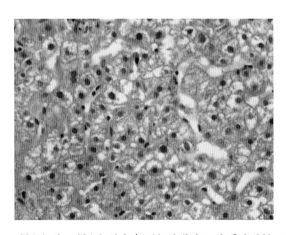

图 2-16　凋亡细胞。凋亡细胞与邻近细胞分离，胞质嗜酸性，核浓缩

第四节　损伤的修复

组织细胞出现"耗损"时，机体进行吸收清除，并以实质细胞再生和（或）纤维结缔组织增生的方式加以修补恢复的过程，称为修复（repair）。修复的过程可概括为两种不同的形式：①由损伤周围同种实质细胞再生进行修补恢复，称为再生。完全恢复原有细胞、组织的结构和功能，称为完全性再生。②缺损的组织全部或部分由新生的富于小血管的纤维结缔组织（肉芽组织）来修补充填缺损，并形成瘢痕，因为它只能恢复组织的完整性，不能完全恢复原有的结构和功能，故称为纤维性修复（瘢痕性修复）或不完全性修复。

一、再生

再生（regeneration）是指为修复受损伤组织而发生的同种细胞的增生。根据受损细胞有无再生能力及再生能力的强弱，再生可分为生理性再生和病理性再生。

生理性再生是指有些细胞和组织不断老化、凋亡，由新生的同种细胞和组织不断补充，始终保持着原有的结构和功能，维持组织、器官的完整和稳定。如表皮的复层扁平细胞不断地角化脱落，通过基底细胞不断增生、分化、补充。病理性再生是指细胞和组织坏死或缺损后，如损伤程度较轻，损伤的细胞又有较强的再生能力，则可由损伤周围的同种细胞增生、分化，完全恢复原有的结构与功能。如皮肤烫伤出现水疱，基底细胞以上各层细胞坏死，此时基底细胞增生、分化，完全恢复表皮的原有结构与功能；腺上皮损伤后，只要基底膜未被破坏，也可由残留的细胞增生、分化恢复原有结构与功能等。受损伤组织严重时，可经肉芽组织、瘢痕进行修复。

根据增殖潜能可将机体细胞分为以下三类：

1. 不稳定细胞（labile cell）　是指再生能力很强的细胞，这类细胞处于不断更新的状态。病理性状态时，常表现为再生性修复。此类细胞包括表皮细胞、呼吸道和消化道黏膜被覆细胞，男、女生殖器官管腔的被覆细胞，淋巴、造血细胞及间皮细胞等。

2. 稳定细胞（stable cell）　这类细胞有较强的潜在再生能力。通常更新很慢，当受到损伤或刺激后可较快地更新。此类细胞包括各种腺体及腺样器官的实质细胞，如消化道、泌尿道和生殖道等黏膜腺体，肝、胰、涎腺、内分泌腺、汗腺、皮脂腺实质细胞及肾小管上皮细胞等。

3. 永久细胞（permanent cell）　是指失去再生能力的细胞，不能进入细胞循环。此类细胞是终末分化的细胞，如神经细胞、心肌细胞及骨骼肌细胞。

二、影响修复的因素

（一）全身因素

1. 年龄　儿童和青少年的组织再生能力较强，创伤愈合快。老年人则相反，组织再生能力差，愈合慢，这与老年人血管硬化、血液供应减少有很大的关系。

2. 营养　严重的蛋白质缺乏，尤其是含硫氨基酸（如甲硫氨酸、胱氨酸）缺乏时，组织的再生能力降低，肉芽组织及胶原形成不良，伤口不易愈合。维生素 C 对愈合非常重要。这是由于 α- 多肽链中的两个主要氨基酸——脯氨酸及赖氨酸，必须经羟化酶羟化，才能形成前胶原分子，而维生素 C 具有催化羟化酶的作用。因此，维生素 C 缺乏时前胶原分子难以形成，从而影响了胶原纤维的形成。在微量元素中锌对创伤愈合有重要作用，锌缺乏的患者，创伤愈合缓慢。锌的作用机制不很清楚，可能与锌是细胞内一些氧化酶的必需成分有关。

（二）局部因素

1. 感染与异物　感染可严重影响再生修复方式与时间。伤口感染后，渗出物增多，创口内的压力增大，常使伤口裂开，或者导致感染扩散加重损伤。因此，对感染的伤口，应及早引流，当感染被控制后，修复才能进行。此外，坏死组织及其他异物，也妨碍愈合并有利于感染。因此，伤口如有感染，或有较多的坏死组织及异物，常常是二期愈合（见下文"皮肤愈合"）。临床上对于创面较大、已被细菌污染但尚未发生明显感染的伤口，施行清创术以清除坏死组织、异物和细菌，并可在确保没有感染的前提下，缝合断裂的组织、修整创缘、缝合伤口以缩小创面。这样，可以使本来应是二期愈合的伤口缩短愈合时间，有可能达到一期愈合。

2. 局部血液循环　良好的血液循环一方面保证组织再生所需的氧和营养，另一方面对坏死物质的吸收及控制局部感染也起重要作用。因此，局部血液供应良好时，则伤口愈合好，相反，如下肢血管伴有动脉粥样硬化或静脉曲张等病变时，则该处伤口愈合迟缓。局部应用某些药物或理疗，均有改善局部血液循环，促进伤口愈合的作用。

3. 神经支配　完整的神经支配对损伤的修复有一定的作用，例如麻风引起的溃疡不易愈合，是因为神经受累的结果。自主神经的损伤，使局部血液循环发生障碍，对再生的影响更为明显。

4. 电离辐射　电离辐射能破坏细胞、损伤血管、抑制组织再生。因此，也能阻止瘢痕形成。

（三）不同部位不同组织器官修复模式不同

1. 皮肤愈合　皮肤愈合包括纤维性修复和再生（主要是上皮组织和血管）。显示为一期愈合或二期愈合。

（1）一期愈合：见于组织缺损少、创缘整齐、无感染、经黏合或缝合后创面对合严密的伤口，例如手术切口。这种伤口中只有少量血凝块，炎症反应轻微，表皮再生在 1～2 天内可完成。肉芽组织在第 2 天就可从伤口边缘长出并很快将伤口填满，5～6 天胶原纤维形成（此时可以拆线），约 2～3 周完全愈合，留下一条线状瘢痕。一期愈合的时间短，形成瘢痕少，抗拉力强度大。

（2）二期愈合：见于组织缺损较大、创缘不整、哆开、无法整齐对合，或伴有感染的伤口，往往需要清创后才能愈合。二期愈合与一期愈合不同之处有：①由于坏死组织多或感染，局部组织继续发生变性、坏死，炎症反应明显。只有等到感染被控制，坏死组织被清除以后，再生才能开始。②伤口大，伤口收缩明显，伤口内肉芽组织形成量多。③愈合的时间较长，形成的瘢痕较大，抗拉力强度较弱。

2. 腺上皮再生

（1）一般管状腺体上皮，如果损伤仅限于上皮细胞，基底膜尚完好，则可由存留的腺上皮细胞分裂增生，沿基底膜排列，完全恢复原有的结构。如子宫、胃肠等腺体。如果基底膜等结构已破坏，则难以实现再生性修复，往往形成瘢痕性修复。

（2）肝的再生有两种情况：①肝细胞坏死时，不论范围大小，肝小叶网状支架完好，坏死周围区残存的肝细胞分裂增生，沿网状支架延伸，恢复原有结构。②肝细胞坏死较广泛，肝小叶网状支架塌陷，网状纤维转化为胶原纤维（称网状纤维胶原化），或者由于肝细胞反复坏死及炎性刺激，导致肝细胞再生和纤维组织增生同时出现，由于原有支架结构塌陷和（或）增生纤维组织的阻隔，再生的肝细胞呈结构紊乱的结节状（结节状再生），不能恢复原有小叶结构和功能（如肝硬化），实质上仍是瘢痕性修复。

3. 纤维组织的再生　在损伤的刺激下，成纤维细胞开始分裂和增生。成纤维细胞或来自静止的纤维细胞，或来自未分化的原始间叶细胞。幼稚的成纤维细胞体积大，两端常有突起，胞质略嗜碱性；胞核大而圆，淡染，有1~2个核仁。电镜下见胞质内有丰富的粗面内质网及核蛋白体，表明蛋白质合成活跃。当成纤维细胞停止分裂后，开始合成并向细胞外分泌前胶原蛋白，后者在细胞周围形成胶原纤维。随着细胞逐渐成熟，胞质越来越少，核逐渐变细长，染色逐渐加深，变成长梭形的纤维细胞埋藏在胶原纤维之中。

4. 神经组织的再生　脑和脊髓内的神经元及外周神经节的节细胞均为无再生能力的细胞，损伤之后不能再生修复。外周神经损伤后，在与其相连的神经细胞仍然存活的条件下，可以进行再生性修复。断裂的神经纤维远侧端和近侧端的一部分发生轴突肿胀断裂崩解；髓鞘脱失，崩解成脂质；巨噬细胞增生吞噬清除这些崩解产物。其相应的神经细胞出现尼氏体溶解、游离核蛋白体增多、蛋白质合成增强，以利于近端残存的轴突向远端增生。增生的轴突在断裂处分成多条向各方向延伸，同时断端两侧神经膜细胞反应性增生会合，形成一条细胞索，多条增生的轴突中有一条随机长入远端的神经膜细胞索内，并向远端继续延伸，直到末梢，同时神经膜细胞产生髓磷脂形成髓鞘。断裂处过多增生的轴突退化。至此完成神经纤维再生修复，恢复原有的结构与功能。但是，神经轴突生长缓慢，每天只能生长约1mm，而且新生轴突很细，需慢慢增粗，故完全恢复功能需数月以上。如果距离太远和（或）有纤维组织增生，或远端随截肢被切除，近端新增生的许多轴突长不到远端的神经膜细胞索内，与增生的纤维组织绞缠在一起，形成瘤样肿块，称创伤性神经瘤，常引起顽固性疼痛。

5. 软骨组织和骨组织的再生　软骨膜中的幼稚细胞转变为软骨母细胞，后者形成软骨基质，同时软骨母细胞变为软骨细胞。骨组织再生能力强，由骨膜上的细胞增生形成骨母细胞；可以由原始间叶细胞和成纤维细胞转变为骨母细胞，先是形成类骨组织，以后在类骨基质上有钙盐沉着并逐渐形成骨小梁。

6. 纤维性修复　又称瘢痕性修复，是由损伤局部的间质新生出的肉芽组织溶解吸收异物并填补缺损，继而肉芽组织逐渐成熟，转变为瘢痕组织，使缺损得到修复。

（1）肉芽组织的成分及形态：肉芽组织（granulation tissue）是由成纤维细胞、新生薄壁的毛细血管及一定数量的炎性细胞等有形成分组成的。肉眼观呈细颗粒状，鲜红色，柔软湿润，触之易出血而无痛觉，形似嫩肉故名。镜下观察典型的结构是位于体表和管腔表面损伤处的肉芽组织，其表面常覆盖一层炎性渗出物及坏死组织。其下方为肉芽组织，主要由毛细血管、成纤维细胞和炎性细胞等组成，基本结构为：①大量新生的毛细血管，平行排列，均与表面相垂直，并在近表面处互相吻合形成弓状突起，肉眼呈鲜红色细颗粒状。②新增生的成纤维细胞散在分布于毛细血管网络之间，很少有胶原纤维形成。③多少不等的炎性细胞浸润于肉芽组织之中。肉芽组织深面往往有一层由纤维细胞、大量胶原纤维和少量小血管构成的成熟的纤维结缔组织。

（2）肉芽组织的作用及结局：肉芽组织在组织损伤后 2～3 天内即可开始出现，自下向上（如体表创口）或从周围向中心（如组织内坏死）生长推进填补创口或机化异物。随着时间的推移（1～2 周），肉芽组织按其生长的先后顺序，逐渐成熟。其主要形态标志为：水分逐渐吸收；炎性细胞减少并逐渐消失；毛细血管闭塞、数目减少，按功能需要有少数毛细血管管壁增厚，改建成相应的小动脉和小静脉；成纤维细胞产生越来越多的胶原纤维，同时成纤维细胞数目逐渐减少、胞核变细长而深染，变为纤维细胞。时间再长，胶原纤维量更多，而且发生玻璃样变，细胞和毛细血管成分更少。至此，肉芽组织成熟为纤维结缔组织并转变为瘢痕组织。

7. 瘢痕组织的形态特点

（1）瘢痕（scar）组织是肉芽组织成熟转变而来的老化阶段的纤维结缔组织。肉眼观察局部呈收缩状态，颜色苍白或灰白色，半透明、质硬韧，缺乏弹性。镜下观察由大量平行或交错分布的胶原纤维束组成，纤维束往往呈均质性红染，即玻璃样变，纤维细胞很稀少，核细长而深染，小血管稀少（图 2-17）。

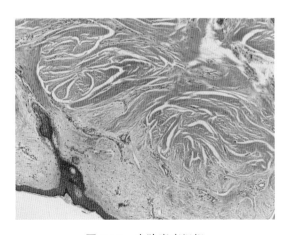

图 2-17　皮肤瘢痕组织

（2）瘢痕组织的作用和危害

1）瘢痕组织的形成对机体有利的一面：①把损伤的创口或其他缺损长期地填补并连接起来，可使组织器官保持完整性；②由于瘢痕组织含大量胶原纤维，虽然没有正常皮肤的抗拉力强，但比肉芽组织的抗拉力要强得多，因而这种填补及连接也是相当牢固的，可使组织器官保持其坚固性。如果胶原形成不足或承受力大而持久，加之瘢痕缺乏弹性，则可造成瘢痕膨出，在腹壁可形成疝，在心室壁可形成室壁瘤。

2）瘢痕组织对机体的不利和危害：①瘢痕收缩。发生于关节附近的瘢痕，常常引起关节挛缩或活动受限；胃溃疡瘢痕可引起幽门梗阻。②瘢痕性粘连。在各器官之间或器官与体腔壁之间发生纤维（瘢痕）的粘连，常常不同程度地影响其功能。器官内广泛损伤导致广泛纤维化玻璃样变，可发生器官硬化。③瘢痕组织增生过度，又称肥大性瘢痕。如果这种肥大性瘢痕突出于皮肤表面并向周围不规则地扩延，称为瘢痕疙瘩（keloid）。临床上又常称为"蟹足肿"。其发生机制不清。一般认为可能与体质有关，也有人认为，可能与瘢痕中缺血缺氧，促使其中的肥大细胞分泌生长因子，使肉芽组织增生过度有关。

（袁宏伟）

参考文献

［1］李玉林.病理学［M］.9版.北京：人民卫生出版社，2018.
［2］里德，维尔纳，舍费尔.里德病理学：第5版［M］.武忠弼，译.上海：上海科学技术出版社，2007.

第三章 炎　症

第一节　概　述

一、炎症概念

炎症（inflammation）是一个宽泛的概念，指机体内具有血管系统的活体组织针对损伤因子所发生的复杂防御反应。生物因素、物理因素（如高温、低温、放射线、紫外线、电击、切割或挤压）、化学因素（包括外源性化学物质和内源性毒素物质）以及机体异常自身免疫反应均可使机体产生炎症反应。炎症的基本病理改变是局部组织变性、渗出和增生，表现出的局部症状为红、肿、热、痛和功能障碍，并可伴有不同程度的发热、乏力、代谢增强等全身症状，同时出现白细胞增多、单核-巨噬细胞系统增生及血清炎性因子增高等全身反应。在炎症过程中，损伤和抗损伤作用是同时存在的，一方面炎性因子直接或间接造成组织和细胞的破坏，另一方面通过炎症性充血和渗出反应又可稀释、杀伤和包围炎性因子，同时通过实质和间质细胞的再生使受损的组织得以修复和愈合。

感染（infection）是炎症的一种类型，特指由生物因子侵入机体并与机体相互作用所引起的炎症反应。致病微生物包括细菌、病毒、立克次体、原虫、真菌、螺旋体和寄生虫等，通过接触传播、血液传播、空气传播等途径侵入人体，部分可具有传染性，感染严重者可出现毒血症或脓毒血症。临床对感染的治疗需根据病原体的不同采取与之相对应的抗生素或抗病毒药物，但抗菌药物治疗对很多非致病菌引起的炎症是无效的。当临床考虑感染但治疗困难时，明确感染病原体类型往往需要获得组织病理学证据。

二、炎症反应的表现

（一）炎症的局部表现

炎症的局部表现为红、肿、热、痛和功能障碍。炎症局部发红的原因主要是局部血管扩张、动脉性充血所致；局部血管壁通透性增高、渗出导致炎性水肿是炎症局部肿胀的原因；炎症局部发热是由于动脉性充血、血流加速及代谢增强所致；疼痛是因渗出物压迫、炎症介质（如 PGE2、缓激肽）和局部炎症病灶内积聚的氢离子、钾离子对神经末梢的刺激所引起。在此基础上引起局部器官的功能障碍，如肺炎可影响肺换气，急性关节炎可引起关节活动受限。

（二）炎症的全身表现

当病原微生物在体内蔓延扩散时，不仅炎症局部的病变比较严重，常出现明显的全身性反应，如发热寒战、外周血白细胞数量变化、厌食、嗜睡、肌肉酸痛、心率加快。其中发热和外周血白细胞计数增加是炎症的常见表现，特别是由细菌感染引起的炎症。

发热是下丘脑的体温调节中枢对内、外源性致热原共同作用的结果。细菌产物等外源性致热原，可刺激白细胞释放内源性致热原，如白细胞介素（IL-1）和肿瘤坏死因子（tumor necrosis factor，TNF），这些内源性致热原作用于下丘脑的体温调节中枢，通过促进局部环氧合酶合成来促进前列腺素 E 的生成进而引起发热。一定程度的发热可促进单核 - 巨噬细胞系统增生和吞噬作用增强、促进抗体形成，从而增强机体的防御功能，但体温过高会影响机体的正常代谢过程，导致各器官系统（特别是神经系统）代谢紊乱，从而产生严重后果，甚至危及生命[1]。

外周血白细胞计数在急性炎症，尤其是细菌感染时数量增多，白细胞数量可达 15 000 ~ 20 000/mm^3，如果达到 40 000 ~ 100 000/mm^3，则称为类白血病反应。此时由于白细胞生成和释放加速，外周血中相对不成熟的杆状核中性粒细胞所占比例增加，称为"核左移"现象。外周血白细胞计数增加主要是由白细胞介素 1（interleukin-1，IL-1）和肿瘤坏死因子促进骨髓贮存库对白细胞释放增加的结果[1]。如果感染持续存在，还能促进集落刺激因子的产生，引起骨髓造血前体细胞的增殖。多数细胞感染引起中性粒细胞增加；寄生虫感染和过敏反应引起嗜酸性粒细胞增加；一些病毒感染选择性引起单核巨噬细胞和淋巴细胞的比例增加，如传染性单核细胞增多症、腮腺炎和风疹。多数病毒、立克次体、寄生虫和细菌（如伤寒沙门菌）感染则引起末梢血白细胞计数减少。严重的全身感染（如败血症）可引起全身血管扩张、血浆外渗、有效循环血量减少和心脏功能下降，导致休克。如有凝血系统的激活可引起弥散性血管内凝血（disseminated intravascular coagulation，DIC）[1]。

三、炎症反应的结局

致炎因子引起的炎症过程中既有损伤又有抗损伤反应，当抗损伤反应占主导地位时，炎症趋于痊愈；损伤反应占主导地位时，炎症趋于蔓延扩散；若机体抵抗力低下或治疗不彻底，致炎因素持续存在并作用于机体，可使急性炎症迁延为慢性炎症。

（一）痊愈

在炎症过程中，当致炎因子被清除、炎性渗出物和少量的坏死组织被完全溶解吸收，通过周围正常细胞的再生，可以完全恢复原来组织的结构和功能，称为完全痊愈。若炎性病灶内组织坏死范围较大，则由肉芽组织增生修复，因而不能完全恢复原来组织的结构和功能，称为不完全痊愈。

（二）转为慢性

在机体抵抗力低下或治疗不彻底的情况下，致炎因子难以在短期内消除，而是持续存在并作用于机体，不断地造成组织损伤，使得炎症迁延不愈，从急性炎症迁延为慢性炎症，病情时轻时重。

（三）蔓延播散

在机体抵抗力低下且病原微生物数量多、毒性强的情况下，病原微生物不断繁殖并沿组织间隙、脉管系统向周围和全身组织器官蔓延播散。

1. 局部蔓延　炎症局部的病原微生物可经组织间隙或自然管道向周围组织和器官蔓延、扩散。例如，局灶性肺结核时，结核分枝杆菌可沿组织间隙向周围组织蔓延，使病灶扩大，变成浸润型肺结核。也可沿支气管播散，在肺内形成新的结核病灶。炎症局部蔓延可形成糜烂（erosion）、溃疡（ulcer）、瘘管（fistula）、窦道（sinus）和空洞（cavity）。

2. 淋巴道扩散　病原微生物随淋巴液经组织间隙侵入淋巴管，随淋巴液进入局部淋巴结，引起淋巴管炎和局部淋巴结炎。如足部化脓性炎可引起腹股沟淋巴结炎，在足部感染灶和腹股沟淋巴结之间出现红线即为淋巴管炎；原发性肺结核沿淋巴管播散引起肺门淋巴结结核。病原微生物可进一步通过淋巴系统入血，引起血道播散。

3. 血道扩散　炎症病灶的病原微生物可直接或通过淋巴道侵入血液循环，病原微生物的毒性产物或毒素也可进入血液循环，从而引起菌血症、毒血症、败血症和脓毒败血症，可引起全身中毒症状，病情严重者可引起患者死亡。

（1）菌血症（bacteremia）：细菌由局部病灶入血，患者无全身中毒症状，血液中可查到细菌，称为菌血症。一些炎症性疾病的早期如伤寒、大叶性肺炎和流行性脊髓灰质炎等均有菌血症。在此阶段，肝、脾和骨髓的单核-巨噬细胞可清除细菌。

（2）毒血症（toxemia）：细菌的毒性产物或毒素被吸收入血，引起寒战、高热等全身中毒症状，称为毒血症。常伴有实质细胞的变性或坏死，血培养细菌阴性。病情严重者可出现中毒性休克。

（3）败血症（septicemia）：细菌由局部病灶入血后大量繁殖并产生毒素，引起寒战、高热等全身中毒症状称为败血症。患者临床表现除寒战、高热外，还有皮肤黏膜多发性出血斑点、脾大及全身淋巴结肿大，甚至中毒性休克，血培养细菌阳性。

（4）脓毒败血症（pyemia）：由化脓菌引起的败血症进一步发展称为脓毒败血症。此时化脓菌随血流到达全身，临床上除有败血症的表现外，可在全身一些脏器，如肺、肝、肾、脑和皮肤等处形成多发性迁徙性脓肿（metastatic）。这些脓肿体积小，分布较均匀，显微镜下小脓肿中央的小血管或毛细血管可见细菌菌落，周围见大量中性粒细胞浸润并伴有局部组织的溶解坏死，脓肿形成是由化脓菌栓塞组织器官内的血管引起，也称为栓塞性脓肿（embolic abscess）。

第二节　常见心肺炎症病理表现

一、大叶性肺炎（lobar pneumonia）

大叶性肺炎是病理特征以肺泡腔纤维素渗出为主的急性炎症，病变累及一个或几个肺大叶。病变累及单侧肺，以下叶多见，病变分四期：①充血水肿（congestion）期（发病第1~2天），病变肺叶肿胀，暗红色。镜下肺泡间隔内毛细血管扩张、充血，肺泡腔内有大量浆液，其中混有少量中性粒细胞、红细胞和巨噬细胞，渗出液中可检出肺炎双球菌。患者表现为寒战、高热。②红色肝炎变（red hepatization）期（发病第3~4天），肺叶肿胀，切面质实灰红如肝外观，镜下肺泡间隔内毛细血管仍处于扩张、充血状态，而肺泡腔内充满纤维素、大量红细胞，纤维素相互连接成网并通过肺泡间孔相连，红细胞崩解，产生含铁血黄素，患者咳铁锈色痰，渗出液中可检出多量的肺炎双球菌。病变累及胸膜，引起纤维素性胸膜炎，引起胸痛。③灰色肝样变（grey hepatization）期（发病第5~6天），肺叶肿大，充血消退，由红色变为灰色，质实如肝，肺泡腔内纤维素、中性粒细胞渗出（图3-1），红细胞很少见到，患者咳黏液浓痰，渗出液中致病菌被中性粒细胞吞噬杀死，不易检出细菌。④溶解播散（resolution）期（发病第7~21天），肺泡腔内中性粒细胞变性坏死，释放蛋白水解酶溶解纤维素，经淋巴管吸收和气道咳出，肺实变病灶消退，肺组织结构和功能恢复正常，患者的症状和体征逐渐减轻、消失。

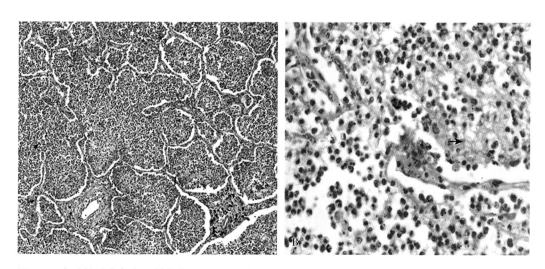

图3-1　大叶性肺炎灰色肝样变期。图A：低倍视野下肺泡腔内大量纤维素、中性粒细胞渗出；图B：高倍视野，箭头所指为纤维素渗出

二、支气管肺炎（bronchopneumonia）

支气管肺炎又称小叶性肺炎（lobular pneumonia），病原体多为细菌性，混合细菌感

染常见，有发热、咳嗽和咳痰，病变部位以细支气管为中心并累及周围肺组织，是一种急性化脓性炎。

　　病变以下叶和背侧多见，常为双侧受累。病变肺组织表面及切面见多个散在分布的灰黄色实性病灶，病灶直径多为 0.5 ~ 1 cm，相当于肺小叶范围，每个病灶中心可见一个细支气管断面，病变严重者发展成融合性支气管炎（confluent bronchopneumonia），此时病灶相互融合成片，甚至累及一个肺叶，但不累及胸膜。镜下，病变早期表现为细支气管黏膜充血、水肿，黏膜表面见黏液性渗出物，周围肺组织无明显改变。随病变进展，细支气管管腔及其周围肺组织肺泡腔内出现较多中性粒细胞渗出（图 3-2），病灶周围肺组织呈不同程度代偿性肺气肿改变，肺泡过度扩张。严重时，病灶处渗出大量中性粒细胞，上皮遭破坏、脱落，呈化脓性炎性改变。病变分期，累及范围、炎症性质均与大叶性肺炎不同。

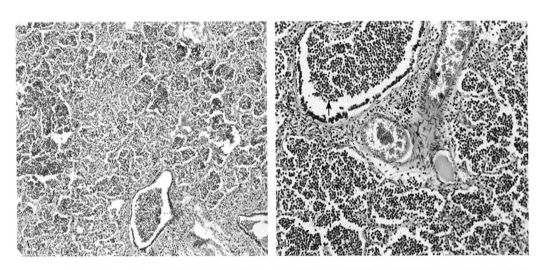

图 3-2　支气管肺炎。图 A：低倍视野下可见细支气管管腔及其周围肺组织肺泡腔内出现较多中性粒细胞渗出；图 B：高倍视野下箭头↑为细支气管腔内的炎性渗出物

三、支原体肺炎（mycoplasmal pneumonia）

　　支原体肺炎是由肺炎支原体引起的以间质改变为主的肺炎，符合急性间质性肺炎的特征。肺炎支原体感染波及整个呼吸道，引起气管炎、支气管炎、肺炎。病变主要位于肺间质，表现为肺泡间隔明显增宽，血管扩张、充血，间质水肿，大量淋巴细胞、巨噬细胞和少量浆细胞浸润，肺泡腔内无渗出物或仅见少量混有单核细胞的渗出物，因而病灶肺实变不明显[2]。小支气管、细支气管及其周围间质充血水肿、慢性炎细胞浸润。严重病例，支气管上皮和肺组织明显坏死，肺泡表面有透明膜形成。

四、肺结核（pulmonary tuberculosis）

　　肺结核是由结核分枝杆菌引起的一种慢性传染病，占全身各器官结核病的 90%。

活动性肺结核患者可有咳嗽、低热、疲乏、盗汗等结核中毒症状。慢性坏死性肉芽肿性炎是结核病的病变特征。浆液或浆液纤维素渗出、结核结节形成、干酪样坏死是结核病的三大基本病理变化。三种病变同时存在，以某一种改变为主，而且可以相互转化。这使结核病变复杂又多变。典型的结核结节中央为干酪样坏死，周围为放射状排列的上皮样细胞，朗汉斯巨细胞混杂其中，外周由多少不一的致敏淋巴细胞和少量反应性增生的成纤维细胞构成（图 3-3）。

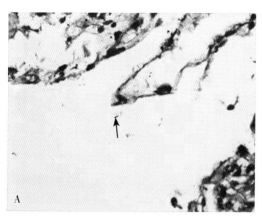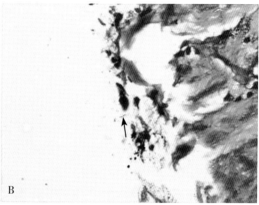

图 3-3　图 A：结核结节，中央为干酪样坏死，周围为放射状排列的上皮样细胞，朗汉斯巨细胞混杂其中，外周为反应性增生的成纤维细胞构成；图 B：油镜视野下组织细胞中见结核分枝杆菌，箭头所指为结合分枝杆菌抗酸染色阳性

因初次感染和再次感染结核病时机体的反应性不同，将肺结核病分为原发性和继发性肺结核两大类。

原发性肺结核，是机体第一次感染结核分枝杆菌，多发生于儿童，临床症状轻，可自愈。肺原发综合征是其病变特征。①肺原发病灶位于肺的上叶下部和下叶上部近胸膜处，直径多为 1～1.5 cm，以渗出性病变为主，常发生干酪样坏死，少数可见增生性病变，可见上皮样细胞、朗汉斯巨细胞。②肺门淋巴结肿大，通常累及几个淋巴结，大小不一，受累切面常见干酪样坏死，镜下为干酪样坏死，周围为增生性病变。③结核性淋巴管炎，肉眼无法辨认，表现为在连接肺原发病灶与肺门淋巴结的沿途可见灰白色细条索或成串的细小结节。上述病变不一定都能同时见到，有时原发病灶已吸收或钙化，而肺门淋巴结结核病依然存在甚至发生了扩展。

继发性肺结核，是机体第二次感染结核分枝杆菌，成人多见，机体已具有一定的免疫力，病变与原发性病变明显不同，具有以下特点：病变从肺尖部开始，称为再感染灶，病变以增生为主，形成特征性结核结节或结核肉芽肿，病灶中常见明显的干酪样坏死，病变在肺内通过支气管播散，很少经由淋巴道、血道播散。病程较长，使渗出、增生、坏死病变相互混杂交织。继发性肺结核包括以下类型。

（一）局灶性肺结核

局灶性肺结核为继发性肺结核的早期病变，非活动性肺结核，病灶多位于肺尖，右肺多见，病灶境界清楚，直径 0.5 ~ 1 cm，病变以增生为主，中央为干酪样坏死。可通过纤维化、钙化痊愈，也可蔓延进展为浸润型肺结核。

（二）浸润型肺结核

浸润型肺结核是继发性肺结核最常见的类型，为活动性肺结核。病灶位于肺尖或锁骨下，病变以渗出为主，中央有干酪样坏死，周围常有炎症包绕，合理治疗后病变可吸收、纤维化或钙化，病变也可进展，表现为干酪样坏死扩大液化，沿支气管播散形成急性空洞和干酪样肺炎，若急性空洞经久不愈可变成慢性纤维空洞型肺结核。

（三）慢性纤维空洞型肺结核

慢性纤维空洞型肺结核是继发性肺结核的晚期类型，为开放性肺结核，病灶位于肺上叶，有一个或多个厚壁空洞形成，空洞壁内层为干酪样坏死，中层为结核性肉芽组织，外层为纤维结缔组织，病灶新旧不一，最终导致肺纤维化和胸膜增厚，演变为硬化性肺结核和肺源性心脏病。

（四）干酪样肺炎

干酪样肺炎由浸润型肺结核进展或急、慢性空洞内结核分枝杆菌播散所致，全身中毒症状严重。病变以大片干酪样坏死和渗出改变为特征，病变分小叶性、大叶性。病情重，病死率高。

（五）结核球

结核球是孤立的由纤维包裹的境界清楚的球形干酪样坏死灶，又称结核瘤（tuberculoma）。形成原因：①干酪样坏死灶被纤维包裹；②干酪样坏死灶填充空洞；③多个结核病灶融合。病变多位于肺上叶，直径 2 ~ 5 cm，单个或多个，为纤维包裹的球形干酪样坏死灶。

（六）结核性胸膜炎

结核性胸膜炎分为两种：①湿性或渗出性结核性胸膜炎，多见于青年人，以浆液纤维素性炎为主，当渗出纤维素较多，可机化使胸膜增厚粘连。②干性 / 增殖性结核性胸膜炎，病变以增生为主，由胸膜下结核病灶直接蔓延所致，导致局部胸膜纤维化、增厚和粘连。

五、其他类型肺炎

（一）机化性肺炎（organization pneumonia）

机化性肺炎是肺对急性损伤的一种反应，表现为小细支气管和细支气管周围的肺实质被成纤维细胞和肌成纤维细胞组成的栓子充填，其中混有不同数量的慢性炎细胞（图 3-5）。患者通常亚急性起病，持续数周至数月，有发热、咳嗽和呼吸困难，可能有上呼吸道感染或肺炎的病史。

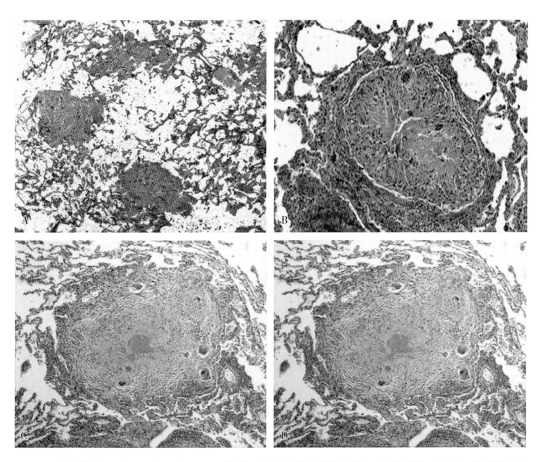

图 3-4　结核结节。图 A：肺组织，40×倍数，箭头所指为结核结节，低倍视野下肺组织内见散在的类圆形结核结节；图 B：肺组织，200×倍数，结核结节，箭头所指中央为干酪样坏死物质，结节外周纤维组织包裹，类上皮细胞内散在体积较大的郎罕氏巨细胞。图 C 和图 D；肺组织，100×倍数，镜下见结核结节中央为均质红染干酪样坏死物质，周围为放射状排列的上皮样细胞，朗汉斯巨细胞混杂其中，外周为多少不一的致敏淋巴细胞和少量反应性增生的成纤维细胞构成

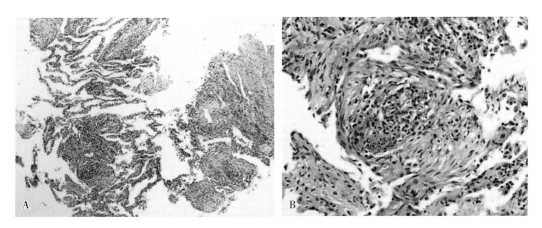

图 3-5　机化性肺炎。图 A：低倍视野下肺泡腔被成纤维细胞和肌成纤维细胞填充；图 B：高倍视野下纤维组织细胞包裹中掺杂有慢性炎细胞

（二）病毒性肺炎（viral pneumonia）

由病毒（如流感病毒、副流感病毒、呼吸道合胞病毒、腺病毒、麻疹病毒、单纯疱疹病毒、巨细胞病毒、鼻病毒）引起的间质性肺炎。临床症状轻重不等，可有发热、频繁咳嗽、气急和发绀以及全身中毒症状，大多数病例是轻微的和自限性的，预后较好。可合并细菌感染，使病变特征和临床表现复杂化。病变肺组织充血、水肿、体积增大。炎症始于支气管、细支气管，沿肺间质发展，间质血管扩张、充血、水肿、淋巴细胞、巨噬细胞浸润，肺泡间隔明显增宽，肺泡腔内无渗出物或仅有少量浆液。病毒性肺炎还可出现如下特征性病变：①透明膜形成：渗出的浆液浓缩形成均质粉染的膜状物，贴附于肺泡内表面病变严重者，肺泡腔出现浆液、纤维素、红细胞和巨噬细胞；②麻疹病毒引起细支气管和肺泡上皮增生，并形成多核巨细胞；③病毒包涵体形成：该小体呈圆形和椭圆形，红细胞大小，嗜酸性或嗜碱性，位于上皮细胞核内（单纯疱疹病毒、麻疹病毒和巨细胞病毒）或胞质内（麻疹病毒、呼吸道），小体周围常见空晕。细支气管、支气管上皮出现变性坏死。检出病毒包涵体是病理组织学诊断病毒性肺炎的重要依据。

（三）肺孢子菌肺炎（pneumocystis pneumonia）

肺孢子菌肺炎见于艾滋病患者、营养不良婴幼儿或免疫功能抑制者，由肺孢子菌感染引起。临床上患者主要表现为低热、干咳、呼吸困难等症状。病变特征是肺泡腔内充满大量泡沫状、嗜酸性渗出物，渗出物含大量免疫球蛋白及菌体，巨噬细胞混杂其中，间质不同程度的炎症反应。少数患者可见肉芽肿性炎、坏死性或非坏死性。

六、慢性肺炎

（一）慢性嗜酸性粒细胞性肺炎（chronic eosinophilic pneumonia）

亚急性起病，持续数周，患者表现为发热、呼吸困难、全身乏力，通常有哮喘病史，血中嗜酸性粒细胞增高或不增高。也可以是嗜酸性肉芽肿性多血管炎的表现之一。病理表现为整个呼吸气腔内，至少是局灶性，存在大量嗜酸性粒细胞，渗出物中混有不同数量的巨噬细胞。

（二）吸入性肺炎（aspiration pneumonia）

通常于虚弱的终末期患者的尸检中发现，与失去意识后口腔微生物、食物或其他物质的吸入有关。病理表现为细支气管周围间质和肺泡腔内见到各种异物（通常是蔬菜颗粒或药物），伴随不同程度的炎症反应。常见机化性肺炎和多核巨细胞，异物通常被组织细胞和巨细胞包绕。

（三）外源性脂质性肺炎（exogenous lipid pneumonia）

外源性脂质性肺炎是一种特殊的吸入性肺炎。与使用矿物油泻药、油性滴鼻液和其他不太常见的吸入剂或渗入剂有关。患者无症状或有轻微的非特异性呼吸道症状。病变特征是大量具有空泡化细胞质的巨噬细胞填充肺泡腔和间质，有时脂滴相当大，周围被巨噬细胞和多核巨细胞包绕，伴肺不同程度的纤维化，晚期肺实质纤维化和瘢痕形成，巨噬细胞少见。

七、肺脓肿（pulmonary abscess）

肺脓肿是常见的肺部病变之一，由各种肺内外感染所致。常继发于肺内病变，如支气管扩张症、大叶性肺炎、支气管肺炎、肺癌和异物吸入，也可继发于肺外感染的血行播散（败血症和脓毒败血症的化脓性栓塞）。肺脓肿为肺内局限性化脓性炎，脓肿壁厚薄不等，内含脓液。

病变通常位于右肺下叶或左肺下叶。脓肿多为单房，有时多房，大小不等，圆形或形状不规则，内含脓液。急性者脓肿壁薄，慢性者脓肿壁较厚。脓肿壁为肉芽组织，周围为纤维组织（图 3-6）。慢性脓肿常伴玻璃样变，周围肺组织呈机化性肺炎改变，可合并真菌感染（如曲菌和毛霉菌）。当脓肿壁与支气管相通时，脓肿壁被覆鳞化的支气管上皮。

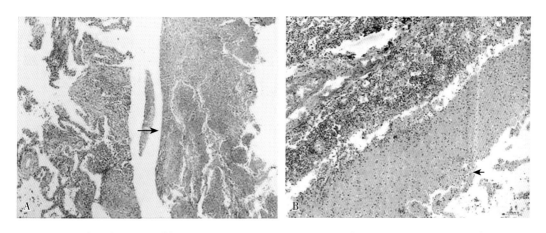

图 3-6　肺脓肿。图 A：低倍视野，→所指为脓肿壁；图 B：高倍视野，←所指为脓性渗出物

八、肺炎性假瘤（pulmonary inflammatory pseudotumor）

肺炎性假瘤是病毒或细菌感染所致的肺实质内炎性增生所致的一种少见瘤样病变，也是肺炎愈合转归的表现，因其肉眼观呈肿瘤状，故称为肺炎性假瘤。病变位于肺实质内，很少累及支气管。病变由各种炎细胞和梭形间叶细胞以不同比例混杂而形成，也称为炎性肌成纤维细胞瘤、浆细胞肉芽肿、纤维黄瘤和组织细胞瘤。

肺的炎性假瘤组织结构复杂，由车辐状排列的梭形肌成纤维细胞、成纤维细胞和胶原纤维构成，其间有数量不等的淋巴、浆细胞弥漫浸润，并可见灶性分布的泡沫细胞和散在的图顿巨细胞，可伴灶性骨化和钙化，病变周边部有时可见淋巴滤泡形成，还可见泡沫细胞、中性粒细胞、嗜酸性粒细胞和肥大细胞（图 3-7）。

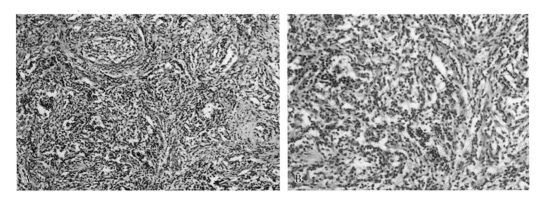

图 3-7　肺炎性假瘤。图 A：低倍视野下可见车辐状排列的肌成纤维细胞、成纤维细胞和胶原纤维构；图 B：炎性假瘤中混有数量不等的淋巴、浆细胞弥漫浸润，并可见灶性分布的泡沫细胞

九、心包炎及心包积液（pericarditis and pericardial effusion）

心包炎即心外膜炎，不是独立性疾病，通常继发于心脏、胸部疾病或全身性疾病，大多为伴发疾病。分为急性和慢性，早期多为急性渗出性炎症，晚期脏壁两层机化、粘连、增厚，造成慢性心包炎。

（一）急性心包炎

多为渗出性炎症，常形成心包积液。

1. 浆液性心包炎　以浆液渗出为主，主要由肺感染性疾病引起，如风湿病、系统性红斑狼疮、硬皮病、肿瘤、尿毒症。心外膜充血、血管壁通透性增高，浆液渗出，其中混有少量中性粒细胞、淋巴细胞和组织细胞。

2. 纤维素性和浆液纤维素性心包炎　心肌梗死是其常见的原因。心包脏壁两层表面附着一层粗糙的白色纤维素性渗出物，呈绒毛状，也称绒毛心。继发机化时，心包的脏壁层粘连，伴浆液渗出可导致心包积液。镜下见浆液、纤维素、少量炎细胞渗出，渗出的纤维素可以被吸收，也可以发生机化、钙化，导致心外膜脏壁两层瘢痕性粘连和钙化，形成继发慢性心包炎。

（二）慢性心包炎

慢性心包炎多为结核性心包炎、心脏外科手术或纵隔放射性损伤。常发生于冠状沟、室间隔和近膈肌处。心包腔闭塞，心外膜下心肌纤维受压萎缩、变性、脂肪浸润和钙化，心外膜与周围组织粘连，心脏被致密、坚实、僵硬的纤维组织所包裹，似盔甲，故称盔甲心。可使心包压力持续升高，心脏舒张期血液充盈受阻。

第三节　分子影像在心肺炎症性疾病诊断中的应用

对于肺部炎症的影像诊断，CT 是临床常用手段。肺部高分辨率 CT 可显示毫米级别的病灶，且简单易行、费用较低，适用于肺部疾病的诊断和随访。超声心动检查和磁共振显像是心肌炎症性病变的常用影像手段，可以动态观察心肌和瓣膜的运动情况及其结构改变。但基于功能成像的分子影像学对于一些特定的疾病亦有其不可代替的作用，其中 ^{18}F-FDG PET/CT 显像是临床常规开展的检查项目，由于其全身大视野成像的特征，我们亦需对同时观察到的心肺炎症性疾病有所认识。需要指出的是，当 PET/CT 用于肿瘤显像时，感染与炎症疾病通常作为鉴别诊断出现，是干扰项。而炎症显像则更多倾向于炎症性疾病诊断，往往需要除外恶性肿瘤并对疾病分类。诊断时应结合临床实际情况和临床关心的问题给予回答。

一、^{18}F-FDG 炎症显像机制

Warburg OH 提出恶性肿瘤细胞优先进行葡萄糖的非氧化分解途径，比正常细胞产生更多的能量。这一理论成为 ^{18}F-FDG 用于肿瘤显像的基础。而在 ^{18}F-FDG 显像的肿瘤学应用中，Kubota R 等又观察到另一种有趣的现象，即肿瘤组织对 ^{18}F-FDG 摄取的一个重要组成部分来自肿瘤周围活跃的炎性细胞，且这些炎性细胞比肿瘤细胞更易摄取 ^{18}F-FDG[3]。炎症的最早期变化是组织充血、血管通透性增强和炎症介质的释放，而组织血流灌注的增加会导致更多的显像剂被输送到病变部位；随着炎性细胞向炎症部位的迁移和增殖，大量的细胞因子被释放，激活的中性粒细胞和单核 / 巨噬细胞高水平表达葡萄糖转运体（尤其是 GLUT1 和 GLUT3），同时己糖激酶（a 亚型）活性也增加，这使得炎性细胞内葡萄糖代谢增强，摄取更多的 ^{18}F-FDG。由此可见，从潜在的代谢途径上看，炎症细胞与恶性肿瘤细胞之间存在相似的显像机制。此外，在急性和慢性炎症中，^{18}F-FDG 摄取程度与炎性细胞密度之间存在显著的线性相关，炎症过程中多种因素复杂的相互作用又可导致活跃的炎症病变部位对 ^{18}F-FDG 摄取的持续增高。因此，通过 PET/CT 成像装置进行探测，便可显示炎性病变累及部位、范围及严重程度。

二、^{18}F-FDG PET/CT 在心肺炎症显像中的适应证

美国核医学与分子影像学会（Society of Nuclear Medicine and Molecular Imaging，SNMMI）与欧洲核医学协会（European Association of Nuclear Medicine，EANM）于 2013 年发表了《EANM/SNMMI ^{18}F-FDG 显像炎症与感染应用指南》[4]，中华医学会核医学分会 PET/CT 非肿瘤应用拓展工作委员会于 2020 年在 *Ann Nucl Med* 发表了《^{18}F-FDG PET/CT 感染与炎症临床应用专家共识》[5]，其中均提出了对感染和炎症临床诊断有帮助的 ^{18}F-FDG 显像适应证（表 3-1），对于心、肺部感染和炎症亦可参考，如起搏器植入后感染性心内膜炎的诊断、结核诊断及活动性评估、系统性血管炎诊断及活动性评估、特发性炎性肌病相关间质性肺病活动性评估、IgG4 相关疾病和结节病诊断。

表 3-1 《^{18}F-FDG PET/CT 感染与炎症临床应用专家共识》推荐条目[5]

推荐内容	推荐水平*	证据水平#
不明原因发热（FUO）或不明原因炎症（IUO）病因诊断	I	A
感染性疾病		
血管移植物感染诊断	I	A
人工瓣膜置换及心脏起搏器植入术后感染性心内膜炎的诊断	I	A
人工关节置换术后并发感染的诊断	II	B
外周骨骨髓炎的诊断	III	C
脊柱感染（脊柱炎或椎体骨髓炎，非术后）的诊断	III	C
转移性感染的诊断及高风险菌血症患者的评估	III	C
多囊性疾病可疑肝囊肿和肾囊肿感染的诊断	III	C
与艾滋病相关的机会性感染、相关肿瘤和 Castleman 病的诊断	III	C
肺外结核的诊断与结核活动性评估	III	C
非感染性炎症		
大血管炎的诊断与评估（巨细胞性动脉炎和多发大动脉炎）	I	B
其他系统性血管炎的诊断与评估（结节性多动脉炎、ANCA 相关血管炎、贝赫切特综合征等）	II	C
成人 Still 病诊断与鉴别诊断	II	C
特发性炎性肌病诊断与鉴别诊断	I	C
风湿性多肌痛诊断与鉴别诊断	II	C
复发性多软骨炎诊断与鉴别诊断	I	C
类风湿性关节炎病变活动性评估	II	C
IgG4 相关疾病的诊断及活动性评估	II	B
结节病的评估	III	C
系统性红斑狼疮的诊断与鉴别诊断	III	C

* 推荐水平分为 4 级：I 对临床诊疗有明确意义；II 对临床诊疗很可能有意义；III 对临床诊疗可能有意义；IV 对临床诊疗作用尚不明确。

\# 证据水平分为 3 级：A：多项随机临床试验或荟萃分析；B：单项随机临床试验或大型非随机试验 C：专家共识或小型研究、回顾性研究、注册研究。

三、^{18}F-FDG PET/CT 显像感染与炎症应用注意事项[5][6]

感染和炎症性疾病类型繁多，在显像中除参照一般 PET/CT 操作指南外，还应考虑以下方面：

（一）了解患者临床信息

在检查前应通过与受检者、家属或主管医师沟通或通过查阅病历的方式，对患者主要临床表现有所了解，记录患者治疗用药（抗生素、非甾体抗炎药、糖皮质激素等）

长因子、肿瘤坏死因子α、血管内皮细胞生长因子等。其中最具有特征性血管生成作用的是由肿瘤细胞产生的成纤维细胞生长因子，它能通过其受体与相应的靶细胞结合，有增加内皮细胞的化学趋向性、促进血管内皮细胞分裂、毛细血管出芽生长、诱导蛋白溶解酶生成和有利于内皮细胞芽穿透基质等功能。此外，巨噬细胞产生的肿瘤坏死因子α也有促进内皮细胞分裂和刺激其游走的作用。因此，对抑制肿瘤血管生成的研究也是当前肿瘤治疗的热点。

（四）肿瘤的演进与异质性

恶性肿瘤在生长过程中变得越来越富有侵袭性的现象称为肿瘤的演进，包括生长加快、浸润周围组织和远处转移等。肿瘤的演进与肿瘤的异质性有关，肿瘤的异质性是指肿瘤细胞经过不断分裂繁殖，其在侵袭能力、生长速度、对抗癌药的敏感性等方面都可以有差异。产生这种差异的原因是在肿瘤的生长过程中，可能有不同的基因突变作用于不同的肿瘤细胞，使得肿瘤细胞的亚克隆获得不同的特性。例如，需要较多生长因子的亚克隆可因生长因子缺乏而不能生长，而有些需要较少生长因子的亚克隆在此时即可生长；机体的抗肿瘤反应可杀死那些具有较高的抗原性的亚克隆，而抗原性低的亚克隆则可以躲过机体的免疫监视。由于这些选择，获得生长优势的细胞打倒了没有生长优势的细胞。

二、肿瘤的扩散

恶性肿瘤最重要的生物学特点就是扩散，不仅可以在原发部位浸润性生长、累及邻近器官或组织，还可以通过多种路径扩散到其他部位。

（一）局部浸润和直接蔓延

随着肿瘤的不断长大，瘤细胞常常连续不断地沿着组织间隙、淋巴管、血管或神经束侵入，破坏邻近正常器官或组织，这种显像被称为直接蔓延。例如晚期乳腺癌可穿过胸肌和胸腔甚至到达肺。

（二）转移

瘤细胞从原发部位侵入淋巴管、血管或体腔，迁徙到其他部位继续生长，形成同种类型肿瘤的过程称为转移。通过转移形成的肿瘤称为转移性肿瘤或继发性肿瘤，原来部位的肿瘤称为原发肿瘤。只有恶性肿瘤才会发生转移，良性肿瘤不转移，但并非所有恶性肿瘤都会发生转移。

恶性肿瘤的几种转移途径如下：

（1）淋巴道转移：肿瘤细胞侵入淋巴管后，随淋巴流到达局部淋巴结。例如，乳腺外上象限发生的乳腺癌首先到达同侧腋窝淋巴结；肺癌首先到达肺门淋巴结。肿瘤细胞到达局部淋巴结先聚集于边缘窦，再累及整个淋巴结，使淋巴结肿大，质地变硬，切面常呈灰白色。瘤组织浸出被膜，可与转移的淋巴结融合成团块。局部淋巴结发生转移后，可沿淋巴循环转移至下一站的其他淋巴结，再经胸导管进入血流，继发血道转移。

（2）血道转移：瘤细胞侵入血管后可随血流到达远处的器官，继续生长，形成转移瘤。由于静脉壁较薄，管内压力较低，故瘤细胞多经静脉入血，少数亦可经淋巴管入血。肿瘤血道转移的运行途径类似于血栓栓塞过程，侵入体循环静脉的肿瘤细胞经右心到肺，在肺内形成转移瘤，如骨肉瘤的肺转移；侵入门静脉系统的肿瘤细胞，首先形成肝转移，如胃肠癌的肝转移；侵入肺静脉的肿瘤细胞或肺内转移瘤通过肺毛细血管而进入肺静脉的瘤细胞，可经左心随主动脉血流到达全身各器官，常见转移至脑、骨、肾及肾上腺等处。因此，这些器官的转移瘤常发生在肺已有转移之后。此外，侵入胸、腰、骨盆静脉的肿瘤细胞，也可以通过吻合支进入脊椎静脉丛（Batson 脊椎静脉系统），例如前列腺癌就可通过此途径转移到脊椎，进而转移到脑，这时可不伴有肺的转移。

恶性肿瘤的血道转移虽然可累及许多器官，但最常见的是肺和肝。临床上判断有无血道转移，以确定患者的临床分期和治疗方案时，作肺及肝的影像学检查是很有必要的。转移瘤在形态学上的特点是边界清楚并常为多个散在分布的结节，且多接近器官的表面。位于器官表面的转移瘤，由于瘤结节中央出血、坏死而下陷，可形成"癌脐"。

（3）种植性转移：胸腹腔等体腔内器官的肿瘤侵及器官表面时，瘤细胞可以脱落并像播种一样，种植在体腔和体腔内各器官的表面，形成多发的转移瘤，这种播散方式称为种植性转移。种植性转移常见于腹腔器官的恶性肿瘤，如胃癌破坏胃壁侵及浆膜后，可种植到大网膜、腹膜甚至盆腔器官（如卵巢）等处；肺癌也常在胸腔内形成广泛的种植性转移。脑部的恶性肿瘤，如小脑的髓母细胞瘤亦可经脑脊液转移到脑的其他部位或脊髓，形成种植性转移。值得注意的是，手术也可能会造成种植性转移，应尽量避免。

（三）恶性肿瘤的浸润和转移机制

恶性肿瘤局部浸润的机制尚不明确，但据目前所知认为是一个复杂、连续的主动过程，大致由以下几个步骤组成：①肿瘤细胞间黏附力减弱。肿瘤细胞黏附包括肿瘤细胞间的同质型黏附和肿瘤细胞与基质细胞间的异质型黏附。黏附分子是细胞膜上的一类跨膜糖蛋白，正常上皮细胞之间有多种细胞黏附分子，将细胞彼此胶着在一起。黏附分子的减少或缺失使细胞彼此分离，在恶性肿瘤转移过程中发挥重要作用。②肿瘤细胞与基底膜黏附。正常上皮细胞与基底膜的附着是通过上皮细胞的黏附分子介导的，整合素是其中主要的细胞表面受体家族，几乎参与恶性肿瘤从发生发展到浸润转移的每一个过程，并发挥重要作用[4]。例如层粘连蛋白（laminin，LN）受体，只分布在细胞的基底面，能与基底膜的 LN 分子结合而使上皮细胞附着，而癌细胞则有更多的 LN 受体，分布于癌细胞的整个表面，使癌细胞与基底膜黏附增加。③细胞外基质的降解。细胞外基质（extracellular matrix，ECM）是肿瘤周围微环境的一部分，包括基底膜和间质性结缔组织，主要是由胶原、糖蛋白和蛋白多糖组成。肿瘤细胞降解细胞外基质是局部侵袭和转移的必需步骤，而降解的基质蛋白也会促进肿瘤细胞的生长增殖[5]。ECM 是阻止肿瘤发生转移的重要屏障，而目前发现的基质金属蛋白酶家族（matrix metalloproteinases，MMPs）几乎能降解 ECM 中的各种蛋白质成分，使基底膜产生局部的缺损，肿瘤细胞由此穿过血管的基底膜缺损处从而进入血管，形成转移[6]。MMP-9 是金属蛋白酶的重要成员之一，能分解上皮和血管基底膜的Ⅳ型胶原纤维，有研究证实乳腺癌和肺癌细胞都有 MMP-9 的高表达[7-8]。④肿瘤细胞的迁移。癌细胞利用自身阿米巴运动从被溶解的基底膜缺损处游出，穿过基底膜后，重复上述步骤进一步溶解间质性的结缔组织，在间质中移动，到达血管壁时，可以同样方式穿过血管的基底膜进入血管。

（3）血行播散：进入血管内的恶性肿瘤细胞并非都能形成新的转移灶，因为血管内的免疫细胞可以杀灭大多数的单个肿瘤细胞，但被血小板凝集成团的肿瘤细胞形成的瘤栓则不易被消灭，并可与形成栓塞处的血管内皮细胞黏附，然后以前述机制穿过血管内皮和基底膜，形成新的转移灶。如前所述，由肿瘤的异质化筛选出的高侵袭性瘤细胞亚克隆，更容易形成广泛的血行播散。血行转移的位置和器官分布，在某些肿瘤具有特殊的亲和性，如肺癌易转移到肾上腺和脑；甲状腺癌、肾癌和前列腺癌易转移到骨；乳腺癌常转移到肺、肝、骨、卵巢和肾上腺等。由此看来，转移的发生并不是随机的，早在 1889 年 Paget 在对 700 多侧乳腺癌的转移进行分析后，就发现有明显的器官倾向性，并提出有名的"种子和土壤"学说[9]。目前对这种归巢现象有 3 种解释：①选择性生长，即肿瘤细胞从血液循环或者淋巴循环向组织内的渗透是广泛存在的，但只在具有适合的生长因子和细胞外基质的环境中生存；②肿瘤细胞只选择性地在归巢器官的内皮表面附着生长；③肿瘤细胞只向产生特异的水溶性吸附因子的器官趋化[10]。

第三节　肿瘤分类、分级、分期

肿瘤分类（classification）和分级（grade）是基于病理学和分子生物学对肿瘤不断识别和分层的过程，是从细胞、分子水平描述肿瘤生物学行为的系列指标；肿瘤分期（staging）是评价体内恶性肿瘤的数量和位置的过程，可以说是从大体层面描述肿瘤生物学行为的指标。肿瘤分类、分级和分期均是临床肿瘤学实践的关键，旨在帮助治疗决策、促进临床医师之间信息准确沟通。

一、肿瘤分类和分级

（一）肿瘤分类
肿瘤的分类是根据肿瘤细胞的起源（如非小细胞肺癌和小细胞肺癌、肺鳞状细胞癌和肺腺癌）、生物学行为（如转移与否、生长方式、浸润程度）、治疗决策以及预后等对肿瘤进行区分和归类。以下介绍世界卫生组织（World Health Organization，WHO）2021 年的肺部肿瘤（表 4-1）和胸腺肿瘤（表 4-2）分类。

1. 肺部肿瘤分类（表 4-1）

表 4-1　2021 年 WHO 肺部肿瘤分类[11]

上皮性肿瘤（Epithelial tumors）	
乳头状瘤（Papillomas）	
8052/0	鳞状细胞乳头状瘤，非特殊类型（Squamous cell papilloma，NOS）
8053/0	鳞状细胞乳头状瘤，内翻型（Squamous cell papilloma，inverted）
8260/0	腺乳头状瘤（Glandular papilloma）
8560/0	混合性鳞状细胞和腺乳头状瘤（Mixed squamous and glandular papilloma）
腺瘤（Adenomas）	
8832/0	硬化性肺细胞瘤（Sclerosing pneumocytoma）
8251/0	肺泡腺瘤（Alveolar adenoma）
8260/0	乳头状腺瘤（Papillary adenoma）
8140/0	细支气管腺瘤/纤毛黏液结节性乳头状瘤†（Bronchiolar adenoma/ciliated muconodular papillary tumor）
8470/0	黏液性囊腺瘤（Mucinous cystadenoma）
8480/0	黏液腺腺瘤（Mucous gland adenoma）
前驱腺性病变（Precursor glandular lesions）	
8250/0	非典型腺瘤样增生（Atypical adenomatous hyperpasia）
	原位腺癌（Adenocarcinoma in situ）
8250/2	原位腺癌，非黏液型（Adenocarcinoma in situ，non-mucinous）
8253/2	原位腺癌，黏液型（Adenocarcinoma in situ，mucinous）
腺癌（Adenocarcinomas）	
8256/3	微浸润性腺癌（Minimally invasive adenocarcinoma）
	微浸润性腺癌，非黏液型（Minimally invasive adenocarcinoma，nonmucinous）
	微浸润性腺癌，黏液型（Minimally invasive adenocarcinoma，mucinous）
	浸润性非黏液性腺癌（Invasive non-mucinous adenocarcinoma）
8250/3	贴壁型腺癌（Lepidic adenocarcinoma）
8551/3	腺泡型腺癌（Acinar adenocarcinoma）
8260/3	乳头型腺癌（Papillary adenocarcinoma）
8265/3	微乳头型腺癌（Micropapillary adenocarcinoma）
8230/3	实体型腺癌（Solid adenocarcinoma）
8253/3	浸润性黏液性腺癌（Invasive mucinous adenocarcinoma）
8254/3	混合型浸润性黏液性和非黏液性腺癌（Mixed invasive mucinous and non-mucinous adenocarcinoma）

	腺癌（Adenocarcinomas）
8480/3	胶样腺癌（Colloid adenocarcinoma）
8333/3	胎儿型腺癌（Fetal adenocarcinoma）
8144/3	腺癌，肠型（Adenocarcinoma, enteric-type）
8140/3	腺癌，NOS（Adenocarcinoma, NOS）
	鳞状前驱病变（Squamous precursor lesions）
8070/2	鳞状细胞原位癌（Squamous cell carcinomainsitu）
8077/0	轻度鳞状异型增生（Mild squamous dysplasia）
8077/2	中度鳞状异型增生（Moderate squamous dysplasia）
8077/2	重度鳞状异型增生（Severe squamous dysplasia）
	鳞状细胞癌（Squamous cell carcinoma）
8070/3	鳞状细胞癌，非特殊类型（Squamous cell carcinoma, NOS）
8071/3	鳞状细胞癌，角化型（Squamous cell carcinoma, keratinizing）
8072/3	鳞状细胞癌，非角化型（Squamous cell carcinoma, non-keratinizing）
8083/3	基底样鳞状细胞癌（Basaloid squamous cell carcinoma）
8082/3	淋巴上皮样癌（Lymphoepithelial carcinoma）
	大细胞癌（Large cell carcinoma）
8012/3	大细胞癌（Large cell carcinoma）
	腺鳞癌（Adenosquamous carcinoma）
8560/3	腺鳞癌（Adenosquamous carcinoma）
	肉瘤样癌（Sarcomatoid carcinomas）
8022/3	多形性癌（Pleomorphic carcinoma）
8031/3	巨细胞癌（Giant cell carcinoma）
8032/3	梭形细胞癌（Spindle cell carcinoma）
8972/3	肺母细胞瘤（Pulmonary blastoma）
8980/3	癌肉瘤（Carcinosarcoma）
	其他上皮性肿瘤（Other epithelial tumours）
8023/3	NUT 癌（NUT carcinoma）
8044/3	胸腔 SMARCA4 缺陷性未分化肿瘤[†]（Thoracic SMARCA4-deficient undifferentiated tumour）
	涎腺型癌（Salivary gland-type tumors）
8940/0	多形性腺瘤（Pleomorphic adenoma）
8200/3	腺样囊性癌（Adenoid cystic carcinoma）
8562/3	上皮 - 肌上皮癌（Epithelial-myoepithelial carcinoma）

续表

涎腺型癌（Salivary gland-type tumors）

8430/3	黏液表皮样癌（Mucoepidermoid carcinoma）
8310/3	玻璃变透明细胞癌 †（Hyalinzing clear cell carcinoma）
8982/0	肌上皮瘤（Myoepithelioma）
8982/3	肌上皮癌（Myoepithelial carcinoma）

肺神经内分泌肿瘤（Lung neuroendocrine neoplasms）

前驱病变（Precursor lesion）

8040/0	弥漫性特发性肺神经内分泌细胞增生（Diffuse idiopathic pulmonary neuroendocrine cell hyperplasia）

神经内分泌肿瘤（Neuroendocrine tumors）

8240/3	类癌，NOS/ 神经内分泌肿瘤，NOS（Carcinoid tumor，NOS/ neuroendocrine tumor，NOS）
8240/3	典型类癌 / 神经内分泌肿瘤，G1（Typical carcinoid tumor / neuroendocrine tumor，grade 1）
8249/3	不典型类癌 / 神经内分泌肿瘤，G2（Atypical carcinoid tumor / neuroendocrine tumor，grade 2）

神经内分泌癌（Neuroendocrine carcinomas）

8041/3	小细胞癌（Small cell carcinoma）
8045/3	复合型小细胞癌（Combined small cell carcinoma）
8013/3	大细胞神经内分泌癌（Large cell neuroendocrine carcinoma）
8013/3	复合型大细胞神经内分泌癌（Combined large cell neuroendocrine carcinoma）

异位组织肿瘤（Tumours of ectopic tissues）

8720/3	黑色素瘤（Melanoma）
9530/0	脑膜瘤（Meningioma）

肺特异性间叶性肿瘤（Mesenchymal tumours specific to the lung）

8992/0	肺错构瘤（Pulmonary hamartoma）
9220/0	软骨瘤（Chondroma）
9170/3	弥漫性淋巴血管瘤病 †（Diffuse lymphangiomatosis）
8973/3	胸膜肺母细胞瘤（Pleuropulmonary blastoma）
9137/3	内膜肉瘤（Intimal sarcoma）
8827/1	先天性支气管周围肌成纤维细胞瘤（Congenital peribronchial myofibroblastic tumour）
8842/3	*EWSR1-CREB1* 融合突变的肺黏液样肉瘤（Pulmonary myxoid sarcoma with *EWSR1-CREB1* fusion）

续表

	PEComa 性肿瘤（PEComatous tumours）
9174/3*	淋巴管平滑肌瘤病（Lymphangioleiomyomatosis）
8174/0	PEComa，良性（PEComa，benign）
8174/3	PEComa，恶性（PEComa，malignant）
	淋巴造血肿瘤（Haematolymphoidtumours）
9699/3	MALT 淋巴瘤（MALT lymphoma）
9680/3	弥漫大 B 细胞淋巴瘤，非特殊类型（Diffuse large cell lymphoma，NOS）
9766/1	淋巴瘤样肉芽肿病，非特殊类型（Lymphomatoid granulomatosis，NOS）
9766/1	淋巴瘤样肉芽肿病，G1（Lymphomatoid granulomatosis，grade 1）
9766/1	淋巴瘤样肉芽肿病，G2（Lymphomatoid granulomatosis，grade 2）
9766/3	淋巴瘤样肉芽肿病，G3（Lymphomatoid granulomatosis，grade 3）
9712/3	血管内大 B 细胞淋巴瘤（Intravascular large B cell lymphoma）
9751/1	朗格汉斯细胞组织细胞增生症（Langerhans cell histiocytosis）
9749/3	Erdheim-Chester 病（Erdheim-Chester disease）

形态学代码源于国际肿瘤分类第三版第二次修订版（ICO-O-3.2）[the International Classification of Diseases for Oncology，third edition，second revision（ICD-O-3.2）{1256}]。良性肿瘤编码为 /0；非特指、交界或生物学行为不定编码为 /1；原位癌和Ⅲ级上皮内瘤变编码为 /2；恶性肿瘤编码为 /3；恶性肿瘤转移灶编码为 /6；癌症登记中通常不用行为编码 /6。

该分类源自 WHO 既往分类并考量对这些病变的新的认识和理解。

子类型标签缩进。

* 星号提示为经 2020 年 10 月 IARC/WHO ICD-0 委员会批准的代码。

† 匕首号提示本次代码术语发生变更。

2. 纵隔肿瘤分类（表 4-2）

表 4-2 2021 年 WHO 其他胸部肿瘤分类[8]

	胸膜和心包肿瘤（Tumours of the pleura and pericardium）
	间皮瘤（Mesothelial tumours）
	良性和侵袭前间皮瘤（Benign and preinvasive mesothelial tumours）
9054/0	腺瘤样瘤（Adenomatoid tumour）
9052/1	高分化乳头状间皮瘤†（Well-differentiated papillary mesothelial tumour）
9050/2*	原位间皮瘤（Mesothelioma in situ）
	间皮瘤（Mesothelioma）
9050/3	局灶性间皮瘤†（Localized mesothelioma）
9050/3	弥漫性间皮瘤，非特殊类型†（Diffuse mesothelioma，NOS）

续表

	间皮瘤（Mesothelioma）
9051/3	肉瘤样间皮瘤（Sarcomatoid mesothelioma）
9052/3	上皮样间皮瘤（Epithelioid mesothelioma）
9053/3	间皮瘤，双相（Mesothelioma, biphasic）
	淋巴造血肿瘤（Haematolymphoid tumours）
9678/3	原发性弥漫淋巴瘤（Primary effusion lymphoma）
9680/3	慢性炎症相关弥漫大 B 细胞淋巴瘤（Diffuse large B-cell lymphoma associated with chronic inflammation）
	心脏肿瘤（Tumours of the heart）
	良性肿瘤（Benign tumours）
8820/0	乳头状成纤维细胞瘤[†]（Papillary fibroelastoma）
8840/0	黏液瘤，非特殊类型（Myxoma, NOS）
8810/0	纤维瘤，非特殊类型（Fibroma, NOS）
8900/0	横纹肌瘤，非特殊类型（Rhabdomyoma, NOS）
8904/0	成人型横纹肌瘤（Adult cellular rhabdomyoma）
8850/0	脂肪瘤，非特殊类型（Lipoma, NOS） 房室瓣脂肪瘤性错构瘤（Lipomatous hamartoma of atrioventricular valve） 成熟心肌细胞错构瘤（Hamartoma of mature cardiac myocytes） 间叶性心脏错构瘤（Mesenchymal cardiac hamartoma）
9120/0	血管瘤，非特殊类型（Haemangioma, NOS）
9122/0	静脉血管瘤（Venous haemangioma）
9131/0	毛细血管血管瘤（Capillary haemangioma）
9123/0	动静脉血管瘤（Arteriovenous haemangioma）
9121/0	海绵状血管瘤（Cavernous haemangioma） 传导系统错构瘤（Conduction system hamartoma）
8454/0	房室结囊性肿瘤（Cystic tumour of atrioventricular node）
	恶性肿瘤（Malignant tumours）
9120/3	血管肉瘤（Angiosarcoma）
8890/3	平滑肌肉瘤，非特殊类型（Leiomyosarcoma, NOS）
8802/3	多形性肉瘤（Pleomorphic sarcoma）
	淋巴造血肿瘤（Haematolymphoidtumours）
9680/3	弥漫性大 B 细胞淋巴瘤，非特殊类型（Diffuse large B-cell lymphoma, NOS）
9680/3	纤维蛋白相关弥漫性大 B 细胞淋巴瘤[†]（Diffuse large B-cell lymphoma）

胸部间质瘤（Mesenchymal tumours of the thorax）

脂肪细胞肿瘤（Adipocytictumours）

8850/0	脂肪瘤，非特殊类型（Lipoma，NOS）
8850/0	胸腺脂肪瘤（Thymolipoma）
8850/3	脂肪肉瘤，非特殊类型（Liposarcoma，NOS）
8851/3	脂肪肉瘤，高分化（Liposarcoma，well differentiated）
8852/3	黏液样脂肪肉瘤（Myxoidliposarcoma）
8854/3	多形性脂肪肉瘤（Pleomorphic liposarcoma）
8858/3	去分化脂肪肉瘤（Dedifferentiated liposarcoma）

成纤维细胞和肌成纤维细胞肿瘤（Fibroblastic and myofibroblastic tumour）

8821/1	硬纤维型纤维瘤病（Desmoid-type fibromatosis）
8815/1	孤立性纤维瘤，非特殊类型（Solitary fibrous tumour，NOS）
8817/0	钙化性纤维瘤（Calcifying fibrous tumour）
8825/1	炎性肌成纤维细胞瘤（Inflammatory myofibroblastic tumour）
8811/3	黏液纤维肉瘤（Myxofibrosarcoma）

血管肿瘤（Vascular tumours）

9120/0	血管瘤，非特殊类型（Haemangioma，NOS）
9121/0	海绵状血管瘤（Cavernous haemangioma）
9122/0	静脉血管瘤（Venous haemangioma）
9132/0	肌内血管瘤（Intramuscular haemangioma）
9123/0	动静脉血管瘤（Arteriovenous haemangioma）
9170/0	淋巴管瘤（Lymphangioma，NOS）
9173/0	囊性淋巴管瘤（Cystic lymphangioma）
9133/3	上皮样血管内皮瘤（Epithelioid haemangioendothelioma）
9120/3	血管肉瘤（Angiosarcoma）

骨骼肌肿瘤（Skeletal muscle tumours）

8900/3	横纹肌肉瘤，非特殊类型（Rhabdomyosarcoma，NOS）
8910/3	胚胎性横纹肌肉瘤（Embryonal rhabdomyosarcoma）
8912/3	梭形细胞横纹肌肉瘤（Spindle cell rhabdomyosarcoma）
8920/3	肺泡横纹肌肉瘤（Alveolar rhabdomyosarcoma）
8901/3	多形性横纹肌肉瘤（Pleomorphic rhabdomyosarcoma）

	周围神经鞘和神经肿瘤（Peripheral nerve sheath and neural tumours）
8693/3	肾上腺外副神经节瘤（Extra-adrenal paraganglioma）
9580/0	颗粒细胞瘤（Granular cell tumour）
9580/3	颗粒细胞瘤，恶性（Granular cell tumour, malignant）
9560/0	神经鞘瘤（Schwannoma）
9540/3	恶性周围神经鞘瘤（Malignant peripheral nerve sheath tumour）
9490/0	节细胞神经瘤（Ganglioneuroma）
9490/3	神经节神经母细胞瘤（Ganglioneuroblastoma）
9500/3	神经母细胞瘤（Neuroblastoma）
	不能确定分化的肿瘤（Tumours of uncertain differentiation）
9040/3	滑膜肉瘤，非特殊类型（Synovial sarcoma, NOS）
9041/3	滑膜肉瘤，梭形细胞型（Synovial sarcoma, spindle cell）
9042/3	滑膜肉瘤，上皮样细胞型（Synovial sarcoma, epithelioid cell）
9043/3	滑膜肉瘤，双相型（Synovial sarcoma, biphasic）
9364/3	尤文氏肉瘤（Ewing sarcoma）
9367/3*	C/C 重排肉瘤（C/C-rearranged sarcoma）
9368/3*	*BCOR* 基因突变肉瘤（Sarcoma with *BCOR* genetic alterations）
9366/3*	*EWSR1*-non-ETS 融合突变圆细胞肉瘤 Round cell sarcoma with *EWSR1*-non-ETS fusions
	胸腺肿瘤（Tumours of the thymus）
	上皮性肿瘤（Epithelial tumors）

胸腺瘤（Thymoma）

8580/3	胸腺瘤，非特殊类型（Thymoma, NOS）
8581/3	胸腺瘤，A 型（Thymoma, type A）
8582/3	胸腺瘤，AB 型（Thymoma, type AB）
8583/3	胸腺瘤，B1 型（Thymoma, type B1）
8584/3	胸腺瘤，B2 型（Thymoma, type B2）
8585/3	胸腺瘤，B3 型（Thymoma, type B3）
8580/1	微结节性胸腺瘤伴淋巴样间质（Micronodular thymoma with lymphoid stroma）
8580/3	化生性胸腺瘤（Metaplastic thymoma）
9010/0	脂肪纤维腺瘤（Lipofibroadenoma）
	鳞癌（Squamous carcinoma）
8070/3	鳞状细胞癌，非特殊类型（Squamous cell carcinoma, NOS）
8123/3	基底细胞样癌（Basaloid carcinoma）
8082/3	淋巴上皮性癌（Lymphoepithelioma carcinoma）

续表

腺癌（Adenocarcinomas）	
8140/3	腺癌，非特殊类型（Adenocarcinoma，NOS）
8260/3	低级别乳头状腺癌[†]（Papillary adenocarcinoma）
8200/3	伴腺样囊性癌特征的胸腺癌（Thymic carcinoma with adenoid cystic carcinoma-like features）
8144/3	腺癌，肠型（Adenocarcinoma，enteric-type）
腺鳞癌（Adenosquamous carcinoma）	
8560/3	腺鳞癌（Adenosquamous carcinoma）
NUT 癌（NUT carcinoma）	
8023/3	NUT 癌（NUT carcinoma）
涎腺样癌（Salivary gland-like carcinomas）	
8430/3	黏液表皮样癌（Mucoepidermoid carcinoma）
8310/3	透明细胞癌（Clear cell carcinoma）
8033/3	肉瘤样癌（Sarcomatoid carcinoma）
8980/3	癌肉瘤（Carcinosarcoma）
未分化癌（Undifferentiated carcinoma）	
8020/3	癌，未分化，非特殊类型（Carcinoma，undifferentiated，NOS）
胸腺癌（Thymic carcinomas）	
8586/3	胸腺癌，非特殊类型（Thymiccarcinoma，NOS）
胸腺神经内分泌肿瘤（Thymic neuroendocrine neoplasms）	
胸腺神经内分泌肿瘤（Thymic neuroendocrine tumours）	
8240/3	类癌，非特殊类型 / 神经内分泌肿瘤，非特殊类型（Carcinoid tumors，NOS/neuroendocrinetumour，NOS）
8240/3	典型类癌 / 神经内分泌肿瘤，G1（Typical carcinoid tumors/neuroendocrinetumour，grade 1）
	不典型类癌 / 神经内分泌肿瘤，G2（Atypical carcinoid tumor/neuroendocrinetumour，grade 2）
神经内分泌癌（Neuroendocrine carcinomas）	
8041/3	小细胞癌（Small cell carcinoma）
8045/3	复合型小细胞癌（Combined small cell carcinoma）
8013/3	大细胞神经内分泌癌（Large cell neuroendocrine carcinoma）
纵隔生殖细胞肿瘤（Germ cell tumours of the mediastinum）	
9061/3	精原细胞瘤（Seminoma）
9070/3	胚胎癌（Embryonal carcinoma）
9071/3	卵黄囊瘤（Yolk sac tumour）
9100/3	绒毛膜癌（Choriocarcinoma）
9080/0	成熟畸胎瘤（Mature teratoma）

纵隔生殖细胞肿瘤（Germ cell tumours of the mediastinum）	
9080/1	胸腺未成熟畸胎瘤（Immature teratoma of the thymus）
9085/3	混合性生殖细胞瘤（Mixed germ cell tumour）
9084/3	畸胎瘤伴体细胞型恶性肿瘤（Teratoma with somatic-type malignancies）
9086/3	血液系统恶性肿瘤相关的生殖细胞瘤（Germ cell tumour with associated haematologicalmalignancy）
异位甲状腺和甲状旁腺肿瘤（Ectopic tumours of thyroid and parathyroid origin）	
甲状腺肿瘤（Thyroid neoplasms）	
8260/3	甲状腺乳头状癌（Papillary carcinoma of thyroid）
8330/0	滤泡腺瘤（Follicular adenoma）
8330/3	滤泡癌（Follicular carcinoma）
8345/3	甲状腺髓样癌（Medullary thyroid carcinoma）
甲状腺旁腺肿瘤（Papillary carcinoma of thyroid）	
8140/0	甲状腺旁腺瘤（Parathyroid adenoma）
8140/3	甲状腺旁腺癌（Parathyroid carcinoma）

形态学代码源于国际肿瘤分类第三版第二次修订版（ICO-O-3.2）[the International Classification of Diseases for Oncology, third edition, second revision（ICD-O-3.2）{1256}]。良性肿瘤编码为 /0；非特指、交界或生物学行为不定编码为 /1；原位癌和Ⅲ级上皮内瘤变编码为 /2；恶性肿瘤编码为 /3；恶性肿瘤转移灶编码为 /6；癌症登记中通常不用行为编码 /6。

该分类源自 WHO 既往分类并考量对这些病变的新的认识和理解。

子类型标签缩进。

* 星号提示为经 2020 年 10 月 IARC/WHO ICD-0 委员会批准的代码。

† 匕首号提示本次代码术语发生变更。

（二）肿瘤分级

肿瘤分级亦称肿瘤组织学分级，是基于病理学，用于表述肿瘤恶性程度的指标，根据肿瘤组织的间变程度，包括肿瘤细胞的分化程度、排列方式、核分裂数量、局部浸润程度等加以确定，可为临床治疗和预后判断提供参考性依据。

大多数恶性肿瘤分级系统将相应恶性肿瘤分成三级或四级（表4-3），对于大部分肿瘤其分化最差的部分决定了肿瘤的整体分级，级别越高，恶性程度越高。还有一些肿瘤更多用其分类表述其肿瘤恶性程度，比如肺腺癌，其恶性程度随着其分类逐步增高（贴壁型、腺泡型、乳头型、微乳头型、实体型）。

表4-3 肿瘤分级

级别	解释
Gx	无法评估分级（Grade can not be evaluated）
G1	高分化（Well differentiated）
G2	中分化（Moderately differentiated）
G3-G4	低分化（Poorly differentiated）

随着肿瘤基因组学、蛋白组学等分析技术的发展和应用，肿瘤分子生物学特性的认识加深，肿瘤分类和分级不断修订更新。肿瘤分类一般高于肿瘤分级，或基于不同于肿瘤分级系统的肿瘤特性对肿瘤进行区分，肿瘤分级一般是针对特定来源的肿瘤，基于不同生物学行为而进行区分。

二、肿瘤分期

肿瘤分期是根据个体内原发肿瘤以及播散程度描述恶性肿瘤严重程度和受累范围的方法。国际公认的分期标准是国际抗癌联盟（Union for International Cancer Control，UJCC）和美国癌症联合会（American Joint Committee on Cancer，AJCC）的肿瘤淋巴结转移（tumor-node-metastasis，TNM）系统，包括：①肿瘤大小和局部生长（T）；②淋巴结转移及范围（N）；③远处转移及范围（M）。目前，TNM 分期系统已经成为临床医生和研究人员制定肿瘤诊疗规范以及对患者进行预后评估最重要的参考标准。自 TNM 系统第 1 版发行至今，其分期系统不断更新完善。2018 年 1 月 1 日，最新版（第 8 版）TNM 系统在全球启动。以下介绍第 8 版肺癌 TNM 分期系统（表 4-4）。

表 4-4　第 8 版肺癌 TNM 分期系统[9]

分期	定义
原发肿瘤 T 分期	
T0	无原发肿瘤的证据
Tx	原发肿瘤不能被评价，痰或支气管灌洗液中找到恶性细胞，但影像学和支气管镜未发现肿瘤
Tis	原位癌
T1	肿瘤最大径≤3 cm，被肺或脏层胸膜包绕，支气管镜见肿瘤侵及叶支气管，未侵及主支气管
T1 a	肿瘤最大径≤1 cm
T1 b	肿瘤最大径>1 cm 但≤2 cm
T1 c	肿瘤最大径>2 cm 但≤3 cm
T2	肿瘤最大径>3 cm 但≤5 cm，或具有以下任一特征：①侵犯主支气管（不常见的表浅扩散型肿瘤，不论体积大小，侵犯限于支气管壁时，虽可能侵犯主支气管，仍为 T1），但未侵及隆突；②侵犯脏层胸膜；③有阻塞性肺炎或者部分或全肺肺不张
T2 a	肿瘤最大径>3 cm 但≤4 cm
T2 b	肿瘤最大径>4 cm 但≤5 cm
T3	肿瘤最大径>5 cm，≤7 cm；直接侵犯以下任何一个器官，包括：胸壁（包含肺上沟瘤）、膈神经、心包；同一肺叶出现孤立性癌结节。符合以上任何一个条件即归为 T3
T4	肿瘤最大径>7 cm；无论大小，侵及以下任何一个器官，包括：纵隔、心脏、大血管、隆突、喉返神经、主气管、食管、椎体、膈肌；同侧不同肺叶内孤立癌结节

续表

分期	定义
区域淋巴结 N 分期	
Nx	区域淋巴结不能被评价
N0	无区域淋巴结转移
N1	同侧支气管周围和（或）肺门及肺内淋巴结转移，包括直接侵犯
N2	同侧纵隔和（或）隆突下淋巴结转移
N3	对侧纵隔、对侧肺门、同侧或对侧斜角肌或锁骨上淋巴结转移
远处转移 M 分期	
M0	无远处转移
Mx	远处转移不能被判定
M1	远处转移
M1a	局限于胸腔内，包括胸膜播散（恶性胸腔积液、心包积液或胸膜结节）以及对侧肺叶出现癌结节（许多肺癌胸腔积液是由肿瘤引起的，少数患者胸液多次细胞学检查阴性，既不是血性也不是渗液，如果各种因素和临床判断认为渗液和肿瘤无关，那么不应该把胸腔积液纳入分期因素）
M1b	远处器官单发转移灶
M1c	多个或单个器官多处转移

TNM 分期系统由不同专业背景的专家审议团队通过相关学术研究材料评议，按照 6～8 年的间期定期发布，自 1976 年第 1 版发布至今，历时 40 余年，TNM 分期系统不仅持续细化以解剖学 TNM 信息为基础的宏观分期，还逐步与分子遗传学微观信息深入结合。就肺癌而言，第 8 版 TNM 分期系统更加强调肿瘤大小对预后的影响、N 分期增加了病理亚分期、M 分期引入寡转移等。总之，新版分期仍是宏观解剖水平的细化，并未体现肺癌驱动基因状态及肺癌分子分型等对预后及治疗决策具有重要价值的分子遗传学信息。

随着人们对肿瘤的发病机制、分子病理特征、生物学行为和预后等方面的广泛研究以及各类新型抗肿瘤治疗方法的进展，肿瘤分类、分级及分期将不断完善和更新，体现人类对肿瘤的生物学起源和发展演变的深入了解，成为肿瘤预后和治疗决策的重要依据。

（殷　雷　廖栩鹤　张建华　范　岩）

参考文献

［1］中国疾病预防控制中心慢性非传染性疾病预防控制中心，国家卫生和计划生育委员会统计信息中心．中国死因监测数据集［M］．北京：中国科学技术出版社，2017.

［2］CHEN W，ZHENG R，BAADE P D，et al. Cancer statistics in China，2015［J］. CA Cancer J Clin，2016，66（2）：115-132.

［3］郑荣寿，孙可欣，张思维，等．2015年中国恶性肿瘤流行情况分析［J］．中华肿瘤杂志，2019（01）：19-28.

［4］HAMIDI H，IVASKA J. Every step of the way：integrins in cancer progression and metastasis［J］. Nat Rev Cancer，2018，18（9）：533-548.

［5］MAROZZI M，PARNIGONI A，NEGRI A，et al. Inflammation，Extracellular Matrix Remodeling，and Proteostasis in Tumor Microenvironment［J］. Int J Mol Sci，2021，22（15）：8102.

［6］KESSENBROCK K，PLAKS V，WERB Z. Matrix metalloproteinases：regulators of the tumor microenvironment［J］. Cell，2010，141（1）：52-67.

［7］ZHOU R，XU L，YE M，et al. Formononetin inhibits migration and invasion of MDA-MB-231 and 4T1 breast cancer cells by suppressing MMP-2 and MMP-9 through PI3K/AKT signaling pathways［J］. Horm Metab Res，2014，46（11）：753-760.

［8］GONG L，WU D，ZOU J，et al. Prognostic impact of serum and tissue MMP-9 in non-small cell lung cancer：a systematic review and meta-analysis［J］. Oncotarget，2016，7（14）：18458-18468.

［9］PAGET S. The distribution of secondary growths in cancer of the breast. 1889［J］. Cancer Metastasis Rev，1989，8（2）：98-101.

［10］龚琳，周黎明．肿瘤转移的分子生物学机制［J］．四川生理科学杂志，2013，35（2）：88-91.

［11］WHO Classification of Tumours Editorial Board. Thoracic Tumours［M］. 5th ed.Lyon，France：International Agency for Research on Cancer，2021.

第五章 肿瘤微环境与分子影像

第一节 概 述

长期以来，对恶性肿瘤患者的治疗都是基于群体化证据，而忽略了个体差异带来的影响，其结果必然导致治疗不足或过度治疗。目前在个体化精准医疗的推动下，肿瘤诊疗观念发生了根本性改变，由细胞攻击模式转变为靶向治疗模式。当前的大多数靶向治疗主要集中在针对肿瘤细胞本身的攻击，而对肿瘤周围赖以生存的微环境研究不够深入。

肿瘤微环境是指肿瘤在发生、发展过程中所处的内环境，由局部浸润的间质细胞、免疫细胞、微血管、微淋巴管、组织液和它们所分泌的活性介质与肿瘤细胞在不断相互作用下共同构成了维持肿瘤生长的复杂微环境[1]。肿瘤不仅由癌细胞组成，而且还包括正常细胞，构建肿瘤微环境的非癌细胞主要有相关成纤维细胞、内皮细胞、巨噬细胞、T细胞等免疫细胞，非癌细胞在肿瘤微环境中受癌细胞的影响[2-4]。

肿瘤细胞因其特殊的增殖形式和发展过程，打破了正常的内环境，不停地创造有利于自己生长的组织环境，从而形成了与正常组织环境不同的肿瘤微环境，即乏氧、酸中毒、间质高压、大量生长因子、蛋白酶和免疫炎症反应等。肿瘤发生与其微环境变化有关，低氧、低 pH 值、炎症等微环境恶化使得细胞选择癌变来适应。

如果能够通过某种检测方法显示并定量检测肿瘤微环境，就能够从肿瘤微环境角度为肿瘤的早期精准诊断、治疗干预、疗效评价及预后评估提供决策依据。而分子影像学恰恰可以通过活体水平无创性提供肿瘤重要的生物学信息，将肿瘤发生、发展过程中的基因表达、生理、生化、功能、代谢改变进行可视化呈现，从而在分子水平理解肿瘤发生的机制。

第二节 肿瘤微环境特点

正常细胞与其周围的组织环境之间存在动态平衡，两者共同作用可以调控细胞活性，决定细胞增殖、分化、凋亡以及细胞表面相关因子的分泌和表达[5]。而肿瘤发生恶变的过程则是不断打破这一平衡的恶性循环过程。肿瘤细胞无限增殖，就需要不停地建立适于自己生长的外部组织环境。而随着恶变的演进，肿瘤外部组织环境中的营养条件已不能满足肿瘤生长的需求。这时肿瘤细胞可以通过诱导血管生成等途径不断构建新的营养代谢网络，促进肿瘤细胞的生长，这一规律贯穿于整个肿瘤进展的过程，是肿瘤不断恶变并发生转移的基础[6]。

肿瘤微环境在理化性质方面与机体正常内环境存在很多差异，肿瘤微环境的突出特征是乏氧、低 pH 值以及高压。正是因为组织缺氧、酸中毒、间质高压形成，使得肿瘤微环境中存在大量生长因子和蛋白酶的产生及免疫炎性反应等，这对于肿瘤的增殖、侵袭、迁移、黏附及新生血管的形成具有重要影响，是肿瘤不断生长、恶变并发生转移的重要原因。

一、乏氧环境

许多恶性肿瘤组织中存在乏氧状态，乏氧区域内常常出现坏死现象，更容易发生肿瘤的扩散和转移。肿瘤细胞新陈代谢旺盛、生长迅速、繁殖能力强的特点就决定了其对能量需求高，因此其对氧气以及葡萄糖等能量物质的消耗比正常细胞高。然而，随着肿瘤本身的体积不断增大，肿瘤组织因膨胀而远离了含营养和氧气充足的血管，这种供血不足导致了肿瘤微环境缺氧情况的进一步加重。已经有许多研究表明缺氧诱导因子 HIF-1α（hypoxia-inducible factor-1α）在这些乏氧的肿瘤组织中处于高表达状态。它在肿瘤细胞的侵袭、转移、肿瘤血管生成等方面都扮演重要角色。有关乳腺癌的研究中发现 HIF-1α 处于高表达，而在口咽癌、神经胶质细胞瘤、子宫癌、卵巢癌中 HIF-1α 的过度表达对患者的死亡率有显著的影响。由此可见，HIF-1α 的肿瘤表达相当广泛，这也使其成为目前重要的抗肿瘤靶点之一。

二、低 pH 值环境

肿瘤细胞的无氧代谢导致肿瘤微环境低 pH 值的产生，当大量葡萄糖缺氧分解时，糖酵解产生大量的乳酸，引起肿瘤微环境的 pH 值下降。然而另有实验证实即使在乳酸产量较低时，或是人工提高肿瘤组织氧分压及供血量的情况下，肿瘤微环境依然存在低 pH 值现象，表明无氧代谢不是肿瘤微环境产酸的唯一机制。

研究发现，肿瘤细胞膜系统上存在多种离子交换体及质子运输通道，在建立肿瘤微环境的酸性环境中起着重要的作用。离子交换体及质子运输通道将质子从胞内泵到胞外，或者从内层膜泵到膜间层，肿瘤细胞才能将代谢过程中产生的大量 H^+ 运输到细胞外，维持细胞质的中性和胞外的酸性环境，以避免造成自身的酸中毒。这些被排到肿瘤细胞外的 H^+ 就会随浓度梯度进入正常细胞组织内并大量积聚，激活酶级联反应而导致细胞坏死或凋亡，这给肿瘤的扩散与转移提供了更加便利的条件。还有研究证明肿瘤微环境的酸性环境能诱导溶酶体的分泌增加和活化，激活蛋白酶来促进细胞外基质的降解和重构，有助于肿瘤的侵袭和转移。

三、高压环境

肿瘤微环境另一个重要特点是组织高压。研究表明肿瘤的血管有别于一般血管，具有血管形成不均匀分布、内皮细胞不完整、毛细血管间距增大、动 - 静脉短路等特点，使肿瘤血管舒缩性能降低、管壁易受损、血管阻力增大，出现间质内液体增多、血细胞外渗黏性增大等现象，导致血管高渗，最终造成肿瘤间质高压。肿瘤血管高渗的这种特点是随着肿瘤组织所在位置，肿瘤发展阶段不同而改变的。此外，在正常组织中淋巴系统对调节体液平衡具有重要作用。然而研究发现，在肿瘤内的淋巴管分布混乱且正常的淋巴管较少，从而阻碍物质在细胞外基质的运输。如果将正常的人工淋巴系统植入肿瘤，可有效降低肿瘤细胞间质的压力水平，表明肿瘤组织缺乏功能性的淋巴系统。

第三节　肿瘤微环境的分子影像可视化

近年来，随着分子影像学技术的快速发展，不仅能够实现观察肿瘤的整体结构，还可以活体动态检测肿瘤细胞与其周围微环境之间的相互作用[7]。此外，血管、淋巴管以及代谢异常还会导致肿瘤组织氧含量、间质压、pH 值发生改变，影响肿瘤的治疗效果，如组织缺氧可导致肿瘤产生放化疗抵抗。利用无创性分子影像学技术活体监控肿瘤微环境的动态变化已成为研究热点。

一、乏氧肿瘤微环境的分子影像可视化

乏氧是组成肿瘤微环境的重要因素，肿瘤乏氧在实体瘤中较为常见，是实体瘤常见的生物学特征，是导致肿瘤产生放化疗抗拒、预后不良的主要原因[8]。乏氧区域的存在增加了肿瘤自身的侵袭性及对治疗的抗拒性。用放射性核素标记乏氧显像剂行 PET 显像，可显示肿瘤乏氧部位、程度，还可用于肿瘤放疗生物靶区的勾画[9]。

乏氧是肿瘤独立的预后预测因子，临床针对肿瘤局部的乏氧状况的评估常采用氧电极法，但该方法存在一定的局限性，如肿瘤存在坏死区域则无法区分乏氧与坏死，且不能有效规避，也不能反映乏氧的整体情况。PET/CT 乏氧显像应用正电子乏氧显像探针 ^{18}F-FMISO、^{18}F-HX4、^{18}F-FAZA、^{64}Cu-ATSM 等可以显示肿瘤的乏氧状态及全貌。其中 ^{18}F-FMISO PET/CT 是目前研究应用较多的一种分子影像检测手段，不但与肿瘤组织氧分压有良好的相关性，还可被用于显示乏氧区域的空间分布与动态变化，可对肿瘤急慢性乏氧进行鉴别性诊断[10]。研究显示非小细胞肺癌对 ^{18}F-FMISO 摄取程度可有效预测放化疗疗效并可以很好评估放化疗对乏氧的改善情况[11]；治疗前后癌病灶对 ^{18}F-FMISO 的摄取减低反映肿瘤复氧，即氧合状态好，提示疗效良好；当化疗后病灶对 ^{18}F-FDG 与 ^{18}F-FMISO 摄取都较高，提示预后不良。然而，治疗前 ^{18}F-FMISO 摄取水平高低与预后的关联并不明确[12]，且 ^{18}F-FDG 与 ^{18}F-FMISO 两种显像剂的摄取水平并未发现明确的相关性。

此外，MR 乏氧显像对于肿瘤的乏氧状态评估也具有很好的应用价值。MR 乏氧显像方法主要包括对比增强成像、血氧水平依赖成像、质子磁共振波谱等[13]。研究显示

含硝基咪唑的新型磁共振 T1 造影剂 GdDO3NI 经鼠尾静脉注射后可蓄积在大鼠前列腺癌灌注较差区域，即乏氧区域的信号明显增强[14]。在肿瘤光动力治疗前后用血氧水平依赖成像实时监测肿瘤组织血氧含量的变化，从而成功提示预后[15]。与 PET/CT 乏氧显像相比，MR 乏氧显像无需造影剂，灵敏度较高，但特异度较低。

二、pH 值的分子影像可视化

肿瘤组织和正常组织的 pH 值不同，正常组织细胞外 pH 值为 7.3 ~ 7.4，肿瘤细胞外 pH 值为 6.2 ~ 6.9[16]。因此，可以应用 pH 值选择性显像剂进行显像以达到区分肿瘤组织和正常组织的目的，同时 pH 值显像也为干预肿瘤酸性环境的治疗策略提供无创的分子影像学依据。低 pH 值插入肽（pH low insertion peptide，pHLIP）的发现使靶向显示肿瘤酸环境成为可能。有研究者[17]设计了 16 个野生型 pHLIP 的变构体（variant，Var），发现其中 Var 7 在肿瘤组织中浓聚速度及血液清除速度快，可用于 PET 显像。Flavell 等[18]设计了一类基于 ^{18}F- 脱氧葡萄糖胺（fluorodeoxyglucose amines）的新型探针，在荷瘤裸鼠活体 PET 显像发现该探针在肿瘤细胞与正常组织中的摄取差别明显，肿瘤组织中聚集程度明显高于正常组织，因而该分子探针有望从基础向临床转化，用于区分肿瘤和正常组织。

三、肿瘤新生血管的分子影像可视化

肿瘤新生血管是肿瘤微环境领域的研究热点之一。肿瘤新生血管的分布错综复杂，导致治疗药物有效递送发生障碍[19]，同时也是导致肿瘤出现乏氧、底物耗竭、酸性环境的主要原因[20]。肿瘤的生长及远处转移主要依赖血管的生成，因此，应用无创性的分子影像技术在早期评价肿瘤新生血管，并采用针对性方法进行干预，对肿瘤的早期治疗具有非常重要的意义。肿瘤新生血管的分子成像主要依赖于一些特殊的分子靶点，如整合素、血管内皮生长因子[21]。

整合素 αvβ3 是一种跨膜异二聚体受体，在新生血管内皮细胞和肿瘤细胞有高表达，但在正常细胞中没有表达或表达水平非常低。因此，可视化分子成像定量分析整合素 αvβ3 表达为恶性肿瘤的诊断、分期及疗效监测等方面提供了新的技术手段。含有精氨酸 - 甘氨酸 - 天冬氨酸序列（Arg-Gly-Asp，RGD）的多肽能够与整合素 αvβ3 受体特异性结合，并对其具有高度的选择性与较强的亲和力，从而能够通过特异性地显示肿瘤及其新生血管而达到探测肿瘤的目的。^{99m}Tc 标记的 3PRGD$_2$ 肽类化合物 SPECT 显像已用于肿瘤血管生成的检测。临床试验表明该类示踪剂在肺癌、乳腺癌、头颈部肿瘤等恶性肿瘤诊断和疗效监测等方面都具有一定的优势。^{18}F 标记的 3PRGD$_2$ 肽类化合物 PET/CT 显像目前也已用于肿瘤血管生成的检测，大大提高了显像的灵敏度。

四、肿瘤基质细胞的分子影像可视化

基质细胞是指肿瘤微环境中的细胞成分，主要包括成纤维细胞、免疫细胞、脂肪细胞等。成纤维细胞所占比例较大，可被肿瘤旁分泌激活，形成癌症相关成纤维细胞（cancer associated fibroblast，CAF），促进肿瘤细胞的转移和扩散。成纤维细胞激活蛋白α是由 CAF 特异性表达的细胞膜表面糖蛋白，其蛋白酶活性可增强肿瘤细胞对 ECM 的侵袭力，故以 FAPα 作为肿瘤基质标志物用于分子成像，对癌症的早期检测、靶向治疗以及治疗反应监测有着重要意义。FAPI（fibroblast activation protein inhibitor）全称为成纤维细胞激活蛋白（FAP）抑制剂。FAP 在多种恶性肿瘤的成纤维细胞中存在过度表达，尤其是乳腺癌、结肠癌和胰腺癌等伴有强烈促结缔组织增生性反应的肿瘤[22]。正常组织中的成纤维细胞无 FAP 表达或表达较低[23]。因此，FAP 可被特异性地用于识别肿瘤相关的成纤维细胞。有研究者使用 ^{68}Ga-FAPI PET/CT 对 28 种不同癌症患者进行成像[24]，旨在量化 ^{68}Ga-FAPI 在原发、转移性或复发性癌症病灶中的摄取情况，发现 ^{68}Ga-FAPI 对很多癌症具有较高的诊断价值，特别是在传统的 ^{18}F-FDG PET/CT 使用受限的情况下[25]。与 ^{18}F-FDG 显像相比，对于结肠癌和胰腺癌等 ^{68}Ga-FAPI PET/CT 显像有更高的检出率。同时 ^{68}Ga-FAPI PET/CT 患者不需要禁食，适用于更多患者，在检查流程上更快捷[25]。

除 CAF 外，也有一些针对其他基质细胞成像的研究取得进展，干细胞、自然杀伤细胞、T 细胞、巨噬细胞等均可被分子影像探针标记用于体内活体显像示踪。我们应用分子影像学方法研究发现，宿主不同饮食状态（空腹与进食）对肿瘤微环境会产生影响[26]。在肺癌裸鼠空腹状态下，肿瘤糖代谢主要发生在缺氧癌细胞组织内（Warburg 效应），在进食状态下，糖代谢主要发生在非癌变肿瘤基质（反向 Warburg 效应），同一只动物在不同饮食状态影响下，能量代谢会发生转换。

分子影像技术的应用对肿瘤的早期诊断、个体化治疗起着变革性的作用。目前针对肿瘤微环境的研究已取得了一些成果，但仍有许多不足，随着对靶向肿瘤微环境分子探针研究的不断深入，肿瘤微环境分子影像的应用研究也必将得到进一步发展。随着分子探针、分子影像学和转化医学的发展，分子影像技术将更加深入地探究肿瘤微环境与肿瘤进展之间的关系，实现肿瘤微环境的无创动态可视化。

（张国建　杨晓光　周建立　鲁海文）

参考文献

［1］LYSSIOTIS C A，KIMMELMAN A C. Metabolic Interactions in the Tumor Microenvironment［J］. Trends Cell Biol，2017，27（11）：863-875.

［2］WANG M，ZHAO J，ZHANG L，et al. Role of tumor microenvironment in tumorigenesis［J］. J. Cancer 2017，8：761-773.

［3］JIANG E，XU Z，WANG M，et al. Tumoral microvesicle-activated glycometabolic reprogramming in fibroblasts promotes the progression of oral squamous cell carcinoma［J］. FASEB J. 2019，33（4）：fj.201802226R.

［4］ PRENEN H，MAZZONE M. Tumor-associated macrophages：A short compendium［J］.Cell. Mol. Life Sci.CMLS，2019，76：1447-1458.

［5］ SUNG SY，CHUNG L W. Prostate tumor-stroma interaction：molecularmechanisms and opportunities for therapeutic targeting［J］. Differentiation，2002，70（9-10）：506-521.

［6］ GUPTA G P，MASSAGU J. Cancer metastasis：building a framework［J］.Cell，2006，127（4）：679-695.

［7］ STASINOPOULOS I，PENET M F，CHEN Z，et al. Exploiting the tumor microenvironment for theranostic imaging［J］. NMR Biomed，2011，24（6）：636-647.

［8］ SCHITO L，SEMENZA G L. Hypoxia-Inducible Factors：Master Regulators of Cancer Progression［J］. Trends Cancer，2016，2（12）：758-770.

［9］ 吕文天，于金明.PET/CT 显像在构建肿瘤放疗生物靶区中的作用［J］.中华核医学与分子影像杂志，2012，32（2）：158-160.

［10］ NEHMEH SA，LEE N Y，SCHRÖDER H，et al. Reproducibility of intratumor distribution of 18F-fluoromisonidazole in head and neck cancer［J］. Int J Radiat Oncol Biol Phys，2008，70（1）：235-242.

［11］ ZSCHAECK S，STEINBACH J，TROOST E G. FMISO as a Biomarker for Clinical Radiation Oncology［J］. Recent Results Cancer Res，2016，198（1）：189-201.

［12］ ESCHMANN S M，PAULSEN F，REIMOLD M，et al. Prognostic impact of hypoxia imaging with ^{18}F-misonidazole PET in non-small cell lung cancer and head and neck cancer before radiotherapy［J］. J Nucl Med，2005，46（2）：253-260.

［13］ 张扬，付贵峰，刘刚.肿瘤微环境分子影像学研究进展［J］.功能与分子医学影像学（电子版），2017，6（4）：1336-1341.

［14］ GULAKA PK，ROJAS-QUIJANO F，KOVACS Z，et al. GdDO3NI，a nitroimidazole-based T1 MRI contrast agent for imaging tumor hypoxia in vivo［J］. J Biol Inorg Chem，2014，19（2）：271-279.

［15］ CAO J，AN H，HUANG X，et al. Monitoring of the tumor response to nano-graphene oxide-mediated photothermal/ photodynamic therapy by diffusion-weighted and BOLD MRI［J］. Nanoscale，2016，8（19）：10152-10159.

［16］ WAKABAYASHI N，YANO Y，KAWANO K，et al. A pH-dependent charge Reversal peptide for Cancer targeting［J］.Eur Biophys J，2017，46（2）：121-127.

［17］ WEERAKKODY D，MOSHNIKOVA A，THAKUR M S，et al. Family pH（low）insertion for tumor targeting［J］.Proc Natl Acad Sci USA，2013，110（15）：5834-5839.

［18］ FLAVELL RR，TRUILLET C，REGAN M K，et al.Caged［18F］FDG Glycosylamines for imaging acidic tumor microenvironments using positron emission tomography［J］. Bioconjug Chem，2016，27（1）：170-178.

［19］ FUKUMURA D，JAIN R K. Tumor microenvironment abnormalities：causes，consequences，and strategies to normalize［J］. J Cell Biochem，2007，101（4）：937-949.

［20］ GILLIES RJ，RAGHUNAND N，KARCZMAR G S，et al. MRI of the tumor microenvironment［J］. J Magn Reson Imaging，2002，16（4）：430-450.

［21］ EBLE J A，HAIER J. Integrins in cancer treatment［J］. Curr Cancer Drug Targets，2006，6（2）：89-105.

［22］LINDNER T，LOKTEV A，ALTMANN A，et al. Development of quinoline-based theranostic ligands for the targeting of fibroblast activation protein［J］. J Nucl Med，2018，59（9）：1415-1422.

［23］LOKTEV A，LINDNER T，MIER W，et al. A tumor-imaging method targeting cancer-associated fibroblasts［J］. J Nucl Med，2018，59（9）：1423-1429.

［24］KRATOCHWIL C，FLECHSIG P，LINDNER T，et al. ^{68}Ga-FAPI PET/CT：tracer uptake in 28 different kinds of cancer［J］. J Nucl Med，2019，60（6）：801-805.

［25］GIESEL F L，KRATOCHWIL C，LINDNER T. ^{68}Ga-FAPI PET/CT：biodistribution and preliminary dosimetry estimate of 2 DOTA-containing FAP-targeting agents in patients with various cancers［J］. J Nucl Med，2019，60（3）：386-392.

［26］ZHANG GJ，LI JB，WANG X M，et al. The reverse Warburg effect and ^{18}F-FDG uptake in non-small cell lung cancer A549 in mice：A pilot study［J］. J Nucl Med，2015，56（4）：607-612.

第六章　分子影像与病理学关联

第一节　概　述

病理学（pathology）是研究人体疾病的发生原因、发生机制、发展规律以及疾病过程中机体的功能代谢、形态结构变化和病变转归的一门基础医学科学。病理学一直被视为基础医学与临床医学之间的"桥梁学科"，在医学领域中具有不可替代的重要作用。

病理学旨在阐明疾病本质，认识和掌握疾病发生发展的规律，为疾病的诊断、治疗提供必要的理论基础。其主要任务包括：①运用各种方法及技术手段研究疾病发生的内因、外因及相互关系，即病因学；②探索病因作用下导致疾病发生、发展的具体环节、机制和过程，即发病学；③探讨在疾病发生发展过程中，机体的功能代谢和形态结构变化，以及这些变化与临床表现之间的关系，即病变（病理变化）；④阐明疾病的转归和结局。

第二节　病理学进展

病理学的发展从肉眼、镜下观察到切片成像技术出现后的数字病理切片，从大体病理（组织器官的形态学改变）到近年来的分子病理（如空间转录测序、原位杂交），呈现出精准化、数字化、微观化的发展过程。

病理学萌芽于文艺复兴时期，起初主要集中于解剖学的宏观或大体分析。18 世纪中叶，意大利医学家 Morgagni 创立了器官病理学（organ pathology），标志着病理形态的开端。19 世纪中叶，随着德国病理学家 Virchow[1] 对细胞理论的发展，病理学的实践发生了一场革命性的变化，在显微镜的帮助下创立了细胞病理学（celluar pathology）。这不仅对病理学，而且对整个医学领域的发展都具有划时代意义。

免疫组织化学染色（immunohistochemistry staining，IHC）技术在 20 世纪 40 年代发展起来，该技术能够检测特殊标记的抗体，可以在光镜水平上观察组织抗原。20 世纪 70 年代，单克隆抗体的出现促进了 IHC 的进一步发展，使病理达到了更精确的水平[2]。近年来，随着聚合酶链反应、荧光原位杂交和下一代测序等技术的出现，病理学领域已发展到遗传分析的水平[3]。病理学不断向微观世界发展，不同层次的分析技术的结合将提供多尺度的病理生理学信息。

随着现代计算机和电子系统的发展，特别是全玻片成像（whole slide imaging，WSI）技术的出现，组织切片数字化成为可能，数字病理学领域得到了极大的发展。利用数字图像传输对组织学切片进行远程病理分析正越来越多地应用于临床实践工作中[4-5]。

　　病理学领域不断发展进步，显著扩展了我们对疾病的认知，如今病理诊断已经发展到了分子水平。然而，病理学仍面临诸多挑战，限制了病理学在临床医学中的发展和广泛应用，其存在的一些缺点也值得关注。首先，病理组织的获取无论活检或手术都是有创的过程，可能引起出血、感染或组织损伤等并发症，特别是在一些相对脆弱的器官，如脑部和肺组织[6-7]，且在恶性肿瘤患者中，侵入性活检可能导致针道种植和转移[8]。其次，由于有限的标本并不能完全代表整个病理组织，特别是在高度异质性的肿瘤病变中，需要高度关注组织取样的准确性。此外，由于病理切片制备步骤相对复杂，做出最终诊断需要大量的时间[9]。更重要的是，标本所反映的是组织离体、静态病理生理信息，不是疾病活体水平的动态信息。

第三节　分子影像与病理学的关系

　　随着显像设备和分子探针的不断发展，分子影像可以从分子、细胞水平，在体无创精确地反映人体病理生理的变化过程。分子影像是"活体"诊断技术的典型代表，可将精准诊疗可视化，显著提高我们对疾病从微观到宏观、从局部到整体的认识，从而能够极大推动精准医学的发展。与传统的影像诊断学不同，分子影像学着眼于探测构成疾病基础的分子异常，而不是对由这些分子改变所构成的最终结果进行成像，最突出的特点是用影像的手段非侵入性地对活体内参与生理和病理过程的分子进行定性或定量可视化观察。由此可见，分子影像反映的是组织动态病理生理信息。

　　病理学与分子影像学两个学科之间已经相互渗透，分界不清，呈现出二者整合的趋势，可能带来一种新的病理模式。田梅和张宏教授首次提出了"透明病理"新概念[10]，充分阐释了分子影像学与病理学之间的关系，认为基于分子影像特有的分子识别和分子示踪优势，通过微观—介观—宏观多尺度的多模态分子影像与病理学的紧密融合，将机体各种生物特征通过无创影像方式进行系统性的全尺度"透明化"，不仅无创呈现疾病局部详细信息，而且能够在体评价疾病整体的病理生理的改变，从而实现基于分子影像的病理学新模式，进一步推动精准医学的发展。

　　在"透明病理"评价系统中，多尺度成像分为3个层次：以核医学分子影像PET/CT为代表的宏观空间尺度和微观生化成像结合方法，以MRI为代表的介观尺度成像方法和以光学成像为代表的微观尺度成像方法。宏观尺度的"透明病理"能在全身水平上评估病变，实现对患者在体长期随访观察，提供对疾病表型的全面了解；介观尺度的"透明病理"能够提供病变组织和器官的病理生理过程的详细信息，从而将细胞与全身联系起来；微观尺度成像可以从细胞与分子水平以极高的分辨率评估病理生理事件，扩展人们对疾病机制的深层次理解[10]。

基于分子影像的病理学能够非侵入性地检测生理和病理过程的时空动态变化，在全身水平提供高精度的诊断评价，根据疾病分期和生物学特征得出合适的治疗策略，克服取样偏差和疾病异质性的问题，从而对病灶进行更加深入细致全面的评估。

（张国建　梁英魁　韦丽虹　肖云峰）

参考文献

［1］VAN DEN TWEEL J G，TAYLOR C R. A brief history of pathology：preface to a forthcoming series that highlights milestones in the evolution of pathology as a discipline［J］. Virchows Arch，2010，457（1）：3-10.

［2］BRANDTZAEG P. The increasing power of immunohistochemistry and immunocytochemistry［J］. J Immunol Methods，1998，216（1-2）：49-67.

［3］LETOVANEC I，FINN S，ZYGOURA P，et al. Evaluation of NGS and RT-PCR methods for ALK rearrangement in European NSCLC patients：results from the European Thoracic Oncology Platform Lungscape Project［J］. J Thorac Oncol，2018，13（3）：413-25.

［4］FARAHANI N，PANTANOWITZ L. Overview of telepathology. Surg Pathol Clin，2015，8（2）：223-31.

［5］HUANG Y，LEI Y，WANG Q，et al. Telepathology consultation for frozen section diagnosis in China［J］. Diagn Pathol，2018，13（1）：29.

［6］ABDULLAH K G，LI Y，AGARWAL P，et al. Long-term utility and complication profile of open craniotomy for biopsy in patients with idiopathic encephalitis［J］. J Clin Neurosci，2017，37：69-72.

［7］HEERINK W J，DE BOCK G H，DE JONGE G J，et al. Complication rates of CT-guided transthoracic lung biopsy：meta-analysis［J］. Eur Radiol，2017，27（1）：138-48.

［8］CHEN G L，CHIAN C F. Needle tract pulmonary metastases［J］. QJM，2015，108（10）：837-8.

［9］AGNARSDOTTIR M，PAAREN H，VASSILAKI I. The impact of standardized care pathway on reporting time for invasive melanoma - results from one pathology department in Sweden［J］. Ups J Med Sci，2019，124（4）：260-4.

［10］TIAN M，HE X X，JIN C T，et al. Transpathology：molecular imaging-based pathology［J］. European Journal of Nuclear Medicine and Molecular Imaging，2021，48（8）：2338-2350.

第二篇　肺部疾病分子影像与病理学诊断

第七章　肺部肿瘤

第一节　肺　癌

一、概述

肺部肿瘤可发生在肺内及支气管，包括肺原发肿瘤与肺转移瘤。常见的肺原发肿瘤为肺癌。肺癌是指原发于支气管的上皮、腺上皮或肺泡上皮的恶性肿瘤[1-2]。肺癌是我国人群中最常见的癌症，也是导致癌症死亡的首要原因，近年来发病率有逐渐上升的趋势，严重危害人们的健康[3]。

肺癌的病因尚不很明确，与吸烟，空气污染，长期接触铀、镭等放射性物质及其衍化物等密切相关，也与遗传、免疫功能降低、代谢及内分泌功能失调等有一定关系。纸烟中含有苯并芘等多种致癌物质，长期吸烟可致支气管黏膜上皮细胞增生、鳞状上皮化生、癌变。吸烟量越大，吸烟年限越长，开始吸烟年龄越小，肺癌发病率越高[4-5]。

肺癌常见的转移部位有肺门及纵隔淋巴结，引起淋巴结肿大。肿瘤血行转移在肺内形成多发结节，转移到胸膜引起胸腔积液和胸膜结节，转移到胸壁引起胸壁肿块及肋骨破坏，转移到心包引起心包积液。肺癌还可远处转移到脑、肝等部位[6]。

二、临床表现

肺癌早期多无症状，发展到一定阶段，可出现相应的临床症状，主要为咯血、刺激性咳嗽和胸痛。间断性痰中带有少量鲜血是肺癌的重要临床表现。有的肺癌患者可无任何临床表现，而在胸部 X 线或 CT 检查时偶然发现。当肿瘤发生转移后，出现相应的临床症状和体征。

三、病理学基础

根据肺癌的发生部位，可将其分为中央型、周围型和弥漫型。根据肺癌的组织发生，可将其分为鳞状上皮癌（鳞癌）、腺癌、鳞腺癌、大细胞癌、小细胞癌、类癌及细支气管肺泡癌。

中央型肺癌是指发生于肺段或肺段以上支气管的肺癌，主要为鳞状上皮癌、小细胞癌、大细胞癌及类癌，少数为腺癌（图 7-1）。其生长方式有管内型、管壁型、管外型，这些生长方式可单独或同时存在。肿瘤的生长使支气管狭窄或阻塞，可引起阻塞性肺气肿、阻塞性肺炎及阻塞性肺不张，即所谓"三阻"征象。

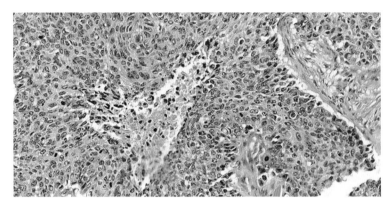

图 7-1　中央型肺癌（中分化鳞状细胞癌）

　　周围型肺癌是指发生于肺段以下支气管的肺癌，可见于各种组织学类型，主要是细支气管肺泡癌和腺癌，也见于鳞状上皮癌、小细胞癌、大细胞癌及类癌（图 7-2）。基本大体病理形态为肺内结节或肿块。直径≤3 cm 无转移的周围型肺癌定义为早期肺癌。

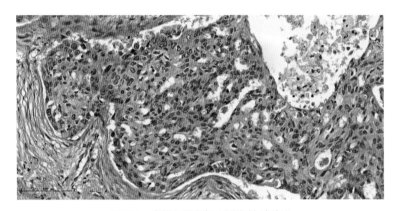

图 7-2　周围型肺癌（浸润性腺癌）

　　弥漫型肺癌是指肿瘤在肺内弥漫性分布，一般为细支气管肺泡癌（图 7-3）。其中，多发结节型为癌组织沿淋巴管蔓延，形成小结节或粟粒状病灶，表现为多发粟粒大小

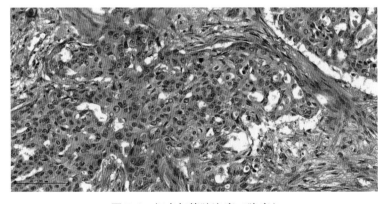

图 7-3　细支气管肺泡癌（腺癌）

的结节病灶；肺炎型则为瘤组织沿肺泡壁蔓延，形成肺泡实变，如肺炎样，表现为一叶或多叶肺实变。

四、影像学表现

（一）常规影像学表现

1. 中央型肺癌 CT 表现（图 7-4）

（1）直接征象：当肿瘤局限于支气管内，或仅有支气管管壁轻度增厚及管外小结节时，薄层扫描或高分辨率 CT 可见支气管管壁增厚及腔内、外结节，引起支气管狭窄甚至截断。支气管壁增厚形态不规则，支气管狭窄范围较局限，管腔形态不规则，狭窄段常呈楔形。当病变进展时可见肺门肿块，螺旋 CT 多平面重组（multiplanar reconstruction，MPR）及三维（3D）容积重组能够更清楚地显示肿瘤的部位、范围及狭窄远端的情况。支气管仿真内镜可显示支气管内病变的表面。

（2）间接征象：阻塞性肺气肿表现为肺叶范围的密度减低区，此征象常不易被发现。阻塞性肺炎表现为小片状、肺段或肺叶实变影，肺体积常缩小。常合并支气管血管束增粗、模糊。阻塞性肺不张可见肺门部有肿块影突出肺不张的外缘。增强扫描可见肺不张内的肿块轮廓，且可显示肺不张内有条状或结节状低密度影，为支气管内潴留有黏液，因不强化而呈低密度，即黏液支气管征。阻塞性支气管扩张表现为柱状或带状高密度的环形影。

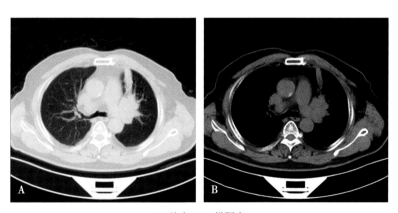

A. 肺窗　B. 纵隔窗

图 7-4　中央型肺癌胸部 CT。左侧肺门区可见软组织密度肿块，大小约为 4.1 cm×4.8 cm，伴分叶及毛刺，左肺上叶支气管闭塞，远端伴肺不张

2. 周围型肺癌 CT 表现（图 7-5）

（1）瘤体的形态与密度：肿瘤分叶征较常见。周围型肺癌病灶分为实性结节、磨玻璃样密度结节、混合密度结节。磨玻璃样密度是指病变的密度较低，病变内可见血管影，在 2 cm 以下肺癌较多见。结节内的空泡征与支气管充气征多见于体积小的细支气管肺泡癌和腺癌。CT 易显示肿瘤的空洞及钙化，空洞多不规则，钙化多为斑片状或

结节状。肺癌增强后呈均匀或不均匀强化，动态增强的时间 - 密度曲线呈逐渐上升的形态。

（2）肿瘤的边缘与邻近结构：多数肿瘤边缘毛糙伴有毛刺。胸膜凹陷征是肿瘤与胸膜之间的线形或三角形影，在胸膜陷入的部位结节可形成明显的凹陷。有的肿瘤周围的肺动脉或肺静脉分支向肿瘤集中，可到达肿瘤边缘或与肿瘤相连。

（3）肿瘤的侵袭与转移：肺上沟瘤易引起邻近胸椎及肋骨破坏。肿瘤直接侵及胸膜引起胸膜增厚。肿瘤在肺内血行转移形成多发结节或粟粒状结节。肿瘤侵犯淋巴道淋巴管形成癌性淋巴管炎，表现为支气管血管束增粗，有小结节及不规则细线、网状影。转移到胸内淋巴结引起肺门及纵隔淋巴结肿大。胸膜转移表现为胸膜结节和胸腔积液。

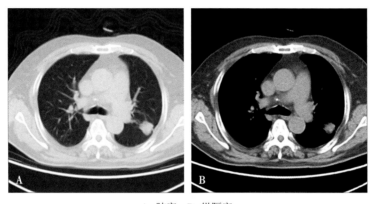

A. 肺窗　B. 纵隔窗

图 7-5　周围型肺癌胸部 CT。左肺上叶尖后段可见软组织密度结节，大小约为 1.2 cm×1.5 cm，边界清晰，边缘见分叶及胸膜牵拉，内密度欠均匀

3. 弥漫型肺癌 CT 表现（图 7-6）　肺叶、段的实变在 CT 上可见支气管充气征，为肺泡实变而支气管内仍有气体。由于肿瘤的侵犯且肺间质异常，含气的支气管不规则

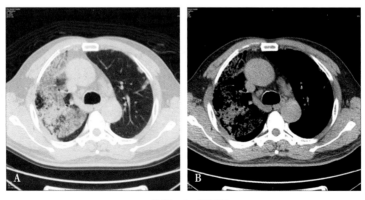

A. 肺窗　B. 纵隔窗

图 7-6　弥漫型肺癌胸部 CT。双肺可见多发片状磨玻璃密度影，边界清晰，右肺为主

狭窄、扭曲且具有僵硬感，细小分支消失截断。病变内还可见大小不等的气体密度腔隙。病理基础为肿瘤细胞沿细支气管及肺泡壁生长蔓延，细支气管及肺泡内残存的气体在 CT 上显示出含气影。CT 增强检查时在肺叶及肺段实变中出现血管强化影，称为血管造影征。

（二）分子影像学表现

^{18}F-FDG PET/CT 分子影像反映了组织细胞内糖酵解程度，肿瘤细胞的葡萄糖代谢非常旺盛，生长速率高和糖酵解增强，^{18}F-FDG 通过细胞膜葡萄糖转运体（glucose transporter，GLUT）进入细胞，在己糖激酶（hexokinase，HK）的作用下磷酸化。由于 6- 磷酸 - 脱氧葡萄糖的脱磷酸化在肿瘤细胞内进行缓慢，产生的 ^{18}F-FDG-6-P 滞留于肿瘤细胞内，因此，^{18}F-FDG 在恶性肿瘤中的摄取程度较高。^{18}F-FDG 摄取程度一般以标准摄取值（standardized uptake value，SUV）来表示，计算方法为病灶内 ^{18}F-FDG 的放射性浓度（kBq/ml）除以总注射剂量（MBq）及患者体重（kg）。

1. 中央型肺癌表现　鳞癌的 ^{18}F-FDG 摄取一般都较高，属于中央型肺癌，通常表现为邻近肺门或位于肺门的团块状或结节状放射性浓聚，肿块较大者，常因中心坏死，形成空洞而呈环状放射性浓聚灶，或呈不均匀放射性浓聚（图 7-7）。

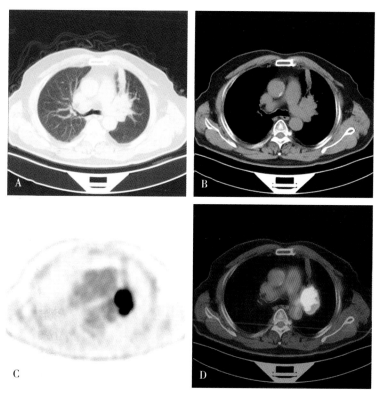

A. CT 肺窗　B. CT 纵隔窗　C. PET　D. PET/CT 融合图像

图 7-7　中央型肺癌胸部 PET/CT。左侧肺门区可见软组织密度肿块，大小约为 4.1 cm × 4.8 cm，伴分叶及毛刺，放射性摄取增高，SUV$_{max}$：32.3

2. 周围型肺癌表现 腺癌属于周围型肺癌，大约有 50% 的病例肺上病变表现为孤立性肺结节。典型的恶性程度较高的腺癌，^{18}F-FDG 显像表现为结节状放射性浓聚，多数病灶位于肺的周边。腺癌早期就可以发生远处转移，已经有多处远处转移，而肺上原发病灶仍比较小的情况时常可见（图 7-8）。

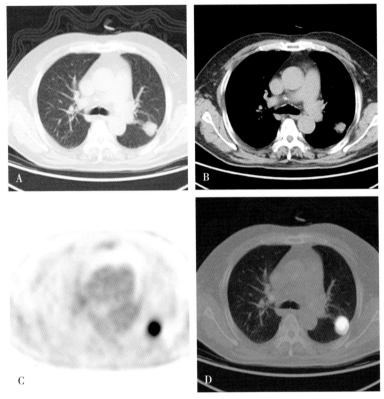

A. CT 肺窗 B. CT 纵隔窗 C. PET D. PET/CT 融合图像

图 7-8 周围型肺癌胸部 PET/CT。左肺上叶尖后段可见软组织密度结节，大小约为 1.2 cm × 1.5 cm，放射性摄取增高，SUV_{max}：8.2

3. 弥漫型肺癌表现 由于形态多样，部分单个结节生长缓慢且代谢率明显低于其他类型的肺癌，容易误诊和漏诊。在 CT 上表现为磨玻璃样结节的细支气管肺泡癌，^{18}F-FDG PET 显像通常表现为放射性稍高甚至正常的单发结节，SUV<2.5，很容易漏诊。但是，延迟相显像 SUV 比正常相显像可有进一步增高，既往 CT 随诊过程中该结节通常有逐渐变大、变实的历史，CT 图像上可以发现其他提示恶性病变的征象，如实变影边缘外突、支气管扭曲、血管集束征、短毛刺等均可提示肺泡癌的诊断（图 7-9）。其他类型的细支气管肺泡细胞癌，如肺炎型、弥漫实变型，则在 CT 上表现为实变的部位放射性片状增高，少数病灶放射性摄取很低，这些类型的肺泡肺癌，容易误诊。

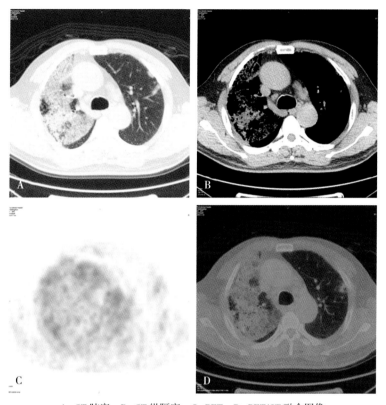

A. CT 肺窗　　B. CT 纵隔窗　　C. PET　　D. PET/CT 融合图像

图 7-9　弥漫型肺癌胸部 PET/CT。双肺可见多发片状磨玻璃密度影，边界清晰，右肺为主，放射性摄取轻度增高，SUV_{max}：2.1

第二节　肺转移瘤

一、概述

　　肺转移瘤有血行、淋巴管、胸腔和气道扩散等途径，也可为肿瘤直接侵犯。血行转移最为常见，肺部是其他部位恶性肿瘤血行转移的主要器官之一，其主要原因是全身血液都必须在肺部进行过滤，同时有两套血液供应系统和丰富的淋巴管，瘤栓到达肺小动脉及毛细血管丛后，可浸润并穿过血管壁，在周围间质及肺泡内生长，形成肺转移瘤[7-8]。肺转移瘤常源于乳腺、消化道、肾、生殖系统、头颈部、骨等原发恶性肿瘤[9-10]。在肺外恶性肿瘤患者中，尸检肺转移率为 20%～54%，肺内多发病变中约 73% 为肺转移瘤，肺转移瘤可以单发或多发，病灶形态、密度与原发肿瘤性质有一定关系[11]。

二、临床表现

肺转移瘤的主要临床症状为咳嗽、咳痰、咯血及胸痛、胸闷、呼吸困难等。有部分患者可无明显临床症状。如果肿瘤较大并侵犯肺门及纵隔时可出现相应的临床症状。转移瘤的原发灶大多数明确，有时是先发现肺转移瘤，而后才发现原发瘤。上述临床症状并无特异性。因此，影像学检查显得更为重要。

三、病理学基础

肺转移瘤以血行转移最为常见。瘤栓到达肺小动脉及毛细血管后，可浸润并穿过血管壁，在周围间质及肺泡内生长，形成肺转移瘤。淋巴道转移是肿瘤细胞穿过血管壁侵入周围淋巴管，形成多发的小结节病灶（图 7-10）。常发生于支气管血管周围间质、小叶间隔及胸膜下间质，并通过淋巴管在肺内播散。肿瘤向肺内直接转移的原发病变为胸膜、胸壁及纵隔的恶性肿瘤。

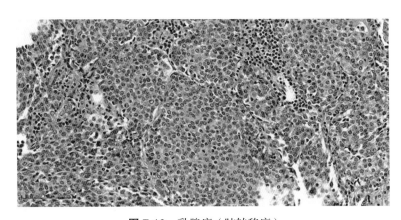

图 7-10　乳腺癌（肺转移癌）

四、影像学表现

（一）常规影像学表现

CT 是目前诊断肺转移瘤的最佳检查手段，尤其是高分辨率 CT 可显示直径＜5 mm 的转移瘤，如果 CT 技术应用合理，一般转移瘤均可显示。由于转移途径不同，其 CT 表现多种多样，比较常见的表现为结节型、肿块型、粟粒型、肺炎型及淋巴管炎型等。

1. 结节型　表现为两肺弥漫分布的大小不等的结节，密度中等，以两下肺分布较多，部分瘤灶边缘清楚，部分瘤灶边缘模糊（图 7-11）。结节一般呈圆形，可发生坏死、钙化或小空洞，这种表现常见于血行转移。少数结节伴多发出血时可见"晕轮征"，而在结节周围有边缘模糊的稍高密度影环绕。

2. 肿块型　此型是指肿块直径常大于 3 cm，可单发，亦可多发，边缘光滑，密度均匀，较大的肿块可出现分叶。

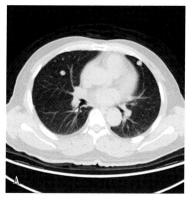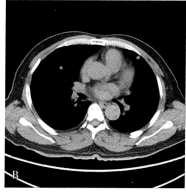

A. 肺窗　B. 纵隔窗

图 7-11　肺转移瘤结节型胸部 CT。双肺可见多发大小不等结节影，边界清晰，大者大小约为 1.0 cm×1.4 cm

3. 粟粒型　表现为两肺粟粒样小结节，直径常<5 mm，以中、下肺野分布较多。此型亦多见于富血供性肿瘤转移，如肾癌、甲状腺癌。

4. 肺炎型　表现为肺实变样浸润，边界模糊，多局限于一个肺叶或肺段，以下肺野多见。肺炎型在影像学上较为少见，鉴别也较困难。因此，需密切结合病史对诊断才能有帮助。

5. 淋巴管炎型　高分辨率 CT 效果较好，表现为沿淋巴管分布的结节影，如肺门或纵隔淋巴结肿大，支气管血管束增粗，小叶间隔呈串珠样增厚，病变常呈弥漫分布。此型在诊断时需要密切结合病史。

（二）分子影像学表现

1. 结节型　表现为两肺弥漫分布的大小不等的结节，结节较大时表现为放射性摄取轻度增高，一般 SUV_{max}<2.5（图 7-12）。

2. 肿块型　肿块直径常大于 3 cm，表现为放射性摄取增高，边界清晰，较大的肿块可出现坏死区，放射性摄取稀疏。

3. 粟粒型　表现为两肺粟粒样小结节，直径常<5 mm，PET 图像显示无异常放射性摄取。

4. 肺炎型　表现为片状放射性摄取增高，边界模糊，放射性摄取不均匀，与肺炎鉴别比较困难。

5. 淋巴管炎型　沿淋巴管分布的结节样放射性摄取增高，支气管血管束增粗，小叶间隔呈串珠样增厚，病变常呈弥漫放射性摄取增高。

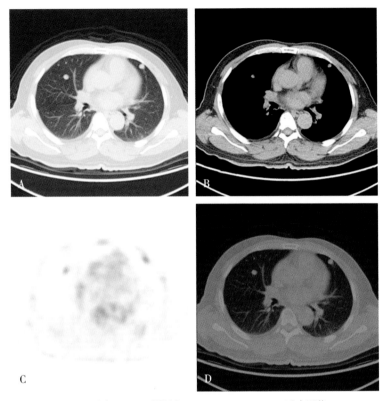

A. CT 肺窗　B. CT 纵隔窗　C. PET　D. PET/CT 融合图像

图 7-12 肺转移瘤结节型胸部 PET/CT。双肺可见多发大小不等结节影，边界清晰，大者大小约为 1.0 cm × 1.4 cm，放射性摄取增高，SUV_{max}：6.9

第三节　肺原发性淋巴瘤

一、概述

肺原发性淋巴瘤（primary pulmonary lymphoma，PPL）是指原发于肺内淋巴组织的恶性淋巴瘤，是结外淋巴瘤的一种少见类型，大多数起源于支气管黏膜相关的淋巴结组织，占所有原发性肺恶性肿瘤的 0.5% ~ 1.0%，占全部淋巴瘤的 1.0%。PPL 包括肺原发性霍奇金淋巴瘤和肺原发性非霍奇金淋巴瘤[12]。

二、临床表现

PPL 好发于老年患者，以 50 岁以上最多见，平均发病年龄 50 ~ 70 岁，小于 30 岁的患者少见，男女比例基本相等，儿童罕见。PPL 的临床表现并无特异性，大多数患者无明显症状，常见的临床表现包括全身症状和呼吸道症状，如发热、咳嗽、胸闷、胸痛等，故常被误诊为炎症性疾病、肺结核或肺癌等。目前，PPL 主要依靠影像学检查，以及 CT 引导下肺穿刺取组织病理检查结合免疫组化明确诊断。

三、病理学基础

PPL 分为霍奇金淋巴瘤与非霍奇金淋巴瘤，主要包括以下病理类型：①黏膜相关淋巴组织（MALT）淋巴瘤，是 PPL 最为常见的类型，约占 PPL 的 70%～90%，属低度恶性 B 细胞肿瘤；②弥漫大 B 细胞淋巴瘤（diffuse large B-cell lymphoma，DLBCL）（图 7-13），是 PPL 第二常见的类型，约占 PPL 的 10%～20%；③其他一些罕见的 B 细胞起源的淋巴瘤，包括淋巴瘤样肉芽肿病、浆细胞瘤、Burkitt 淋巴瘤、小淋巴细胞淋巴瘤、滤泡性淋巴瘤、套细胞淋巴瘤、淋巴浆细胞淋巴瘤等；④霍奇金淋巴

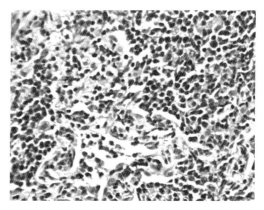

图 7-13　肺原发性淋巴瘤病理。肺泡间隔见大量异型性增生的淋巴细胞，以大细胞为主，围绕肺泡呈结节状

瘤；⑤ T 细胞或 NK 细胞起源的淋巴瘤，如间变大细胞淋巴瘤、外周 T 细胞淋巴瘤非特指型、自然杀伤 /T 细胞淋巴瘤等[13]。

PPL 主要侵犯肺间质和支气管黏膜下的淋巴组织。侵犯肺间质的淋巴瘤从肺门沿支气管、血管间质向外蔓延，对支气管腔的侵犯较少，很少引起管腔狭窄。对肺泡侵犯引起肺泡壁增厚，最终引起整个肺泡腔被肿瘤组织替代（图 7-13）。侵犯支气管黏膜下的淋巴瘤主要在支气管腔内形成瘤结节，致管腔狭窄、阻塞，但病变一般较局限。

四、影像学表现

（一）常规影像学表现

CT 表现主要为双侧或单侧肺内，单发或多发结节或片状影，边缘模糊或清楚，密度较低且不均匀，内常见支气管充气征。支气管充气征是肺间质使之增厚压迫邻近肺泡所致，被认为是肺原发性恶性淋巴瘤的较具特征性表现。病灶内空洞或支气管扩张症、胸腔积液或局部胸壁侵犯少见，肺门和纵隔淋巴结肿大罕见。并且 CT 成像是可变的，包括单个或多个肺结节，空泡性肿块，浸润或强化。根据 PPL 的 CT 表现，分为以下几型：①结节肿块型，两肺单发或多发结节或肿块，形态不规则，主要分布在肺间质内，支气管旁、胸膜下，边界模糊，偶可见空洞及液气平面，周围可见长条索影，大部分密度均匀，多数局限于一个肺叶或肺段。②结节斑点型，呈肺叶上散在分布，病变边缘部分模糊，增强扫描结节和病变实质部分轻度不均匀强化。③肺炎型，早期可呈肺炎样改变，肺叶见密度不均、沿支气管走行的模糊斑片影或网格状影，可见支气管充气征，发展快者，病灶可融合呈片状或块状。④肺段实变型，肺叶呈高密度影，累及胸膜，导致胸膜增厚。⑤胸膜下型，累及侵犯胸膜，导致胸膜增厚、粘连，胸腔积液。⑥粟粒型，呈弥漫分布的粟粒状阴影，病灶边界清楚，少数模糊，无支气管充气征[14-15]。

（二）分子影像学表现

^{18}F-FDG PET 能够显示大多数类型的淋巴瘤，尤其是恶性程度较高的病理类型，但对低度恶性淋巴瘤，尤其是对 MALT 淋巴瘤的显示能力尚存在争议。非 MALT 类型 PPL 的 SUV_{max} 明显高于 MALT 淋巴瘤，在一定程度上说明恶性程度越高，病灶摄取显像剂的能力越强。除病理类型外，^{18}F-FDG PET 对淋巴瘤的显示还与肿瘤的部位和大小有关。肺为含气脏器，放射性本底低，无生理性摄取干扰，即使病灶的放射性摄取较低，也能产生足够的对比度。肺部 MALT 淋巴瘤往往因恶性程度较低、病程较长而发展成较大病灶（图 7-14），摄取较多显像剂，产生放射性浓聚。此外，^{18}F-FDG PET/CT 检查能够覆盖全身，并敏感地显示全身其他部位有无病灶，有助于鉴别 PPL 和继发性肺部淋巴瘤[16]。

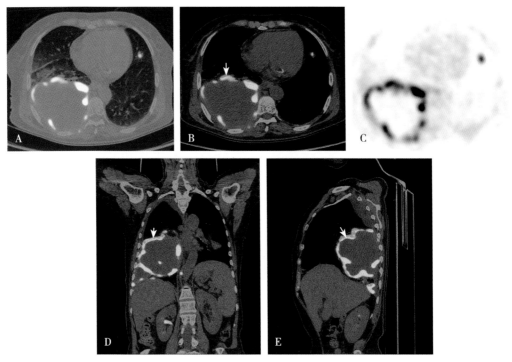

A. 横断面 PET-CT 融合图像，CT 肺窗　B. 横断面 PET-CT 融合图像，CT 纵隔窗　C. 横断面 PET 图像
D. 冠状面 PET-CT 融合图像　E. 矢状面 PET-CT 融合图像

图 7-14　胸部和上腹部 ^{18}F-FDG PET-CT。右肺下叶原发性淋巴瘤，肿瘤实性成分代谢异常增高（箭头所示），SUV_{max}：25.6，中心液化坏死区代谢缺失。病理结果提示淋巴瘤

第四节　肺错构瘤

一、概述

错构瘤是由于正常组织以混杂的排序方式排序而形成的真性肿瘤，或是在胚胎发

育时期，正常组织非正常发育而形成的畸胎瘤。错构瘤在全身的各个组织和器官中均可发生[17]。肺错构瘤属于较为常见的良性肿瘤。绝大多数肺错构瘤为单发。肺错构瘤的主要特征是其具有孤立性结节。近年来，有学者认为，肺错构瘤是一种支气管的未分化的间质细胞，是良性的间叶肿瘤。虽然肺部的良性肿瘤在全部肿瘤占比较少，但是肺错构瘤在肺部良性肿瘤中占比居于其他良性肿瘤的首位。按照肺错构瘤生长部位的不同，可将其分为肺实质型错构瘤和支气管型错构瘤；按照病理分类，可将其分为软骨型错构瘤和非软骨型错构瘤。

肺错构瘤在肺孤立性结节的发生率低于肉芽肿及癌。肺错构瘤在 50~60 岁的人群中较为好发，男女比例为 2~3∶1，多发者较少。典型的错构瘤具有多种组织成分，其具有软骨组织、纤维结缔组织、上皮细胞、平滑肌和脂肪组织。肺错构瘤分为中央型肺错构瘤和周围型肺错构瘤，中央型占比较小，主要表现为支气管内肿块；周围型占比较大，主要表现为肺内肿块。通常肺错构瘤极少恶变。

二、临床表现

肺错构瘤的临床症状因瘤体所处位置不同和大小不同而不同。肿瘤组织常位于肺叶间隙处或肺的周边近胸膜处。发生于肺组织外围的周围型肺错构瘤占绝大多数，其通常无明显的临床表现，常常因为查体或影像学检查而被发现。周围型肿瘤需要生长到一定程度才能引起明显的临床症状。瘤体生长到一定程度后，能引起肺炎、肺不张和支气管阻塞，此时患者的临床表现为咳嗽、发热、胸闷、胸痛、气短、肺部感染等。支气管型错构瘤患者还会出现咯血或血丝痰。肺错构瘤还有一个主要的特征，即其具有肺内孤立性结节，该结节常呈圆形或者椭圆形，结节的边界清楚，有时会有轻度浅分叶[18]。

三、病理学基础

支气管中相继出现脂肪细胞、平滑肌细胞和软骨细胞，同时瘤内的细支气管纤毛上皮及肺泡细胞相继凹陷，同时伴有反应性增生。肺错构瘤中的软骨成分最多，部分样本中的瘤内成分中还会出现钙化。肺实质型错构瘤中的脂肪成分要低于支气管型错构瘤。软骨型肺错构瘤还会出现单中心分叶状生长的情况[19]。肺错构瘤中存在性激素受体，不同的成分会显示各自的免疫表型，其免疫组化结果为：波形蛋白（+）、S-100（+）、胶质细胞原纤维酸性蛋白（glial fibrillary acidic protein，GFAP）（+）、梭形细胞平滑肌肌动蛋白（+）、钙调理蛋白（+）、甲状腺转录因子（+）、肿瘤的细胞增殖标记指数<3%，而雌激素受体（−）、孕激素受体（−）、内皮细胞标记（−）（图 7-15，图 7-16）。

四、影像学表现

（一）常规影像学表现

1. 胸部 X 线片表现　胸部 X 线片中出现结节状或分叶状的阴影，边缘锐利且清

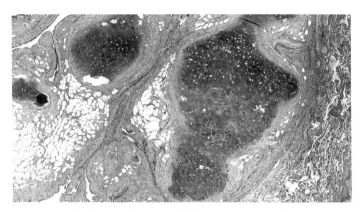

图 7-15　肺错构瘤手术病理标本（10×）

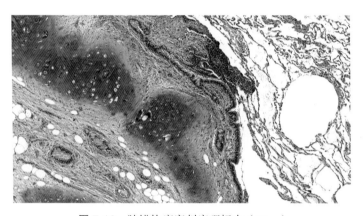

图 7-16　肺错构瘤穿刺病理标本（20×）

晰，毛刺少见，周围无浸润或卫星灶。但是支气管型错构瘤有时会出现片状的浸润型阴影。可在胸部 X 线片上观察到结节能够出现在肺的任意部位，外周出现的概率常常高于中央部位。在肿块中发现有爆米花样钙化是肺错构瘤的重要诊断特点和特征。

2. CT 表现（图 7-17）　病灶在肺周边的情况较多，呈圆形或类圆形的结节影，边缘光滑或可见分叶，边界清晰可见，病灶的直径通常 <40 mm，肿块的周围组织通常正常，肺门及纵隔的淋巴结通常无肿大。在肺孤立性结节的 4 种钙化形式中，层状钙化、中心型钙化和散在颗粒状钙化为既往感染的征象，而肺错构瘤的钙化形式为爆米花样钙化，此钙化形式是肺错构瘤的特征性钙化，肿瘤越大，出现钙化的概率也会越高。肿块生长的速度极其缓慢。因为在其他的肺结节疾病中，如结核球、周围型肺癌不含脂肪成分，所以在 CT 中观察到脂肪成分是重要的诊断标准[20]。

由于肺错构瘤由含有不同成分的不同胚层所组成，因此肺错构瘤的密度是不均匀的。CT 可以扫出不同成分的密度，钙化和骨化的密度最高，平扫 CT 值大于 130 HU；纤维和软骨的密度较高，平扫 CT 值在 60～120 HU；脂肪的密度低，平扫 CT 值在 −90～−30 HU。

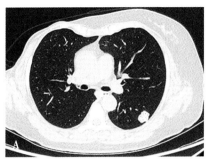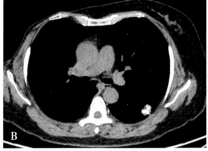

图 7-17　肺错构瘤 CT

3. 肺错构瘤的 MRI 表现　肺错构瘤是由多种间叶组织和上皮组织异常混合而成的间叶性肿瘤。其主要成分是纤维结缔组织，结缔组织转化为软骨组织。MRI 显示肺错构瘤特征性裂隙样结构优于 CT，在 CT 未扫描出钙化和脂肪特征时，在 MRI 的 T_2WI 上可敏感地发现肺错构瘤裂隙样结构，提示错构瘤。

（二）分子影像学表现

PET/CT 表现：由于肺错构瘤是良性肿瘤，故 ^{18}F-FDG PET/CT 显像多表现为类圆形软组织结节或肿块，^{18}F-FDG 代谢无明显摄取或轻度摄取增高（图 7-18）。

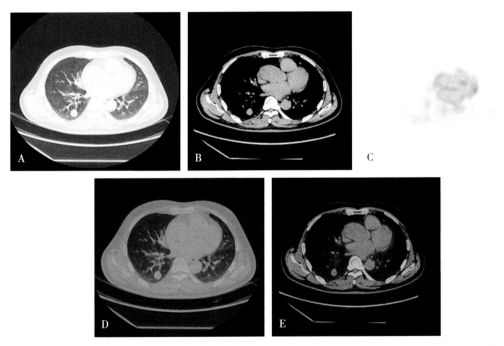

A. 横断面 CT 肺窗　B. 横断面 CT 纵隔窗　C. 横断面 PET 图像　D. 横断面 PET/CT 融合图像，CT 肺窗
E. 横断面 PET/CT 融合图像，CT 纵隔窗

图 7-18　肺错构瘤胸部 ^{18}F-FDG PET/CT。病理结果提示肺错构瘤右肺下叶类圆形肿块，边界清楚，密度均匀，轻度代谢增高，SUV_{max}：1.3

第五节　肺神经内分泌肿瘤

一、概述

肺神经内分泌肿瘤（pulmonary neuroendocrine tumor，PNET）是一类相对少见的肿瘤，起源于肺的神经内分泌细胞（有分泌功能、可摄取脱羧酶及胺前体），WHO将 PNET 分成 4 个亚型，低级别类癌（典型类癌，typical carcinoid，TC）、中等级别类癌（不典型类癌，atypical carcinoid，AC）、高级别大细胞神经内分泌癌（large cell neuroendocrine carcinoma，LCNEC）和小细胞肺癌（small cell lung carcinoma，SCLC）。PNET 占所有肺肿瘤的 25%，SCLC 是常见的类型。

小细胞肺癌占支气管癌的 20% 左右，90% ~ 95% 为中央型，起源于肺叶或主支气管，是肺癌中恶性程度最高的一种，且发病年龄较轻，多集中在 40 ~ 50 岁，易早期发生转移，和吸烟有密切关系。临床症状主要有呼吸困难，持续咳嗽，可产生副肿瘤综合征及纵隔脏器压迫症候群。

大细胞神经内分泌癌是大细胞肺癌的一个重要亚型，占肺癌发病率的 10%，常表现为大的周围性肿块，超过一半以上的病例肿块大于 4 cm，其特点表现为分化不良，属于低分化神经内分泌肿瘤，侵袭性高，恶性程度大，预后差，好发于有吸烟史的老年男性，无特异性临床表现。

类癌（carcinoid）和其他肺神经内分泌肿瘤有相同的特性，具有神经内分泌的特征，能产生小分子多肽类激素。类癌发病率约占肺原发肿瘤的 0.5% ~ 3.0%，发病年龄跨度大，多于 40 岁左右出现临床症状。男女发病率没有统计学意义。WHO 将类癌分为 TC 和 AC 两种分型，TC 占肺类癌的 80% ~ 90%，患者女性略多见，常发生于中央主气道，早期的临床表现主要为主气道阻塞，同时有咳嗽、咯血和喘息的临床症状。而 AC 发病率较低，占肺类癌的 10% ~ 20%，吸烟史有一定相关性，多见于男性，患者的平均年龄为 55 ~ 60 岁。在治疗方面，手术切除是治愈类癌的唯一方式。5 年生存率 TC 为 87%，而 AC 为 56% 且预后比 TC 差。局限期的类癌预后远好于有转移者。局限期的典型类癌中位生存期超过 10 年，而非典型者预后则差得多。

二、临床表现

PNET 常无特异性的临床表现，因肿瘤所在的解剖位置不同，而引起不同的临床症状和体征。SCLC 是最常见的 PNET，主要发生于长期吸烟的老年男性（平均年龄 65 岁）。咯血、疲劳、呼吸困难、咳嗽、食欲缺乏是其最主要的临床表现。经常出现纵隔和肺门淋巴结广泛扩大的体征，同时因其具有早期转移性，所以可转移至骨、脑、肝和肾上腺等肺外组织。SCLC 患者可合并出现抗利尿激素分泌异常综合征、库欣综合征和神经系统肿瘤综合征等。LCNEC 患者以男性为主，年龄约为 60 岁，临床表现和体征与 SCLC 相似。部分 LCNEC 主要发生于周围组织，出现局限期症状。多数类癌患者可无症状，由胸部 X 线检查和 CT 扫描发现。类癌综合征表现为皮肤潮红、腹泻、腹痛、哮喘和心瓣膜病变等征象。胸部 X 线片很少有特征性表现，主要表现为气道阻塞，通常肿瘤无坏死，密度较一致，不到 10% 的患者病灶可见钙化。至于支气管镜刷检、痰及灌洗液标本则很少能明确诊断。很多患者在手术后才能获得病理诊断。血清碱性磷酸酶、5- 羟色胺或尿 5- 羟吲哚乙酸在一些患者中可升高。中央型 TC 患者的症状包括反复感染、胸痛、咳嗽、喘息、呼吸困难和肺炎。外周型典型类癌患者一般是无症状的，多数表现出的症状为偶然出现。类癌综合征几乎全部都与肝转移有关。

三、病理学基础

1. 小细胞肺癌　肿瘤多为周围型结节，直径 2 ~ 4 cm，切面呈黄褐色并可见坏死。肿瘤细胞体积较小，细胞质较少，呈圆形或梭形，排列呈栅栏样或巢状，伴有大范围坏死。细胞典型特点为细胞质较少，细颗粒状染色质核仁不明显或缺乏，有丝分裂象多见，平均每 2 mm^2 有 60 ~ 80 个。核分裂比高（＞10 个 /10 HPF），如图 7-19 所示。

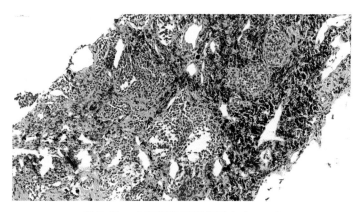

图 7-19　小细胞肺癌穿刺标本（40×）

2. 大细胞神经内分泌癌　神经内分泌形态学结构：肿瘤细胞大，多形性明显，细胞核仁大，细胞呈片状排列，多呈多边形及梭形，染色质呈粗颗粒状。在细胞巢内可观察到大片梗死状的坏死及局限性灶状坏死，无角化。较高的有丝分裂象是其特征之一。有丝分裂象是独立判断预后的唯一指标。肿瘤切面呈黄褐色或红色。核分裂比高（＞10 个 /10 HPF）。不同于 SCLC 细胞学特征：细胞大，低核质比，空泡状粗或细的染色质，和（或）常见的核仁。一些肿瘤具有细的染色质并缺乏核仁，但是因为细胞大且胞质丰富而被描述为 NSCLC；免疫组织化学一种或多种阳性（CgA、Syn 和 NCAM/CD56），不包括 NSE 和（或）电子显微镜下的中性粒细胞（NE）颗粒（图 7-20）。

3. 典型类癌　具有类癌形态学结构：肿瘤细胞呈小梁状排列，组织呈缎带状、实性细胞巢排列，细胞大小基本一致，核仁不明显或较小。细胞多呈圆形、卵圆形（图7-21）。

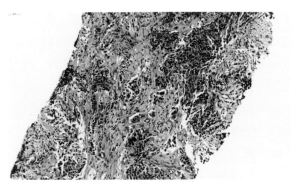

图 7-20　大细胞神经内分泌癌（40×）

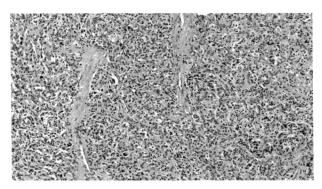

图 7-21　典型类癌（40×）

4. 不典型类癌　形态学结构与典型肺类癌相同，没有大面积坏死细胞，偶有间断坏死。细胞呈片状、假菊形团样排列，细胞核染色质深（图 7-22）。

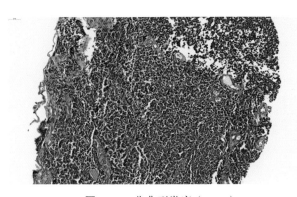

图 7-22　非典型类癌（40×）

5. 免疫组化　CD56 是广泛存在于神经细胞、神经内分泌细胞和伴有相关分化的肿瘤中的一种神经细胞黏附分子膜蛋白，其敏感度很高，但缺乏特异性。由于分化差的肺神经内分泌肿瘤中，其他神经内分泌标志物不表达，所以 CD56 是较为有效的神经内分泌标志物。甲状腺转录因子 -1（thyroid transcription factor-1，TTF-1）主要表达在泌尿生殖系统、乳腺系统、消化系统、前列腺等肺外高级别神经内分泌癌等分化差或高级别神经内分泌癌中。TTF-1 在肺神经内分泌肿瘤的表达情况大致为：典型类癌和不典型类癌为 35%，大细胞神经内分泌癌为 50%，小细胞肺癌为 85%～90%。Ki-67 蛋白在细胞增殖周期调控方面起着关键作用，尤其是在 G2 期和 M 期。有统计表明：包括典型类癌和不典型类癌、小细胞肺癌、大细胞神经内分泌癌中的 CD56 表达率分别为 76%、97%、92%，而在肺的非神经内分泌肿瘤中，CD56 表达率却低于 10%，可见 CD56 对高级别 PNET 有较高的表达率。在 2015 年 WHO 肺癌病理分类中，也提出了 Ki-67 增值指数用于 PNET 的鉴别诊断。

四、影像学表现

（一）常规影像学表现

大多数 SCLC 为中心型，表现为边界较清晰的密度均匀的结节或肿块，边缘一般呈分叶状，多数较为光滑、平整；部分病灶周围可见磨玻璃样影，极少伴有细毛刺（图 7-23）。

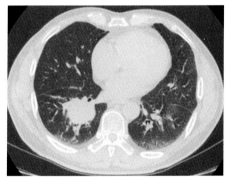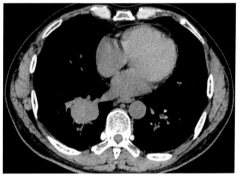

图 7-23　患者右肺下叶肿物行右肺下叶切除加淋巴结清扫，术后病理为小细胞肺癌

LCNEC 的影像学表现与其他的 NSCLC 比较相似。CT 常表现为周围型肺结节，且多位于双肺上叶。周围型结节或肿块的影像学表现主要为：边界较清晰，且有分叶，有时可见因肿瘤膨胀性生长所致的边缘毛刺，一般无肺不张，50% 患者伴有肺气肿（图 7-24）。也可表现为肿块性疾病，可见空洞或支气管充气征，或由于中央坏死，表现为不均匀强化。

TC 与 AC 的影像学表现相似，所以较难区分，主要通过病变部位来进行区分。根据生长位置可分为中央型和周围型。中央型较多见，以 TC 为主，周围型以 AC 为主。大约 80% 的原发灶发生于主支气管、叶及段支气管。其影像学表现为：中央型常表现为边界清楚的肺门结节或肿块，可出现肺不张或阻塞性肺炎；周围型多呈圆形或类圆形边界清楚的肿块。约 30% 的患者影像学有钙化表现，呈弥漫性或偏心性，形状不一。不伴胸腔积液，增强扫描呈明显均匀强化，随访进展缓慢，动态对比增强 CT 中，TC 和 AC 显示更高的强化，CT 值增加>30 HU，且更易发生局部淋巴结转移（图 7-25）。

（二）分子影像学影像

PET/CT 在 PNET 诊断中具有重要作用。显像剂 ^{18}F-FDG 在恶性肿瘤中尤其是分化

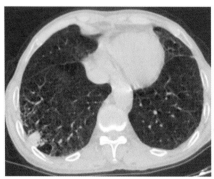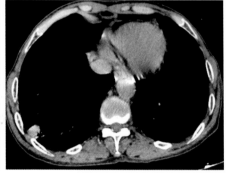

图 7-24 患者右肺下叶大细胞神经内分泌癌，伴周围肺气肿

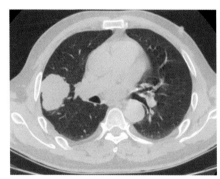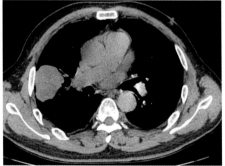

图 7-25 患者右肺上叶肿物，术后病理回报示不典型类癌

程度较低、增殖率高的肿瘤代谢明显增高，在 PNET 中 18F-FDG 代谢增高提示肿瘤的恶性程度高且预后不良[21]，在寻找肿瘤转移灶及判断分期方面，18F-FDG PET/CT 显像具有常规影像学方法不可比拟的优越性，肿瘤的 SUV 越高，提示肿瘤的级别越高，分化越差。18F-FDG PET/CT 显像用于 PNET 的诊断，能根据 CT 的形态学显示肿瘤的细节特征，并结合病灶对 18F-FDG 的摄取程度对病变进行定性与半定量分析，同时在寻找转移灶、明确 PNET 分期方面具有明显优势（图 7-26）。

68Ga 标记的多肽（68Ga-DOTATATE）PET/CT 显像也是诊断 PNET 的分子影像学方法，由于 PNET 的细胞表面表达生长抑素受体（somatostatin receptor，SSR），生长抑素类似物能够与 SSR 结合[22]，应用 68Ga-DOTATATE PET/CT 显像可实现对 PNET 特异的靶向受体显像，不仅能够检出 PNET，还能提供更多的生物学信息。SSR 含量的多少与肿瘤的分化程度密切相关[23]，分化程度好的 PNET 高表达 SSR，分化差的 PNET 则低表达 SSR[24]。TC 比高级别的 PNET 表达更多的 SSR，因而能够摄取更多的 68Ga-DOTATATE。而中高级别 PNET 低表达 SSR，68Ga-DOTATATE 常会出现假阴性[25]。然而，18F-FDG PET/CT 显像在中高级别 PNET 中摄取明显增高，18F-FDG 与 68Ga-DOTATATE 两种显像剂相互取长补短，两者联合显像可明显提高 PNET 诊断的准确性（图 7-27）。

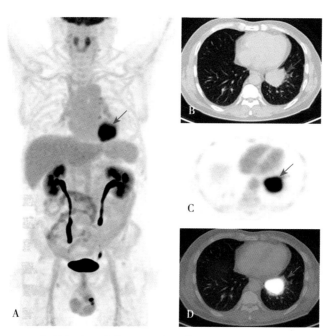

图 7-26　患者左肺下叶软组织肿物，^{18}F-FDG 代谢明显增高（箭头所示），病理结果回报示高级别神经内分泌癌

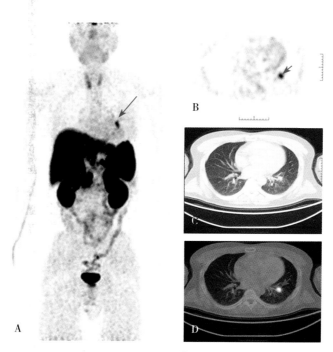

图 7-27　患者左肺下叶软组织结节，^{68}Ga-DOTATATE PET/CT 显像摄取结节状增高（箭头所示），病理结果回报示低级别神经内分泌癌

（沈智辉　柳江燕　杨鹏杰　张国建）

参考文献

［1］DUBEY AK, GUPTA U, JAIN S, et al. Epidemiology of lung cancer and approaches for its prediction：a systematic review and analysis［J］. Chin J Cancer, 2016, 35（1）：71.

［2］FERLAY J, SOERJOMATARAM I, DIKSHIT R , et al. Cancer incidence and mortality worldwide：sources, methods and major patterns in Globocan 2012［J］. Int J Cancer, 2015, 136（5）：E359-386.

［3］TORRE L A, BRAY F, SIEGEL R L, et al. Global cancer statistics, 2012［J］. CA Cancer J Clin, 2015, 65（3）：87-108.

［4］马甜甜, 万毅新, 石磊. 原发性肺癌患者病理特征及预后分析［J］. 实用癌症杂志, 2017, 34（11）：1835-1838.

［5］BRAY F, FERLAY J, SOERJOMATARAM I, et al. Global cancer statistics 2018：GLOBOCAN estimates of incidence and mortality worldwide for 36 cancers in 185 countries［J］. CA Cancer J Clin, 2018, 68（6）：394-424.

［6］郭佑民, 郭顺林. 胸部影像学［M］. 北京：科技出版社, 2014：66-129.

［7］张效公. 高级医师案头丛书·胸外科学［M］. 北京：中国协和医科大学出版社, 2001：142-148.

［8］PETRELLA F, DIOTTI C, RIMESSI A, et al. Pulmonary metastasectomy：an overview［J］. J Thorac Dis, 2017, 9（Suppl 12）：S1291-S1298.

［9］CHENG Y C, UENO N T. Improvement of survival and prospect of cure in patients with metastatic breast cancer［J］. Breast Cancer, 2012, 19（3）：191-199.

［10］刘波, 夏晖. 肺转移瘤的外科治疗进展［J］. 中国肺癌杂志, 2019, 22（9）：574-578.

［11］白人驹, 张雪林. 医学影像诊断学［M］. 北京：人民卫生出版社, 2010：415-495.

［12］包晨, 王晓岑, 胡湘麟, 等. 肺原发性黏膜相关淋巴组织淋巴瘤临床特征分析［J］. 中华医学杂志, 2018, 98（18）：1419-1423.

［13］马媛媛, 王燕, 宋琦, 等. 肺原发性淋巴瘤的CT影像学特点及文献复习［J］. 诊断学理论与实践, 2018, 17（5）：533-537.

［14］姚志华, 刘艳艳, 赵燕, 等. 原发性肺淋巴瘤17例回顾性分析［J］. 中国肿瘤临床, 2011, 38（12）：738-740, 743.

［15］高珂梦, 丁重阳, 孙晋, 等. 原发性肺黏膜相关淋巴组织淋巴瘤的[18]F-FDG PET/CT影像学表现［J］. 国际放射医学核医学杂志, 2019, 43（2）：140-144.

［16］赵承勇, 邓小毅, 王洪松, 等. 单发肺类癌的[18]F-FDG PET/CT表现［J］. 国际放射医学核医学杂志, 2020, 44（1）：32-36.

［17］边爽, 雷伟. 肺错构瘤的研究进展［J］. 中华结核和呼吸杂志, 2021, 44（10）：934-938.

［18］林吉征, 李绍科, 曹伯峰, 等. 肺错构瘤的CT表现及其相关病理研究［J］. 实用放射学杂志, 2004, 19（6）：500-502.

［19］ERDOGU V, EMETLI EY, KUTLUK AC, et al. Does pulmonary hamartoma increase the risk of lung cancer? outcomes of 38 pulmonary hamartoma cases［J］. Sisli Etfal Hastan Tip Bul, 2021, 55（3）：344-348.

［20］冯飞跃, 程贵余, 刘向阳, 等. 肺错构瘤的诊断和手术治疗（附140例报告）［J］. 中国医刊, 2012, 47（4）：37-41.

［21］BUCAU M, LAURENT-BELLUE A, POTÉ N, et al. ^{18}F-FDG uptake in well-differentiated neuroendocrine

tumors correlates with both Ki-67 and VHL pathway inactivation［J］. Neuroendocrinology，2018，106
（3）：274-282.

［22］沈国华，周惠君，邓候富，等.^{68}Ga 标记的 SSR 靶向多肽 PET/CT 显像的研究进展及其在神经内
分泌肿瘤中的初步应用［J］.国际放射医学核医学杂志，2015，39（1）：75-79.

［23］LOCOCO F，CESARIO A，PACI M，et al. PET/CT assessment of neuroendocrine tumors of the lung with
special emphasis on bronchial carcinoids［J］. Tumour Biol，2014，35（9）：8369-8377.

［24］TSUTA K，WISTUBA I I，MORAN C A. Differential expression of somatostatin receptors 1- 5 in
neuroendocrine carcinoma of the lung［J］. Pathol Res Pract，2012，208（8）：470-474.

［25］TREGLIA G，GIOVANELLA L，LOCOCO F. Evolving role of PET/ CT with different tracers in the
evaluation of pulmonary neuroendocrine tumours［J］. Eur J Nucl Med Mol Imaging，2014，41（5）：
853-855.

第八章 肺 结 核

一、概述

肺结核是由结核分枝杆菌在肺内所引起的一种常见的慢性传染性疾病。肺结核的诊断主要以临床症状、痰检、血清学检查、胸部 X 线检查、CT 检查等资料为依据。胸部 X 线及 CT 检查在发现病变、鉴别诊断及动态观察方面具有重要作用。^{18}F-FDG PET/CT 检查适用于检出未知部位的结核多发感染，且对于区分结核病灶的活动性与非活动性具有独特价值。

二、临床表现

目前我国结核病流行形势十分严峻，为全球结核病高负担国家之一，其特点为高感染、高患病率、高耐药率、低递降率、农村疫情高于城市、青壮年结核病患病和死亡比例高。

肺结核的临床表现与感染的结核菌的数量、毒力及机体免疫反应和变态反应状态有关，也与病变的发展阶段有关。有的可无任何临床症状，因体格检查而被发现。有的仅有咳嗽、咯血及胸痛。但有些患者除了这些症状外，尚有较明显的全身中毒症状，可表现为低热、盗汗、乏力、食欲减退和明显消瘦等。通常这些症状和体征缺乏特征性。痰检找到结核分枝杆菌或痰培养阳性及纤维支气管镜检查发现结核性病变是诊断肺结核的可靠依据。结核菌素反应阳性有助于小儿肺结核的诊断。肺结核可伴有肺外结核，如颈淋巴结结核、骨关节结核及脑膜结核等。

三、病理学基础

肺结核基本病变性质可分为以下 3 种表现形式。

（一）渗出性病变

由炎性细胞和渗出液充盈肺泡和细支气管所造成。渗出性病变的发展过程多样，其变化可概括为好转愈合或进展恶化。病灶的演变除了和治疗因素有关外，通常还取决于病菌的数量和毒力，以及患者的抵抗力。渗出性病灶可以自行缓慢吸收或经治疗后较快吸收，但较一般急性肺炎为慢，并可残留少许纤维化改变。

（二）增殖性病变

渗出性病灶如果早期不吸收，很快产生结核结节，形成结核性肉芽组织，成为增殖性病变。增殖性病变需经纤维化才能愈合。

（三）变质性病变

渗出性病变如果迅速发展或相互融合而干酪化，即可形成肺段或肺叶范围内的干酪性肺炎。干酪性改变易产生液化，形成空洞，并沿支气管播散，干酪性病灶大都需经钙化才能愈合。渗出性病变，增殖性病变及变质性病变经常同时存在于同一个病灶内，而以其中某一种表现为主。肺结核具有复杂的临床、病理及影像学表现，所以较难制定一种满意的分类标准。

1998 年 8 月，中华结核病学会制定了我国新的结核病分类法，将结核病分为以下 5 种类型：

（1）原发型肺结核（Ⅰ型）：为初次结核感染所致的临床症状，包括原发综合征和胸内淋巴结结核。

（2）血行播散型肺结核（Ⅱ型）：包括急性粟粒型肺结核和亚急性或慢性血行播散型肺结核。

（3）继发型肺结核（Ⅲ型）：为肺结核的一个主要类型，包括渗出浸润为主型、干酪为主型和空洞为主型肺结核。

（4）结核性胸膜炎（Ⅳ型）：为临床上已排除其他原因引起的胸膜炎，包括结核性干性胸膜炎、结核性渗出性胸膜炎和结核性脓胸。

（5）其他肺外结核（Ⅴ型）：按部位及脏器命名，如骨结核、肾结核、肠结核、结核性脑膜炎。

四、影像学表现

（一）常规影像学表现

1. 原发型肺结核　结核分枝杆菌经呼吸道吸入后，经支气管、细支气管、肺泡管到肺泡，在肺实质内产生急性渗出性炎性病变，这种局限性炎性实变称为原发病灶。原发病灶内的结核分枝杆菌很快经淋巴管向局部淋巴结蔓延，引起结核性淋巴管炎与结核性淋巴结炎。肺部原发灶、局部淋巴管炎、所属淋巴结炎三者合并称为原发综合征。当原发灶完全吸收时，纵隔和肺门淋巴结肿大则成为原发型肺结核的重要表现，称为胸内淋巴结结核。

（1）原发综合征：原发病灶的 X 线表现为云絮状或类圆形密度增高影，也可表现为肺段或肺叶范围的片状密度增高影，边缘模糊不清，多见于上叶的下部或下叶上部靠近胸膜处。典型的原发综合征显示原发病灶、淋巴管炎与肿大的肺门淋巴结连接在一起，形成哑铃状，但这种影像学表现临床上并不多见。CT 可清楚显示原发病灶、引流的淋巴管炎及肿大的肺门淋巴结，也易于显示肿大淋巴结压迫支气管所引起的肺不张。CT 能敏感地发现原发病灶邻近的胸膜改变。

（2）胸内淋巴结结核：炎症型表现为肺门向外扩展的高密度影，略呈结节状，边缘模糊，与周围肺组织分界不清。数个相邻的淋巴结均可增大呈分叶状或波浪边缘状。结节型表现为肺门区突出的圆形或卵圆形边界清楚的高密度影，在右侧肺门较为多见。

肿大的淋巴结有时压迫支气管引起肺不张，以右上叶或右中叶多见。CT易显示纵隔和肺门淋巴结肿大，显示淋巴结的内部结构与周围浸润情况。

2. 血行播散型肺结核　此型为结核分枝杆菌进入血液循环所致，可分为急性粟粒型和亚急性或慢性血行播散型。急性粟粒型是由于大量结核分枝杆菌一次或短时间内浸润血液循环所引起，多见于儿童及原发型肺结核阶段。亚急性或慢性血行播散型是由于较少结核分枝杆菌在较长时间内多次侵入血液循环所致。

（1）急性粟粒型肺结核：X线表现为广泛均匀分布于两肺的粟粒大小的结节状密度增高影。其特点为分布均匀、大小均匀和密度均匀，即所谓"三均匀"。由于病灶数量多而分布密集时，两肺野可呈磨玻璃样改变。晚期粟粒状密度增高影有融合倾向。CT易显示粟粒样结节，尤其是高分辨力CT可清晰地显示弥漫性的粟粒样结节灶。

（2）亚急性或慢性血行播散型肺结核：X线表现为大小不一的粟粒样结节。密度不一，渗出增殖型病灶密度较高，边缘清楚，钙化病灶密度更高。分布不一，旧的硬化结节灶大多位于肺尖和锁骨下，新的渗出增殖灶大都位于下方，此即所谓"三不均匀"，与急性粟粒型肺结核的"三均匀"表现不同。CT显示病灶的分布、大小、密度比X线更敏感，可显示细小钙化灶，并能显示结节的融合情况。

3. 继发型肺结核　继发型肺结核是肺结核中最常见的类型，大多见于成人，小儿极少见。多为已静止的原发病灶的重新活动，即内源性。病变趋向局限于肺的局部，多在肺尖、锁骨下区及下叶背段。继发型肺结核的影像学表现与病变的性质有关。

（1）渗出浸润为主型：病灶表现为结节状或呈不规则斑片状或云絮状影，边缘较模糊，密度不甚均匀，好发于上叶尖后段及下叶背段。增殖性病灶密度较高，边缘清楚，病灶内或周围可见不规则钙化灶。浸润性病变常与纤维化并存，可伴有邻近支气管扩张，有时也可见局限性肺气肿表现。

（2）干酪为主型：包括结核球和干酪性肺炎。结核球是一种干酪性病变被纤维组织所包围而形成的球形病灶，呈圆形或类圆形，多数密度不均，周边或中央常可见钙化，病灶中心有时可见小空洞表现。病灶边缘清楚，部分边缘钙化可呈浅分叶状，少数可见毛刺征或胸膜凹陷征，周围常可见散在的增殖性或纤维性病灶，即卫星病灶。增强检查病灶不强化或呈轻度强化。干酪性肺炎为大量结核分枝杆菌经支气管浸入肺组织而迅速引起的干酪样坏死性肺炎，表现为上叶的大叶性实变，与大叶性肺炎相似，其内可见多个小空洞，下肺常可见沿支气管分布的播散病灶。

（3）空洞为主型：以纤维厚壁空洞、广泛的纤维性病变及支气管播散病灶组成病变的主体。此型患者痰中可查出结核分枝杆菌，是结核病的主要传染源。空洞病灶周围有较多的索条状致密影，常有钙化，肺纹理粗乱扭曲，可见支气管扩张征象。病变同侧或对侧肺野内可见新旧不一的结节状支气管播散病灶，其密度有较大差别，可见钙化，纵隔向患侧移位，常伴有明显的胸膜增厚及相应部位的胸廓塌陷。

4. 结核性胸膜炎　结核性胸膜炎多发生在儿童与青少年，可见于原发型或继发型肺结核。胸膜炎可与肺结核同时发生，也可单独发生。多由邻近胸膜的肺内结核灶直接蔓延所致，也可以是弥散至胸膜的结核菌体蛋白引起的过敏反应。临床上分为干性及渗出性结核性胸膜炎，前者系不产生明显渗出液或仅有少量纤维渗出的胸膜炎，影像学检查阳性征象少，且多数患者继续发展而出现胸腔积液，故本章主要叙述渗出性结核性胸膜炎。

渗出性结核性胸膜炎多发生于初次感染的后期。多为单次，液体一般为浆液性，偶为血性。胸腔积液通常为游离性，也可以为局限性。病程较长者，有大量纤维素性沉着，则引起胸膜增厚、粘连或钙化，也易引起包裹性胸腔积液。少量游离性积液表现为沿后胸壁的弧线状或新月形均匀致密影，当积液量增加时，可呈半月形。较大量的胸腔积液可将肺压迫向内形成不同程度的扩张。叶间积液及包裹性积液，根据其部位、形态及密度，CT均能够明确诊断。对于粘连性局限性肺底积液，根据下肺压缩呈新月形或线形，也能够诊断。

（二）分子影像学表现

1. 活动性结核病灶中有激活的巨噬细胞和淋巴细胞，使葡萄糖利用水平较高。因此，^{18}F-FDG在活动性结核病灶中的摄取程度较高，而在陈旧性结核与稳定期结核中一般表现为低摄取或无摄取。结核病灶对于^{18}F-FDG的高摄取是^{18}F-FDG PET/CT用于结核病灶成像的基础。^{18}F-FDG摄取与疾病活动程度有较高的相关性，但结核分枝杆菌感染病灶的SUV_{max}也取决于若干其他因素，如宿主的免疫状态、有无合并其他临床疾病、结核分枝杆菌亚组的特点等。^{18}F-FDG PET/CT在结核病患者的临床管理中可发挥非常重要的作用，尤其是对于痰培养阴性及存在肺外感染的结核患者。缺乏特异性是^{18}F-FDG PET/CT应用的一个限制，肿瘤病灶由于其糖代谢水平增高同样表现为^{18}F-FDG的高摄取。因此，在判读^{18}F-FDG PET/CT结果时必须参考其他影像学检查及临床信息。

2. PET/CT在肺结核中的应用　基于病变的影像学表现，结核病可以分为两种类型：肺部病变为主型和淋巴病变为主型。

肺部病变为主型的感染范围一般比较局限，病变主要集中在肺实质、纵隔及肺门淋巴结，其中肺部病变的影像学表现与病变性质有关。例如，渗出浸润性病灶表现为结节状或呈不规则斑片状影，边缘较模糊，密度不甚均匀，有时候病灶内可见小空洞；浸润性病变常与纤维化并存，可伴有邻近支气管的扩张；增殖性病灶密度较高，边缘清楚，病灶内或周围可见不规则钙化；干酪为主型（结核球）病灶可呈圆形、类圆形，多数密度不均，周边或中央常可见钙化，病灶中心有时可见小空洞，病灶边缘清楚，部分边缘可呈浅分叶，少数可见毛刺征及胸膜凹陷征，周围常可见卫星灶；干酪样肺炎表现为上叶的大叶性实变，其内可见多个小空洞，下肺可见沿支气管分布的播散病灶。结核病灶的^{18}F-FDG摄取呈多样性表现：^{18}F-FDG阳性摄取的结核病灶往往是增殖型结核或混合型（增殖与干酪坏死并存）结核；而陈旧性与稳定期结核病灶一般不摄取或很少摄取^{18}F-FDG。因此，病灶对^{18}F-FDG的摄取情况可反映病灶的基本病理类型，为临床判断机体免疫状态及结核菌毒力提供依据。

　　淋巴病变为主型表现为全身性感染，患者往往有全身性的淋巴结肿大，其中以纵隔、肺门淋巴结肿大更加显著，并且有更高程度的^{18}F-FDG摄取。结核性胸膜炎引起的胸膜^{18}F-FDG高摄取在某些患者中可为结核病的唯一影像学表现（图8-1）。

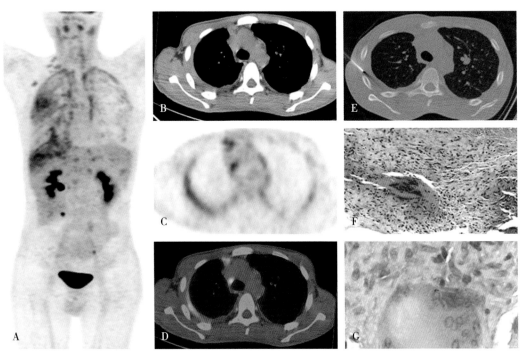

图8-1　男，20岁，咳嗽半年，伴有发热，体温最高37.4℃。^{18}F-FDG PET/CT提示双侧胸膜弥漫性增厚，FDG摄取增高（SUV_{max} 5.1）。纵隔及右锁骨上多发高代谢肿大淋巴结，较大者约2.1 cm，FDG摄取增高（SUV_{max} 4.5）。（A. MIP图；B. 横断位CT；C. 横断位PET；D. 横断位PET/CT）。该患者随后行PET/CT引导下右侧胸膜高代谢病灶穿刺活检（E）。穿刺组织病理：见上皮样细胞、淋巴细胞组成的肉芽肿伴片状坏死，特殊染色见抗酸阳性杆菌（F，G）。结核效应T细胞斑点试验（TB-SPOT）：阳性（＋）。病理诊断：干酪样结核。脑脊液高通量测序：见结核分枝杆菌

　　明确胸部X线片或者CT上显示的肺结核病灶有无活动性结核对于选择治疗有重要意义。这方面基于胸部X线片或者CT的形态学表现常常难以判断，血清学检查在活动性判断上证据级别较低，且目前尚无有效的生物标志物。^{18}F-FDG PET/CT在判断结核病灶活动性方面有重要的诊断价值。活动性结核病灶中含有大量的类上皮细胞、朗汉斯巨细胞、淋巴细胞等，这些细胞葡萄糖代谢旺盛，是结核病PET显像阳性的主要原因。刘进军等报告了29例肺结核患者^{18}F-FDG PET显像结果，3例稳定期结核均不摄取^{18}F-FDG，58%活动性结核^{18}F-FDG异常浓聚，且发现结核病灶是否浓聚^{18}F-FDG与结核菌素试验值的大小相关[1]。赵军等报告了21例活动性结核灶的^{18}F-FDG均为阳性摄取，而陈旧性结核5例中仅1例为阳性[2]。此外，Kim等还报告了双时相（注射显像剂后1 h及2 h双时间点成像）^{18}F-FDG PET/CT定量分析可区分活动

性肺结核和非活动性肺结核灶[3]。结果显示：与非活动性肺结核灶相比，活动性肺结核灶在 1 h 和 2 h 扫描时具有更高的 SUV_{max} 值（SUV_{max}-1h：2.3 ± 0.75 vs. 0.79 ± 0.15；SUV_{max}-2h：2.48 ± 0.79 vs. 0.75 ± 0.13），以及更大幅度的 SUV_{max} 变化率（%ΔSUV_{max}，SUV_{max} 在 1 h 及 2 h 之间的变化率）（%ΔSUV_{max}：8.07% ± 7.77% vs. -3.83% ± 6.59%）。故认为 %ΔSUV_{max} 是判断结核灶活动性的有效参数。

　　然而，由于 ^{18}F-FDG 在炎症和恶性肿瘤中都可以表现为显像剂浓聚，活动性结核病灶和恶性肿瘤的 SUV 值可以互相重叠。Goo 等对 10 例确诊的肺结核球进行 ^{18}F-FDG PET 显像，除 1 例直径 8 mm 的结节未见摄取外，余 9 例病灶均表现为 ^{18}F-FDG 阳性摄取，平均 SUV_{max} 为 4.2 ± 2.2（9 个病灶中 4 个 SUV_{max}>2.5）；4 例患者的主病灶附近尚可见有 ^{18}F-FDG 摄取的卫星灶；3 例患者可见肺门与纵隔淋巴结摄取 ^{18}F-FDG（SUV 3.0 ~ 3.5）[4]。因此，一般认为 ^{18}F-FDG PET/CT 无法准确鉴别活动性结核病灶和恶性肿瘤（图 8-2）。双时相显像可用于肺部结节的良恶性鉴别，但结核及炎性肉芽肿延迟显

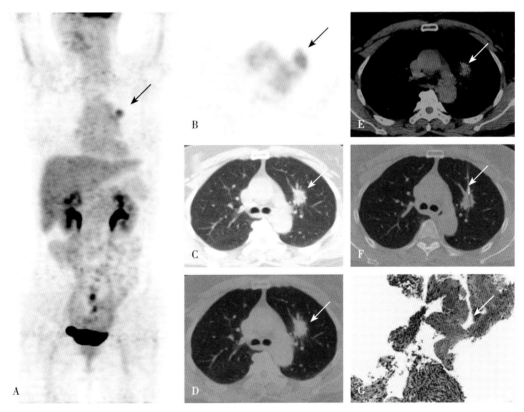

图 8-2　女，54 岁，体检 CT 检查发现肺肿物 1 周，CT 考虑肿瘤性病变，行 PET/CT 治疗前分期。^{18}F-FDG PET/CT 提示左上肺不规则软组织肿块，约 2.3 cm，周围多发长短毛刺，^{18}F-FDG 摄取增高（SUV_{max} 4.2）（A. MIP 图；B. 横断位 PET；C. 横断位 CT；D. 横断位 PET/CT）。该患者随后行 PET/CT 引导下穿刺活检，选择左上肺 ^{18}F-FDG 高代谢病灶为活检靶区（E，F）。穿刺病理：肺组织见上皮肉芽肿形成伴多核巨细胞（朗格汉斯细胞）反应，间质较多淋巴细胞浸润。分子病理：结核 PCR（+）；特殊染色结果：抗酸（+），PAS（-）。结核效应 T 细胞斑点试验（TB-SPOT）：阳性（+）。病理诊断：肺肉芽肿性病变，结合分子病理考虑肺结核（G）

像 SUV 可增加，且增加幅度可类似恶性病变。在一项研究中，Sathekge 等试图通过早晚期双时相 ^{18}F-FDG PET/CT 定量分析鉴别结核与肿瘤，结果显示：通过双时相 ^{18}F-FDG PET/CT 的 SUV_{max} 值（11.02 vs. 10.86）及 %ΔSUV_{max}（17.1% vs. 19.4%）均无法鉴别肉芽肿性病变与恶性肿瘤[5]。由于我国是结核高发地区，又加上结核 ^{18}F-FDG 表现的多样性，故在 PET 肿瘤诊断中应警惕结核的可能。背景不清晰的多发高代谢病灶结合结核菌素试验阳性，应考虑到结核可能，可进行抗结核治疗，并进行临床密切随访观察。

3. PET/CT 在肺外结核中的应用　虽然肺是结核病最常见的累及部位，结核病仍可通过血行播散或淋巴管蔓延而累及身体的其他组织或器官。最常见的肺外结核部位包括淋巴结、胸膜、骨骼、肌肉、胃肠道和泌尿生殖道等。在免疫功能受到破坏的患者（如艾滋病患者），感染结核分枝杆菌后发生肺外结核的风险会增加。^{18}F-FDG PET/CT 作为一种全身性检查技术，对结核病灶的检出具有较高的灵敏度，可以较 CT 检测到更多的肺外结核病灶（图 8-3），故适用于发生多脏器受累的结核病患者（如骨结核、脑

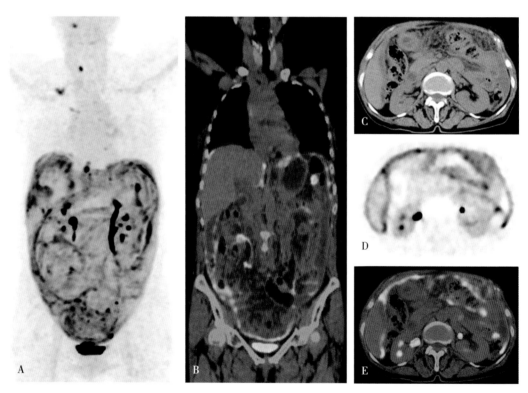

图 8-3　女，68 岁，进行性腹胀 1 个月余，20 天前出现发热，体温 37～38℃。PET/CT 提示大网膜、肠系膜及腹膜弥漫性增厚，FDG 摄取增高（SUV_{max} 8.0～9.9）（A. MIP；B. 冠状位 PET/CT；C. 横断位 CT；D. 横断位 PET；E. 横断位 PET/CT）。该患者随后行 PET/CT 引导下左上腹大网膜病灶穿刺活检（F）。穿刺病理：见肉芽组织形成，组织细胞聚集伴多核朗格汉斯细胞反应，间质慢性炎细胞浸润（G，H）。分子病理：结核 PCR（+）；特殊染色结果：抗酸（+），PAS（-），六胺银（-）。病理诊断：肉芽肿性病变，结合特殊染色及分子检查结果，符合结核性肉芽肿

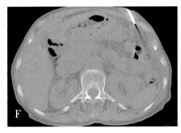
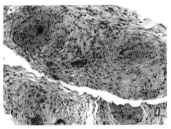
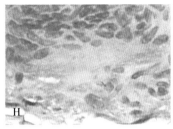

图 8-3（续）

结核等不适于穿刺活检的情况）。Stelzmueller 等报告了 18F-FDG PET/CT 较 CT 能发现更多结核灶，且 CT 提示的形态学改变与 18F-FDG PET 提示高代谢灶在一些患者中并不完全一致，两种影像学技术可以互相补充[6]。

肺外结核的常见部位还包括淋巴结，一些淋巴结结核灶可能在 CT 检查中被漏诊，但能被 18F-FDG PET/CT 检出。但是 18F-FDG PET/CT 难以区分结核性淋巴结与肿瘤转移性淋巴结。另外，在艾滋病伴发的其他机会性感染疾病中（如隐球菌病），淋巴结可以表现为肿大及 18F-FDG 高摄取，与淋巴结结核难以区分[7]。此外，在一些其他的炎性淋巴结病变中，比如结节病、弓形虫病和非特异性淋巴结炎等，淋巴结亦可表现为 18F-FDG 高摄取。

骨结核常常累及胸腰椎，颈椎相对少见。临床症状多表现为颈、胸、腰部疼痛，或伴有午后低热及夜间盗汗，临床症状无特异性。由于椎体血液供应的特殊性，成人结核多起源于椎体前部的上下缘终板下，随之累及椎间盘，病变同时沿前纵韧带蔓延，侵犯相邻椎体，导致椎间盘及邻近椎体病变（图 8-4）。18F-FDG PET/CT 诊断脊柱结核有统计学意义的征象为：椎旁"冷脓肿"、病灶放射性分布不均匀（存在放射性"冷区"，是结核灶大片干酪样坏死的 PET 表现）、椎间盘病变、连续椎体受累；多数征象及其组合对诊断脊柱结核有较高的灵敏度及特异性。郑劲松等回顾性分析了 125 例处于进展期的脊柱结核患者，研究结果显示：椎旁"冷脓肿"对诊断脊柱结核特异性最高，"连续椎体受累 + 椎间盘病变"组合对脊柱结核最具诊断价值[8]。

4. PET/CT 在肺结核疗效评估中的应用 结核分枝杆菌由于其生长缓慢而需要进行较长周期的治疗，选择敏感的抗结核治疗药物至关重要。根据 WHO 指南，对无耐药的单纯肺结核或淋巴结结核的标准治疗时间为 6 个月，而对肺外结核的治疗时间并不统一。早期评估治疗效果是结核临床处理中的关键一环，这对于没有细菌学诊断证据的结核病患者（如一部分没有形成空洞的肺结核瘤患者可没有明显的临床症状且痰培养阴性）以及多药耐药或广泛耐药的结核病患者尤为重要。对初始细菌学培养阳性的结核病患者，治疗后的疗效评估主要通过连续的细菌学培养检查；对初始细菌学培养阴性的结核病患者，其治疗反应的评估则主要通过临床或影像学检查进行。临床数据显示，大约 20% 的肺结核患者初始细菌学培养结果为阴性，而部分肺外结核患者也

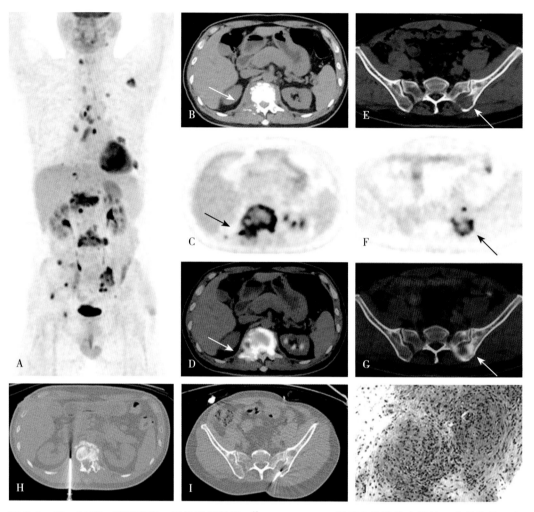

图 8-4　男，46 岁，腰部疼痛一周伴排便不畅。^{18}F-FDG PET/CT 提示全身脊柱多椎体、多根肋骨、肩胛骨、胸骨、骨盆骨多发溶骨性骨质破坏，^{18}F-FDG 异常浓聚（SUV$_{max}$ 14.5）。（A. MIP；B ~ D. 椎体病灶横断位 PET/CT；E ~ G. 髂骨病灶横断位 PET/CT）。该患者随后行 L1 椎体及左髂骨病灶穿刺活检（H，I）。穿刺组织病理：穿刺组织中见大量淋巴细胞、浆细胞浸润，局部见上皮样细胞及多核巨细胞（朗格汉斯细胞）组成的肉芽肿形成，中央见均质无结构坏死（J）。分子病理：结核 PCR（＋）；特殊染色结果：PAS（－），抗酸（－），六胺银（－）。病理诊断：肉芽肿性病变，结合结核 PCR（＋），考虑结核

无法获得用于细菌学诊断的组织或体液标本。已有研究表明，PET/CT 通过检测病灶 ^{18}F-FDG 代谢变化可早期判断结核对药物的反应，及时发现治疗无效的患者，从而指导后续临床治疗决策[9]。如果病灶的 ^{18}F-FDG 摄取减少，提示抗结核治疗可能对结核瘤有效；而如果病灶的 ^{18}F-FDG 摄取增加，则可能需要考虑改变治疗方案。已有研究证实，结核病灶经治疗后其代谢水平的改变早于 X 线及 CT 检查所显示的形态学改变[10, 11]。在一项包含 28 名多药耐药患者的研究中，Chen 等报告了 PET/CT 的影像学参数可较传统的痰检更敏感地早期判定抗结核治疗是否有效[12]。研究结果显示，^{18}F-FDG PET/CT 是早期评估抗结核治疗疗效和预测患者长期预后的有效手段；治疗后 2 个月时的 ^{18}F-FDG PET/

CT 随访扫描（follow-up scan）预测治疗成功率的敏感性为 96%，预测治疗失败的特异性为 79%；而常规 CT 检查则需依据治疗开始后 6 个月时的随访扫描结果才能达到类似的诊断效能。

　　Martinez 等报告了 ^{18}F-FDG PET/CT 用于 21 例结核病患者的疗效评估[13]。研究结果显示，治疗后 1 个月时 SUV$_{max}$ 的降低是早期评估治疗有效的 PET 参数，且对于细菌学培养阴性结核病患者的诊断具有一定的补充作用（图 8-3）。例如，治疗过程中 PET/CT 检查提示病灶的 SUV$_{max}$ 较基线时增高，则应考虑治疗后耐药或误诊的可能性。Stelzmueller 等报告了一项 ^{18}F-FDG PET/CT 用于抗结核治疗疗效评估的临床研究[6]。35 例结核患者的抗结核治疗时间为 6 ~ 43 个月（平均 13.3 个月）；随访 PET/CT 扫描的时间为治疗后 3 ~ 42 个月（平均 16.1 个月）；根据治疗前后的 PET/CT 影像学表现，15 例表现为病情缓解，16 例存在病灶残留，而另外 4 例出现了病情进展；PET/CT 的代谢表现与患者的临床转归一致。Lefebvre 等报告了在 18 例淋巴结结核患者中，治疗期间的随访 ^{18}F-FDG PET/CT 正确预测了 11 例患者的后续临床转归[14]，包括 9 例治疗后好转痊愈（治疗后 PET 扫描无 ^{18}F-FDG 摄取）和 2 例治疗失败的患者。但需要注意的是，结核患者临床治愈后及部分陈旧肺结核病灶仍然可以表现 ^{18}F-FDG 摄取增高，但这些代谢活跃的部位不一定代表活动性疾病，更可能是反映宿主免疫反应与结核分枝杆菌复制之间的平衡。

　　另外需要注意的是，同时患有结核与艾滋病者需先后接受抗结核及抗病毒治疗。抗病毒治疗诱发的免疫反应可能导致结核病灶的炎症反应加重，在 ^{18}F-FDG PET/CT 上可能被误判为抗结核治疗效果欠佳[15]。这种情况需密切结合临床资料，了解开始抗病毒治疗的时间，从而对 ^{18}F-FDG PET/CT 的图像做出正确解读。另有相关文献报道，合并艾滋病的结核患者中结核性淋巴结对 ^{18}F-FDG 的摄取可明显高于无合并艾滋病的结核患者[16]。

　　综上所述，^{18}F-FDG PET/CT 在判断结核病灶的活动性方面有重要应用价值，有助于了解结核的病理生理学和结核感染的自然动态过程。此外，^{18}F-FDG PET/CT 在结核病的分期诊断、肺外结核灶定位及治疗反应的早期评估方面亦具有重要的应用价值。但 ^{18}F-FDG PET/CT 检查费用相对昂贵，且对于定性诊断常缺乏特异性，故并非所有结核患者均适用于该项检查。尽管 PET/CT 的临床应用日益扩大，但在结核病诊疗中的临床应用指南尚未制定。

（陈皓鋆　赵　倩）

参考文献

[1] 刘进军，苗积生 . 肺结核病 ^{18}F-FDG 符合线路显像研究［J］. 上海医学影像，2001（3）：177-178.

［2］赵军，林祥通，管一晖，等 . 结核病 ^{18}F-FDG PET 图像表现的多样性 [J]. 中华核医学杂志，2003（S1）：41-43.

［3］KIM I J, LEE J S, KIM S J, et al. Double-phase ^{18}F-FDG PET-CT for determination of pulmonary tuberculoma activity [J]. Eur J Nucl Med Mol Imaging, 2008, 35（4）：808-14.

［4］GOO J M, IM J G, DO K H, et al. Pulmonary tuberculoma evaluated by means of FDG PET：findings in 10 cases [J]. Radiology, 2000, 216（1）：117-21.

［5］SATHEKGE M M, MAES A, POTTEL H, et al. Dual time-point FDG PET-CT for differentiating benign from malignant solitary pulmonary nodules in a TB endemic area [J]. S Afr Med J, 2010, 100（9）：598-601.

［6］STELZMUELLER I, HUBER H, WUNN R, et al. ^{18}F-FDG PET/CT in the initial assessment and for follow-up in patients with tuberculosis [J]. Clin Nucl Med, 2016, 41（4）：e187-94.

［7］ANKRAH A O, GLAUDEMANS A, KLEIN H C, et al. The role of nuclear medicine in the staging and management of human immune deficiency virus infection and associated diseases [J]. Nucl Med Mol Imaging, 2017, 51（2）：127-139.

［8］郑劲松，马莉，付正，等 . 脊柱结核的 ^{18}F-FDG PET/CT 征象 [J]. 中华核医学与分子影像杂志，2016,（02）：151-155.

［9］SATHEKGE M, MAES A, KGOMO M, et al. Use of ^{18}F-FDG PET to predict response to first-line tuberculostatics in HIV-associated tuberculosis [J]. J Nucl Med, 2011, 52（6）：880-5.

［10］SATHEKGE M M, ANKRAH A O, LAWAL I, et al. Monitoring response to therapy [J]. Semin Nucl Med, 2018, 48（2）：166-181.

［11］COLEMAN M T, CHEN R Y, LEE M, et al. PET/CT imaging reveals a therapeutic response to oxazolidinones in macaques and humans with tuberculosis [J]. Sci Transl Med, 2014, 6（265）：265ra167.

［12］CHEN R Y, DODD L E, LEE M, et al. PET/CT imaging correlates with treatment outcome in patients with multidrug-resistant tuberculosis [J]. Sci Transl Med, 2014, 6（265）：265ra166.

［13］MARTINEZ V, CASTILLA-LIEVRE M A, Guillet-Caruba C, et al. ^{18}F-FDG PET/CT in tuberculosis：an early non-invasive marker of therapeutic response [J]. Int J Tuberc Lung Dis, 2012, 16（9）：1180-5.

［14］LEFEBVRE N, ARGEMI X, MEYER N, et al. Clinical usefulness of ^{18}F-FDG PET/CT for initial staging and assessment of treatment efficacy in patients with lymph node tuberculosis [J]. Nucl Med Biol, 2017, 50：17-24.

［15］FRENCH M A. HIV/AIDS：immune reconstitution inflammatory syndrome：a reappraisal [J]. Clin Infect Dis, 2009, 48（1）：101-7.

［16］SATHEKGE M, MAES A, KGOMO M, et al. FDG uptake in lymph-nodes of HIV+ and tuberculosis patients：implications for cancer staging [J]. Q J Nucl Med Mol Imaging, 2010, 54（6）：698-703.

第九章　气管及支气管病变

第一节　气管及支气管炎

一、概述

气管及支气管炎是由生物或非生物因素引起的气管和支气管黏膜及其周围组织的急性或慢性非特异性炎症，表现为咳嗽、咳痰等不适。气温下降、烟雾、粉尘、污染大气、吸烟、过敏等因素容易诱发，给予抗生素及对症治疗后可好转。部分患者预后良好，部分患者可进展为慢性阻塞性肺疾病[1]。按照病程长短，分为急性支气管炎和慢性支气管炎，一般急性支气管炎常见于1岁以下的儿童患者，呼吸道合胞病毒、副流感病毒和冠状病毒是最常见的病原体。慢性支气管炎常见于中年或老年患者。

二、临床表现

（一）急性支气管炎

急性支气管炎起病急骤。感染者首先出现上呼吸道感染症状，如鼻塞、流涕、咽喉疼痛、全身不适等[2]；少数患者可有低热，体温在38℃左右。通常在发病1~2天后出现咳嗽，初为干咳，有时甚为剧烈，或咳少许黏液性痰液；细菌感染所致或继发细菌感染者，咳嗽可更为严重，痰液转为黏液脓性痰或脓性痰；胸骨下较低部位的不适或胸痛是经常出现的症状。肺部听诊可闻及呼吸音粗糙，有时可闻及干、湿性啰音，以不固定的中等水泡音为主[3]。当炎症累及小血管时，可有痰中带血丝。咳嗽症状可延续2~3周，亦有长至数月者。

（二）慢性支气管炎

主要为不同程度的咳嗽、咳痰、伴有或不伴喘息。咳嗽特征为晨起时加重，此因夜间分泌物积聚在支气管内所致。咳痰通常为白色黏液泡沫痰，痰量一般不多，但在受凉或呼吸道急性感染时痰量增加，且转为黏液脓性痰，偶有痰中带血（约占15%），一般无大量咯血。喘息通常发生在慢性支气管炎病情长期反复发作后，由于气道反应性增高，支气管痉挛引起喘息，亦称喘息型慢性支气管炎。此类患者可表现终年咳嗽、咳痰并伴有喘息，寒冷季节时病情加剧，合并呼吸道感染时可引起哮喘发作[4]。长期反复发作后可并发肺气肿，呼吸困难表现更为明显。

三、病理学基础

（一）急性气管支气管炎

可表现为气管、支气管黏膜充血、水肿，有淋巴细胞和中性粒细胞浸润（图 9-1）；病变一般仅限于气管、主支气管和肺叶支气管黏膜，严重者可蔓延至细支气管和肺泡，引起微血管坏死和出血。严重者纤毛细胞损伤、脱落；黏液腺体增生、肥大，分泌物增加。炎症消退后，气道黏膜的结构和功能多可恢复正常[5]。

（二）慢性支气管炎

多表现为支气管上皮细胞变性、坏死、脱落，后期出现鳞状上皮化生，纤毛变短、粘连、倒伏、脱落；各级支气管壁均有多种炎症细胞浸润，以中性粒细胞、淋巴细胞为主（图 9-2）。急性发作期可见大量中性粒细胞，严重者为化脓性炎症，黏膜充血、水肿；杯状细胞和黏液腺肥大增生、分泌旺盛，大量黏液潴留；病情继续发展，支气管壁各种炎性细胞的浸润、充血水肿，可使黏膜发生溃疡，肉芽组织增生，严重者支气管平滑肌和弹性纤维也遭到破坏和机化，引起管腔狭窄，支气管受牵拉则发生扭曲、扩张、变形[6]。

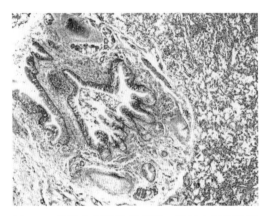

图 9-1　急性支气管炎病理图。显示支气管腔及肺泡腔内大量中性粒细胞、淋巴细胞浸润，支气管黏膜可见水肿，部分纤毛细胞受损，气管周围淋巴结反应性增生

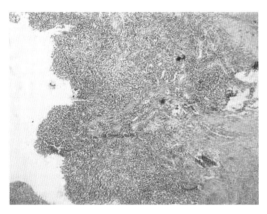

图 9-2　慢性支气管炎病理图。显示多种炎症细胞浸润，中性粒细胞及淋巴细胞多见，支气管腔内可见黏液潴留，管腔周围可有纤维组织增生，周围肺组织呈肺气肿改变

四、影像学表现

（一）常规影像学表现

1. 急性支气管炎　胸部 X 线表现存在较大差异，多表现为正常或仅可见肺纹理增粗，也可出现肺亚段实变和肺不张，少数的患者可表现为结节、网状结节、磨玻璃影等类似肺间质的影像特征。CT 表现可正常或气管、支气管束增粗和模糊。在高分辨率 CT 上可显示由于支气管壁水肿而导致的支气管壁的增厚、模糊[7]（图 9-3）。

2. 慢性支气管炎　X 线表现为双肺纹理发生紊乱、变形、增多以及扭曲；疾病发展过程中患者支气管壁增厚，走行与 X 线逐渐垂直，而出现平行双轨状；细支气管部分可出现因炎症或阻塞引起的肺泡壁破坏和小叶中心性肺气肿，表现为肺大泡或者肺透亮度不均匀，亦有可能出现末梢支气管痉挛或狭窄（弥漫性肺气肿），以肋间隙变宽、横膈低平等临床表现为主要特征。若患者伴有肺动脉高压，X 线检查可观察到靠近肺门位置肺血管纹理显著变粗，而外围分支却细小。慢性间质性炎症是慢性支气管炎患者常出现的并发症，此时两肺多呈现出斑片状阴影，并以两肺中下野内带较为常见。

慢性支气管炎的 CT 影像一般差异较大。常可见支气管壁增厚，并向肺的周边延伸，称为"轨道征"，肺纹理出现不同形式的扭曲（图 9-4）；出现肺气肿时胸廓增大，横膈低平，肺组织密度较低，且呈现不均匀状，血管支气管稀疏细小；间质纤维化患者多可观察到弥漫性网状阴影；靠近肺门部位若出现肺动脉扩张增粗可判断为肺动脉高压[8]。

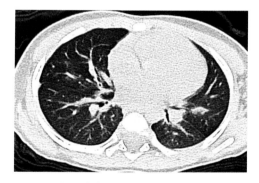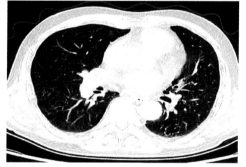

图 9-3　急性支气管炎胸部 CT 平扫。显示右肺及左肺下叶弥漫性增粗、模糊的支气管束

图 9-4　慢性支气管炎胸部 CT 平扫。左肺及右肺中下野斑片状影、肺纹理不同形式的扭曲，左肺上叶支气管可见双轨征，右肺肺动脉可见增粗

（二）分子影像学表现

支气管炎在 PET/CT 上可表现为絮状密度增高影，轻度 ^{18}F-FDG 摄取增高影（图 9-5）。

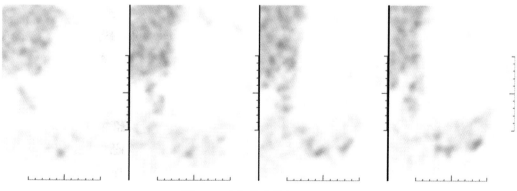

图 9-5　支气管炎胸部 PET/CT

胸部横断面 PET/CT 影像显示左肺下叶絮状影，^{18}F-FDG 摄取轻度增高，SUV$_{max}$：2.1

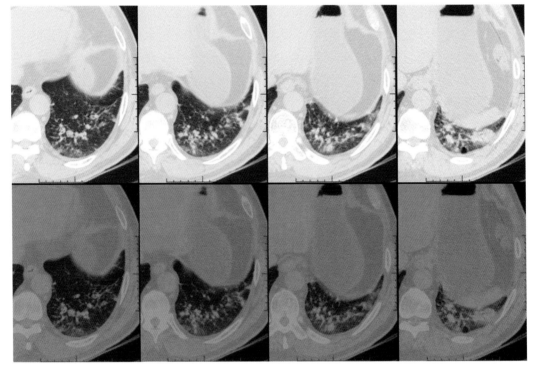

图 9-5（续）

第二节　支气管扩张

一、概述

支气管扩张是由多种因素引起呼吸道反复发生化脓性感染，导致中小气管损伤和（或）阻塞，支气管管壁肌肉和弹性成分破坏，使其管腔呈局限性、不可逆性扩张，常常伴发炎症。支气管扩张可呈双肺弥漫性分布，亦可为局限性病灶，其发生部位与病因相关。由普通细菌感染引起的支气管扩张以弥漫性支气管扩张常见，并以双肺下叶多见；结核引起的支气管扩张多分布于上肺尖后段及下叶背段；变应性支气管肺曲霉病患者常表现为中心性支气管扩张[9]。支气管阻塞、支气管壁破坏和邻近肺实质纤维化牵拉是支气管扩张加重的主要原因。

二、临床表现

支气管扩张典型的临床表现是咳嗽和黏液脓性痰，通常可持续数月至数年。部分患者痰中带血或咯血。多数为少量咯血，少数患者可发生致命性大咯血，咯血量与病变范围和程度不一定成正比。因气道炎症和管腔内黏液阻塞，多数支气管扩张症患者有不同程度的呼吸困难、喘息和发热，部分伴有胸膜炎性胸痛，肺功能检查提示不同程度气流阻塞，并随病情进展逐渐加重。病程较长的支气管扩张，因支气管和周围肺组织纤维化，可引起限制性通气功能障碍，伴有弥散功能减低。通气不足、弥散障碍、通气-血流失衡和肺内分流的存在，导致部分患者出现低氧血症，引起肺动脉收缩，同时存在的肺部小动脉炎症和血管床毁损，导致肺循环横截面积减少并导致肺动脉高压，少数患者会发展成为肺心病[10]。

体格检查胸腔听诊可闻及湿啰音、干啰音、散在的哮鸣音，中重度患者可伴有杵状指。部分患者因慢性缺氧引起发绀和红细胞增多症。

三、病理学基础

支气管扩张组织肉眼观可见病变支气管呈柱状或囊状扩张，肺呈蜂窝状。扩张的支气管腔内常潴留有黄绿色脓性或血性渗出物。周围肺组织常发生程度不等的肺萎陷、纤维化和肺气肿。镜下可见支气管壁呈慢性炎症、不同程度的组织破坏、鳞状上皮化生，以及支气管周围的纤维组织增生（图9-6）。

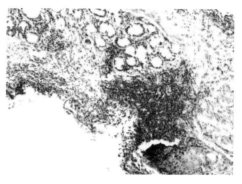

图9-6　支气管扩张病理图。显示支气管扩张囊肿形成，囊内含大量坏死物，管壁周边有大量淋巴细胞和浆细胞浸润

四、影像学表现

（一）常规影像学表现

1. X线胸部平片检查诊断支气管扩张价值有限，不能确定病变的程度及范围，轻度病变表现可无异常。胸部X线平片表现为：肺野内见斑片状、片状密度增高影，边缘欠清，密度不均匀；肺野内可见小囊状、多发囊状或卷发状改变。部分患者可有肺纹理增多、增粗、紊乱，肺膨胀不全或肺不张，以及病变邻近部位局限性胸膜增厚、粘连。

2. CT诊断支气管扩张敏感性及特异性明显提高。胸部CT主要有3种表现：①柱状扩张：当CT扫描平面与扩张的支气管走行平行时，可见呈分支状扩张的支气管，管壁增厚，伴有"轨道征"；当CT扫描平面与扩张的支气管走行垂直时，可见壁较厚的囊状透亮影，此时扩张的支气管与同行的肺动脉可形成具有特征的"印戒征"。②囊状扩张：支气管显著扩张，可见一组或多发性含气的囊腔，呈簇或呈串样表现，当囊腔内含有分泌液时，囊内出现气液平面，此表现是囊状支气管扩张最具特异性的征象。若囊内充满液体则呈葡萄串状；支气管黏液嵌塞者CT示结节状或分支手套状高密度影。③静脉曲张型：CT表现与柱状相似，但扩张的支气管粗细不均，管壁不规则呈串珠状[11]。

3. 高分辨率CT具有高度的空间分辨率，诊断支气管扩张特异性达98%~100%。可显示近段部分扩张含气的支气管和远段的黏液嵌塞。高分辨率CT图像上囊状型支气管扩张典型表现为一组或一束多发性含气囊腔，大小不等，壁增厚，内外光滑，若囊内充满液体时呈串珠状影，囊内可见气-液平面。柱状支气管扩张表现为支气管管腔增宽，管壁增厚，病变低密度的支气管管径大于其伴行的肺动脉管径及其邻近肺段的支气管腔，支气管的纵切面呈"轨道样改变"，即管状透亮影，管壁增厚，直达肺组织外围；横切面则为圆形或卵圆形透亮影，管壁增厚，呈"印戒征"改变，静脉曲张型支气管扩张表现为其管腔、管壁不均匀增厚，表面欠光整，呈蚯蚓状迂曲。混合型支气管扩张表现为小片状、斑片状或斑点状高密度影伴小点状或网格状透亮影[12]（图9-7）。

（二）分子影像学表现

支气管扩张在 PET/CT 影像上表现为厚壁囊状或管状透亮影，一般无 ^{18}F-FDG 摄取（图9-8），合并感染时可有轻度絮状 ^{18}F-FDG 摄取增高影。

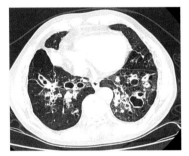
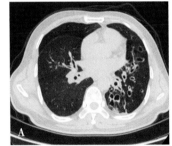
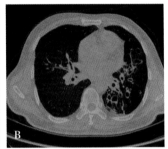

图 9-7　支气管扩张肺部平扫 CT。右肺中叶及双肺下叶可见囊状支气管扩张影

A. 横断面 CT 肺窗　B. 横断面 PET/CT 融合图
图 9-8　支气管扩张胸部 PET/CT。左肺多发囊状支气管扩张影，未见 FDG 摄取增高

第三节　气道肿瘤

原发气道的肿瘤非常少见，占所有肿瘤的 0.1%。其中，儿童良性多发，成人中多为恶性，恶性肿瘤最常见的为气道鳞状细胞癌、类癌和腺样囊性癌，其中大部分为鳞状细胞癌。

一、气道鳞状细胞癌

（一）概述

气道鳞状细胞癌较为罕见，仅占胸部恶性肿瘤的 1% 左右，气管中下 1/3 区域为好发部位，由气道黏膜鳞状上皮异形化生发展而来，肿瘤细胞以聚集式生长为主，形成实体性肿块。

（二）临床表现

气道鳞状细胞癌与吸烟相关，以中老年男性为主，临床表现不一，主要取决于管腔阻塞的程度和病变发展的速度。早期临床症状隐匿，常见的症状是刺激性干咳和痰中带血。随着瘤体的增大，可出现逐渐加重的呼吸困难和喘鸣。呼吸困难多以夜间为著，因熟睡或困倦时肌肉松弛可加重管腔的狭窄；喘鸣发生于呼气末或吸气初，症状

一、支气管内膜结核

（一）概述

支气管内膜结核（endobronchial tuberculosis，EBTB）是指发生在气道黏膜和黏膜下层的结核病。近年来研究证实，病变除可侵犯气道黏膜外，尚可侵犯其肌层甚至软骨，临床并非少见。活动性肺结核中约 10% ～ 40% 伴有 EBTB，且发病率有逐渐增高的趋势。目前该病临床误诊及漏诊率仍较高，气道狭窄是支气管内膜结核最为严重和不可逆的并发症。

（二）临床表现

临床表现缺乏特异性，这也是造成本病难以早期诊断的主要原因之一。发病平均年龄为 36 ～ 46 岁，以青、中年为主。咳嗽为最常见症状，发生率为 83.7%，其中干咳患者占 37.4%，少数患者伴刺激性呛咳。临床表现还包括发热、咯血（绝大多数为痰中带血）、胸痛、胸闷气短、乏力、盗汗、喘鸣等，少数患者无临床症状[24]。

实验室检查血白细胞总数正常或偏高，血沉升高。细菌学检查常规痰抗酸染色镜检阳性率 4.3% ～ 68.8%，多数报道在 30% 以下。痰结核分枝杆菌培养阳性率 10.7% ～ 100.0%。

（三）病理学基础

支气管内膜结核可以由带菌痰液感染、邻近肺实质直接感染、肺内感染灶淋巴引流、肿大淋巴结侵蚀、血行播散等发展而来。当气道黏膜受到结核分枝杆菌感染后，可有以下病理改变：①充血水肿型，黏膜层、黏膜下层充血、水肿，受侵犯壁增厚、粗糙，形成结核结节，多为 EBTB 的早期病理表现；②溃疡型，受累黏膜或黏膜下层出现干酪样坏死，在气道壁的表面形成结核性溃疡，溃疡形成后在其底部可见结核性肉芽肿的形成（图 9-16）；③增生型，受侵犯壁形成结节样或瘤样的肉芽组织增生，同时可伴有干酪样坏死；④瘢痕狭窄型，黏膜层、黏膜下层受到严重破坏，纤维瘢痕组织逐渐形成，最后导致不同程度的气道壁增厚及管腔狭窄，严重时可出现闭塞。以上②③型病变常并存。

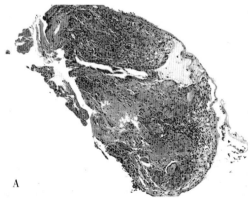
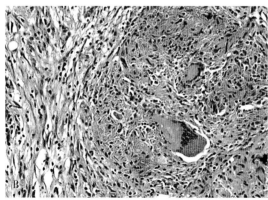

图 9-16　气道内膜结核病理表现　图 A：肉芽肿性炎，伴片状干酪样坏死；图 B：肺组织呈重度慢性炎症，伴大片干酪样坏死和肉芽肿性炎，并形成结核球

（四）影像学表现

1. 常规影像学表现

（1）X 线表现：主要表现为肺不张、膨胀不全、阻塞性肺炎、阻塞性肺气肿、张力性空洞、支气管播散性病灶等间接征象，偶尔可见气道狭窄、截断；有提示意义的 X 线表现为在肺野中有活动性结核性病灶而无明显空洞，或仅有慢性纤维增殖病灶；而在同侧或对侧肺野内有反复的支气管播散现象。

（2）CT 表现：EBTB 在 CT 影像上可有以下表现：①壁不规则增厚，为气道内膜结核的主要征象。一般表现为中心性增厚，内径缩小，管壁表面可呈波浪状、结节样隆起，亦可较光滑，管壁外径未见明显增大。增强后壁明显强化，这主要是因为早期气道壁黏膜充血水肿，继而形成结核结节，继续发展可有干酪样坏死破溃入管腔，上述病变一般只累及管腔的内膜。所以 CT 可见管壁呈不规则增厚，且管腔内径缩小，而外径增大不明显，增强后管腔内增厚的纤维组织和干酪样坏死不强化，管壁可见明显强化。②气道腔不规则狭窄，当病变发生增殖性改变时不但表现为管壁不规则增厚，还可影响管腔的通畅，出现支气管不同程度狭窄、变形及阻塞，可呈串珠状改变；较长气道狭窄、扩张相间存在是 EBTB 的特征性表现。③增厚的壁显示多发钙化，表现为内壁层状、斑点状钙化（图 9-17），范围较广，此征象对诊断 EBTB 有特异性诊断价值。④病变气道范围较广，气道内膜可多支受累，且累及范围较广（图 9-18）。⑤EBTB 肺内病变表现为多形性的肺内渗出、增殖灶，据报道，70% 以上 EBTB 伴肺内病变，表现为斑片状、磨玻璃状、粟粒状、条索状高密度影及不规则含气空洞。⑥纵隔及胸膜腔病变主要为肺门、纵隔淋巴结肿大，胸膜增厚、胸腔积液[17、18]。

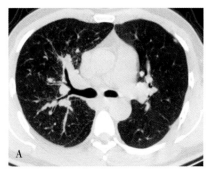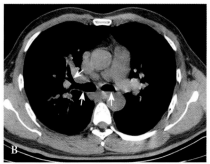

A. 横断面 CT 平扫 肺窗　　B. 横断面 CT 平扫 纵隔窗

图 9-17　支气管内膜结核胸部 CT 平扫。左右主支气管、右肺上叶前段及后段支气管管壁增厚。病理结果提示支气管内膜结核

2. 分子影像学表现　气道内膜结核 ^{18}F-FDG 摄取增高，高摄取与疾病活动程度有较高的相关性，但也与若干其他因素有关，如宿主免疫状态、有无其他并发临床疾病、结核分枝杆菌亚组特点等。

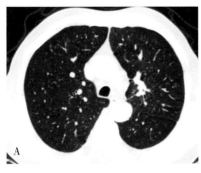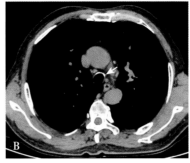

A. 横断面 CT 平扫 肺窗　　B. 横断面 CT 平扫 纵隔窗

图 9-18　支气管内膜结核胸部 CT 平扫。气管前壁弧形连续钙化（如箭头所示）。病理结果提示气道内膜结核

二、骨化性气管支气管病

（一）概述

骨化性气管支气管病（tracheobroncheopathia osteochondroplastica，TO）是指气管、支气管黏膜下多发性骨质或软骨组织结节状增生并突向管腔的良性病变，可引起管壁变硬、管腔狭窄甚至阻塞。

（二）临床表现

TO 的临床表现主要以慢性咳嗽最为常见，其他症状有咳嗽、咳痰、气促、喘息、胸闷及咳血丝痰等。

（三）病理学基础

TO 可能与慢性感染、代谢障碍、退行性病变等有关，在多种因素下气管黏膜下的弹力纤维层未分化为结缔组织而化生并发展为软骨细胞，钙盐沉积而骨化。病理上主要表现为小结节内可见软骨灶和骨化灶，表面黏膜无改变或轻度萎缩，部分可有轻度炎症。

（四）影像学表现

TO 在 CT 上表现为：气管、主支气管前及两侧壁广泛性增厚（一般不累及气管后部膜性部分）呈小结节、小斑片状，其间可见多发斑点样钙化突起，向管腔内突入，大小约 1～3 mm，个别可达 10 mm，与气管环不连接。病变严重时，可导致气管明显增厚，管腔狭窄[19]。

三、复发性多软骨炎

（一）概述

复发性多软骨炎（relapsing polychondritis，RPC）是一种少见的自身免疫性疾病，病变可累及全身软骨组织，包括耳、鼻、咽、喉、气管、支气管等，出现广泛性、复发性及破坏性炎症。其中部分患者首先出现气道软化、呼吸困难，预后差，临床常易误诊。

（二）临床表现

喘息、发作性呼吸困难、干咳或发声困难是 RPC 的常见临床表现，症状时好时坏，缓解与加重交替出现。关节受累时，易误诊为类风湿性关节炎。

（三）病理学基础

RPC 是一种自身免疫性结缔组织病，可导致全身不同部位的软骨炎、动脉炎以及葡萄膜炎。50%~70% 累及呼吸道，80% 累及鼻软骨、耳软骨，30% 累及关节软骨。病理表现为软骨周围广泛炎性渗出，软骨溶解碎裂，气管黏膜及黏膜下腺体正常。病变周围结缔组织增生，取代溶解的软骨，过度的增生则导致气管狭窄。

（四）影像学表现

1. 常规影像学表现

（1）CT 表现：RPC 气管及主支气管弥漫性管腔狭窄，边缘不规则，管壁明显增厚，可有钙化。喉部软组织及喉软骨、甲状软骨肿胀、破坏，边缘不清。病变早期，多由喉部开始，向下至气管、双侧主支气管，气管全段受累。

（2）^{99m}Tc-MDP 骨显像：双侧各肋骨与肋软骨交界处显像剂普遍增浓，呈"串珠样"改变，双腕关节、双膝关节、双踝关节显像剂对称性增浓，双耳、鼻骨及气管显像剂浓聚。本病在急性期显像剂异常浓聚，在症状缓解后显像剂浓聚明显减淡。

2. 分子影像学表现

PET/CT 影像表现为：鼻软骨、耳郭软骨、肋软骨、喉软骨、气管及支气管软骨等部位 ^{18}F-FDG 异常高摄取，气管及支气管前壁及两侧壁增厚，气管后壁无软骨结构，极少出现气管后壁增厚及异常代谢[20]。

四、气道淀粉样变

（一）概述

淀粉样变为一种多糖蛋白组成的淀粉样物质沉积在体内各组织的疾病，分原发性和继发性，以后者较常见，大多并发于各种感染和退行性病变。当淀粉样物质沉积到气道时，称为气道淀粉样变。气道淀粉样变的病因尚未明确，临床表现无特异性，易与肿瘤及结核等相混淆。

（二）临床表现

气道淀粉样变最常见临床症状为咳嗽，其次为咳痰、气促、咯血，其他表现有发热、乏力、胸痛、声音嘶哑等。

（三）病理学基础

病理表现为淀粉样物质沉积在气管和支气管壁上，主要是黏膜下层、肌层和外层，可以是局限性的也可以是弥漫性的，病灶内可有钙化、骨化物质[21]（图 9-19）。临床上以男性多见，可合并有其他脏器（肝、脾、肾等）淀粉样变性。

（四）影像学表现

CT 表现为：气管及主支气管弥漫性管腔狭窄呈向心性或偏心性改变（图 9-20），

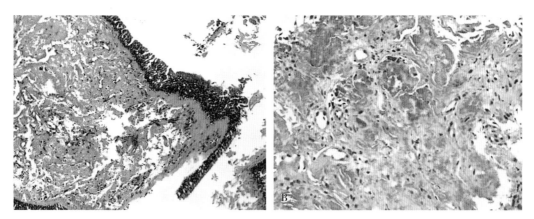

图 9-19　气道淀粉样变病理。图 A：支气管黏膜上皮未见增生，上皮下病变为红染变性样物，其间有小血管、少量炎性细胞；图 B：支气管黏膜慢性炎症，间质为大量粉染物，结节形成

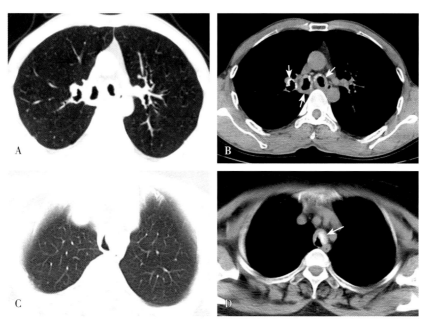

A. 横断面 CT 平扫　肺窗；B. 横断面 CT 平扫　纵隔窗；C. 横断面 CT 平扫　肺窗；
D. 横断面 CT 平扫　纵隔窗

图 9-20　胸部 CT 平扫。气管及主支气管环形、弧形增厚伴点状、不连续钙化灶（如箭头所示）。病理结果提示气道淀粉样变

管壁显著增厚，内缘光滑，常有斑点状、小片状钙化，管壁外缘较模糊，脂肪层存在。病变可累及气管全段或中下段，双侧主支气管及叶、段支气管，喉部亦可受侵犯，造成声带肿胀，喉腔狭窄，但周围喉软骨、甲状软骨无破坏[22]。

<h1 style="text-align:center">第五节　先天性支气管囊肿</h1>

一、概述

先天性支气管囊肿是一种起源于支气管芽的先天发育异常，因部分支气管树停止发育而保持实心状况，并与邻近正常气道组织分离，致使远端支气管分泌的黏液潴留所致。先天性支气管分为三型：①纵隔型，若发生于胚胎发育早期阶段，肺组织尚未充分形成，近端气管芽生异常，则该囊肿多位于肺外纵隔部位，成为纵隔支气管囊肿。大部分位于纵隔，典型发病部位为中纵隔、气管或主支气管旁、气管隆嵴下，右侧多见，其他不常见部位包括前纵隔、食管旁、后纵隔脊柱旁、心包旁，这与其胚胎发育过程一致。②肺内型，若发生于胚胎发育后期阶段，肺组织已充分发育，远端气管—支气管树芽生异常，则该囊肿多位于肺内成为肺内支气管囊肿。可为单发或多发，肺内型支气管囊肿的发病部位一般认为下肺比上肺多见，有时位于肺门，与支气管走行一致。③异位型支气管囊肿少见。

二、临床表现

根据囊肿发生的部位、大小和邻近肺组织与纵隔受压的情况，以及有无感染，可产生不同的临床表现，部分患者无症状，而在胸部 X 线检查中偶然发现；囊肿较大，压迫肺组织和纵隔时，可有呼吸困难、咳嗽和发绀等；继发感染则出现发烧、胸痛、咳嗽咳痰、咯血等症状，易与支气管扩张或肺结核相混淆。本病多为中年发病，文献报道男性发病率高于女性。支气管囊肿可与其他肺部先天性发育异常并存，如肺隔离症、先天性肺叶气肿。

三、病理学基础

支气管囊肿内层被覆假复层柱状上皮，囊壁可含有软骨、黏液腺、少许平滑肌和大量弹力纤维、结缔组织等支气管黏膜成分。囊肿内的黏液腺不断分泌黏液，囊肿不与支气管相通时则形成含液囊肿，与支气管相通时囊液会全部或部分排出，形成含气或含气液囊肿；囊液也可以变得更黏稠，或者分泌的黏液含有高蛋白成分、钙乳样物质等。继发感染者囊壁各层组织中可见中性粒细胞和淋巴细胞浸润，囊腔内尚可见出血，囊壁受到刺激可以增厚、钙化，少数含气囊肿受真菌感染时可见真菌球形成[23]（图 9-21）。支气管囊肿也可发生恶变，其机制还不很清楚。

四、影像学表现

（一）常规影像学表现

1. X 线　单发囊肿一般下叶比上叶多见，而多发性囊肿可见于一叶、一侧或双侧

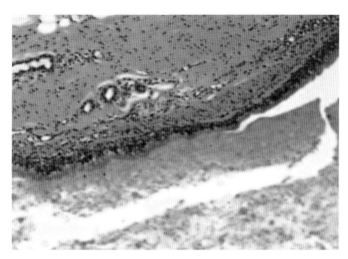

图 9-21　支气管囊肿病理图。显示囊肿壁由纤维脂肪组织构成，
囊壁衬覆假复层纤毛柱状上皮，伴出血

肺野。含液囊肿呈圆形、椭圆形或分叶状的高密度肿块影，大多密度均匀，如有出血者可见钙化；边缘光滑锐利，周围肺组织清晰，如继发感染，周围肺组织可见斑片状，边缘模糊不规则，密度较淡；深呼、吸气相囊肿形态大小可见改变；邻近胸膜一般无改变。含气囊肿呈薄壁环形透亮影，囊肿壁厚度约为 1 mm，囊肿越大壁越薄。囊壁内外缘光滑且厚度均匀一致。透视下或呼吸相摄片，可见其大小和形态有改变。如与支气管相通成活瓣性阻塞，则形成张力性含气囊肿，邻近肺纹理受压而集中。且被推向肺尖或肋膈区，纵隔向健侧移位；有时含气囊肿可见有间隔。表现为多房性。含液气囊肿表现为囊肿内可见液平面；感染后囊壁增厚，但经抗感染治疗后可恢复原貌，反复感染后囊壁可有纤维化改变；如并发感染则在其周围可见斑片状浸润影。与周围肺组织发生粘连，使其形态不规则，特别在贴近胸膜处更明显：位于叶间胸膜附近的肺囊肿感染时可见局部叶间胸膜增厚。多发性肺囊肿多见于一侧肺，多为含气囊肿，大小不等，可自豌豆至桃子大小，密集者形如蜂窝，占据整侧肺时称为蜂窝肺或囊性肺。少数可见小的液面。立位呈高低不平的多个液面，壁薄而边缘锐利，感染后囊壁可增厚且模糊，通常伴有胸膜增厚，肺体积减小。

2. CT　①纵隔旁支气管囊肿的典型形态为圆形、类圆形、"D"字形、水滴形、长条形，偶为分叶状，边缘均清楚锐利，内部密度多较均匀。②脾内型表现为单发的气囊肿、液囊肿、液—气囊肿或多发囊肿，边界清楚，囊壁薄而均匀，可合并肺发育不良、肺隔离症、肺气肿及胸廓塌陷等其他肺内畸形。CT 值因囊内成分不同差异较大。液体稠厚且内含较多蛋白质成分时，其 CT 值较一般囊肿高，含液囊 CT 值多为 20 ~ 30 HU，最高可达 80 HU，下层密度较高，达 155 HU，考虑为钙乳沉积，形成液—钙平面。CT 值可以反映囊肿内容物的不同成分。囊肿不与支气管相通时形成含液囊肿，与支气管相通时囊液会全部或部分排出，形成含气囊肿或含气液囊肿。如有感染、出血或囊壁受到刺激可以使壁增厚、毛糙，囊液也可以变得更黏稠，或者分泌的黏液含有高蛋白成分、钙乳样物质等，均可导致囊肿内密度增高，从而 CT 表现为软组织密度、实性肿块。③肺内型分为含气、含液、含气液囊肿。根据影像学特点肺内型又可分为 3 种状态：a. 球灶型（即液囊肿），病灶呈单发的软组织块影，其典型表现为圆形或类圆形软组织阴影，边界较清楚，阴影内可见规则的密度均匀一致的囊性病灶，部分病例的软组织影可呈分叶状，甚至可见棘状突起及毛刺（图 9-22）。b. 空腔型（即含气囊肿或液气囊肿），为单发或多发圆形或卵圆形囊腔，可见液平面。c. 破坏肺型（即多发肺囊肿），病灶

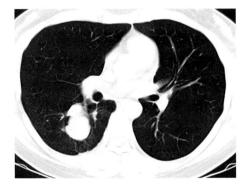

图 9-22　支气管囊肿肺部平扫 CT。右肺下叶背段不规则形稍高密度影，周围可见条索灶，邻近胸膜受牵拉并局限性增厚，病理结果提示支气管囊肿

为多发性蜂窝状、囊腔状环形透光影，其中可见液平面。④异位型：少见，CT 表现为水样密度块影，壁薄、密度均匀，与周围分界清楚[24]。

　　CT 增强扫描有助于判断囊壁及囊腔内容物的强化程度，提示诊断。支气管囊肿的强化特征为囊内容物无强化，囊壁可强化，是由于囊壁含有平滑肌成分，如合并感染，肉芽组织增生，囊壁可增厚、强化。CT 除可明确显示囊肿的大小，位置，边缘情况，与邻近气管、支气管和血管的关系以及对周围组织结构的压迫外，对囊肿继发出血、感染的诊断也有一定意义，特别对囊肿壁的钙化诊断十分敏感。CT 平扫＋增强扫描对于判断病灶内部血供有重要价值，无强化者可以较容易做出囊肿的诊断。

　　3. MRI　MRI 平扫对支气管囊肿有很高的诊断价值，MRI 的信号多样，TWI 可呈低、等、高信号，与脑脊液相比多呈稍高信号，与肌肉信号类似；MRI 信号强度特点取决于囊肿成分。如为浆液成分，则具有水的信号特点，即长 T1、长 T2，在 T1WI 上为低信号强度，T2WI 上为高信号强度影。如液体内蛋白质成分多或有胆固醇类结晶，在 T2WI 上表现为高信号强度。MRI 对含气囊肿及气液囊肿的观察不如 CT 全面，但对判别囊性与实性及了解囊液的成分有很好的价值。对钙化的显示不如 CT 敏感，有时可见液 - 液平面的分层样改变。对于 CT 显示的实性密度肿块，MRI 可以判断其内部成分。高场 MRI 的分辨力足以显示肺内先天性囊性病变，对于射线敏感人群和碘过敏者是一种较好的替代成像方法[25]。

　　（二）分子影像表现

　　PET/CT 和 PET/MRI 影像中，先天性支气管囊肿除了以上 CT 和 MRI 表现外，PET 上囊肿的 18F-FDG 摄取一般较低（低于肿瘤的摄取），有助于与高代谢的其他肿瘤病变相鉴别。感染性支气管源性囊肿壁可呈 18F-FDG 摄取增高（图 9-23）。

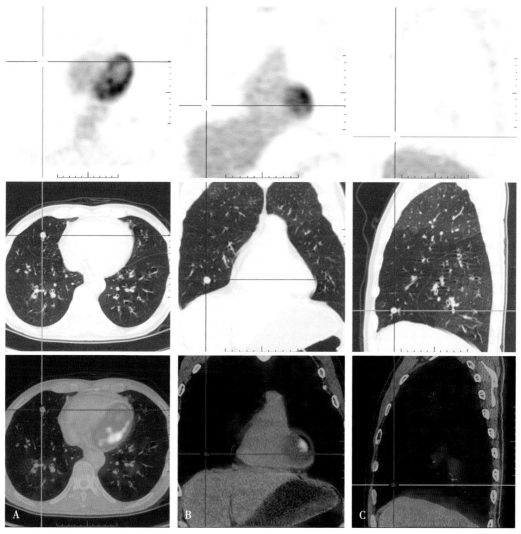

A. 横断面　B. 冠状面　C. 矢状面

图 9-23　支气管囊肿肺部 PET/CT。右肺中叶外侧段见长径为 8.6 mm 的结节影，密度较均匀，边界清，代谢未见明显异常，病理结果提示支气管囊肿

（柳江燕　范丑丑　郭国蓉　王育珠）

参考文献

［1］胡永勤 . 浅谈支气管炎的诊断及治疗［J］. 中国医药指南，2010，8（16）：64-65.

［2］陆权 . 急性呼吸道感染抗生素合理使用指南（试行）（下部分）［J］. 中华儿科杂志，2001，39（6）：379-383.

［3］江载芳，申昆玲，刘玺诚 . 实用小儿呼吸病学［M］. 北京：人民卫生出版社，2010：195.

［4］纪霞，张为忠．呼吸系统感染［M］．北京：人民卫生出版社，2005：133-141.

［5］刘又宁．实用临床呼吸病学［M］．北京：科学技术文献出版社，2007：333-334.

［6］刘又宁．实用临床呼吸病学［M］．北京：科学技术文献出版社，2007：390-391.

［7］郭佑民，陈起航，王伟．呼吸系统影像学［M］．上海：上海科学技术出版社，2011：325-326.

［8］陈志强．影像学检查在慢性支气管炎诊断中的应用价值［J］．中国全科医学，2017，20：413-414.

［9］成人支气管扩张症诊治专家共识编写组．成人支气管扩张症诊治专家共识［J］．中华结核和呼吸杂志，2012，35（7）：485-492.

［10］王志献．支气管扩张的影像学表现及诊断［J］．医学信息：上旬刊，2012，25（9）：328-329.

［11］熊志安，蒲红．支气管扩张症的影像诊断［J］．四川医学，2011，32（9）：1477-1478.

［12］刘进康，曾纪珍．支气管扩张症的HRCT诊断及评价［J］．中国医学计算机成像杂志，2000，6（2）：98-101.

［13］王思云，王淑侠，陈刚．原发性气管癌的[18]F-FDG PET/CT表现［J］．中国医学影像学杂志，2015，23（08）：591-595.

［14］李玉洁，曹雷，贾迪，等．7例肺类癌的CT影像报道及文献复习［J］．现代生物医学进展，2020，20（11）：2160-2163.

［15］冯文华，张冠军，高宇明，等．气管、支气管腺样囊性癌11例临床病理分析并文献复习［J］．中国现代医药杂志，2016，18（05）：43-47.

［16］雷永霞，李新春，蒙秋华，等．原发性肺腺样囊性癌的CT及PET/CT表现［J］．影像诊断与介入放射学，2012，21（05）：350-353.

［17］李旭文，陆良其，巫楠楠．支气管内膜结核CT平扫影像征象分析［J］．影像研究与医学应用，2020，4（21）：53-55.

［18］黄明刚，齐敏，雷晓燕，等．支气管内膜结核的纤维支气管镜与影像学对照研究［J］．实用放射学杂志，2005，21（07）：698-701.

［19］蔡欣，邓怀福，曾庆思，等．气管支气管弥漫性狭窄少见病变的CT诊断［J］．中国CT和MRI杂志，2007，5（01）：23-25.

［20］陈烨颖，潘小环，关玉宝，等．[18]F-FDG PET/CT诊断复发性多软骨炎［J］．中国医学影像技术，2019，35（01）：138-142.

［21］王承志，王咏梅，杨庆婵．原发性气管支气管淀粉样变的临床及病理学观察［J］．重庆医学，2020，49（22）：3759-3762.

［22］黄东阳．气管支气管淀粉样变MSCT表现及文献复习（附4例病例）［J］．罕少疾病杂志，2014，21（03）：31-34.

［23］裴林惠，丁建国．先天性支气管囊肿的影像诊断及病理学分析［J］．中国CT和MRI杂志，2010，8（1）：25-27.

［24］沈训泽，王华．纵隔支气管囊肿的CT表现［J］．中国医学影像学杂志，2014，22（11）：820-823.

［25］陈爱萍，王德杭，俞同福．先天性支气管囊肿的影像诊断［J］．放射学实践，2016，31（5）：397-401.

第十章　纵隔与胸膜病变

第一节　胸腺瘤

一、概述

胸腺瘤（thymoma）是源于胸腺上皮细胞的肿瘤，是人类最常见的纵隔肿瘤，年发病率为 1.4/100 万[1]。在成人纵隔肿瘤中占 40% 左右[2]。占胸腺肿瘤的 70% ~ 80%，好发于成人，儿童少见[3]，且 10% ~ 30% 胸腺瘤患者合并重症肌无力[4]。胸腺瘤常位于前上纵隔，偶见于后纵隔、颈部、甲状腺内、肺门、肺内、胸膜。可呈圆形、扁平或分叶状肿块。胸腺瘤复发和局部转移的倾向很大，可引起胸骨后疼痛、膈肌麻痹、声音嘶哑、上腔静脉阻塞综合征等表现。少数患者伴有免疫、内分泌或血液方面的异常。胸腺瘤分为 A、AB、B1、B2、B3、C 等 6 型，以及比较少见的伴淋巴细胞间质的微结节胸腺瘤及化生型胸腺瘤[3, 5]。

二、临床表现

胸腺瘤的临床症状产生于对周围器官的压迫和肿瘤本身特有的症状，小的胸腺瘤多无症状，也不易被发现。肿瘤生长到一定体积时，常有的症状是胸痛、胸闷、咳嗽及前胸部不适。症状迁延时久，部分患者行 X 线检查时发现纵隔肿物阴影。被忽略诊断的胸腺瘤此时常生长到相当大的体积，压迫无名静脉或有上腔静脉梗阻综合征的表现。剧烈胸痛，短期内症状迅速加重，严重刺激性咳嗽，胸腔积液所致呼吸困难，心包积液引起心慌气短，周身关节骨骼疼痛，均提示恶性胸腺瘤的可能。肿瘤本身容易合并某些综合征，如重症肌无力、单纯红细胞再生障碍性贫血、低球蛋白血症、肾炎肾病综合征、类风湿性关节炎、红斑狼疮、巨食管症。

三、病理学基础

1980 年以前，胸腺上皮肿瘤（thymic epithelial tumor，TET）分型依据为肿瘤细胞形态特征，分为梭形细胞为主型、淋巴细胞为主型、上皮细胞为主型和淋巴上皮混合型。1999 年，世界卫生组织采纳德国病理学家 Muller-Hermelink 提出组织起源性和功能性分类并加以修订。对胸腺瘤做出了新的组织学分型，简述如下：

（1）良性胸腺瘤：A 型胸腺瘤，即髓质型或梭型细胞胸腺瘤。通常分叶状结构不明显，纤维间隔很少。肿瘤主要由梭形细胞构成，瘤细胞核染色质疏松而淡染，核仁不明显，免疫组化可以表达 CD20 和角蛋白。AB 型胸腺瘤，即混合型胸腺瘤。常由纤维分隔成分叶状结构。由梭形上皮细胞成分和富于淋巴细胞的类似于胸腺皮质的两种组织成分构成，梭形上皮细胞成分和 A 型胸腺瘤相类似，也可以表达 CD20 和角蛋白。

（2）恶性胸腺瘤Ⅰ型：B1 型胸腺瘤，即富含淋巴细胞的胸腺瘤、淋巴细胞型胸腺瘤、皮质为主型胸腺瘤或类器官胸腺瘤。这一型胸腺瘤在组织学上与正常胸腺组织有类似性，有较厚包膜，呈小叶状生长方式，在某些区域可有明确的髓质分化，浅染，呈灶状，胸腺小体明显。淋巴细胞非常丰富，且都为表达 CD1a 和 CD99 的不成熟的 T 细胞。B2 型胸腺瘤，即皮质型胸腺瘤。由纤细的纤维成分分隔成小叶状。在淋巴细胞丰富程度上，B2 类似于 B1。但髓质部分较不突出或缺如，不出现胸腺小体。相对于淋巴细胞成分，B2 型的上皮细胞成分比 B1 型更多。B2 型的肿瘤性上皮细胞呈空泡状核伴有异型，核比 B1 的瘤细胞的核大，且有明显的核仁。B3 型胸腺瘤，即上皮型、非典型、类鳞状上皮胸腺瘤或分化好的胸腺癌。本型胸腺瘤由粗的纤维组织或玻璃样变的间隔分成小叶状，通常没有完整包膜，向周围脂肪内推进或浸润性生长（图 10-1，图 10-2，图 10-3）。

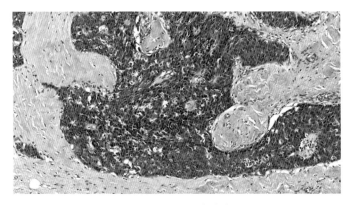

图 10-1　AB 型胸腺瘤

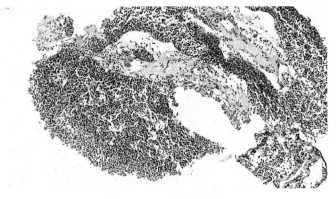

图 10-2　B1 型胸腺瘤

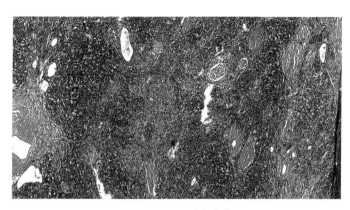

图 10-3　B3 型胸腺瘤

（3）恶性胸腺瘤Ⅱ型：C 型胸腺瘤，即胸腺癌，组织学上此型较其他类型的胸腺瘤更具有恶性特征。

2015 年，世界卫生组织胸腺肿瘤分类将 A 型进一步分为 A 型胸腺瘤和不典型 A 型胸腺瘤，所有胸腺瘤都具有潜在恶性、低度或中度恶性，发病率最高为 AB 型胸腺瘤，大约占总数的 1/3[4]。而起源于胸腺皮质的有 B1、B2、B3 型胸腺瘤，起源于胸腺髓质的有 A 型、不典型 A 型、AB 型、伴有淋巴样间质的微结节型胸腺瘤和化生型胸腺瘤[6]。

目前，临床病理学大多采用 2015 年世界卫生组织胸腺瘤组织学分类法，C 型曾划入胸腺癌[7-9]。

四、影像学表现

（一）常规影像学表现

X 线检查是发现及诊断胸腺瘤的重要方法。在胸部平片正位相，胸腺瘤常表现为一侧隔增宽或突向一侧胸腔的圆形或椭圆形致密影，突向右侧多于左侧，也可见突向双侧胸腔。

胸部 CT 是敏感的检查纵隔肿瘤的方法，它能准确地显示肿瘤的部位、大小、突向一侧还是双侧，肿瘤的边缘，有无周围浸润，并进行外科可切除性的判断（图 10-4）。Tomiyama 等[10]对 CT 表现和世界卫生组织病理类型进行了对照研究。结果显示轮廓光滑、圆形、包膜清晰、小肿瘤支持 A 型胸腺瘤的诊断；伴有钙化的肿块多为 B 型，被低信号分割成小叶状结构的更多见于 B1、B2、B3 型胸腺瘤；不规则形肿块多为 C 型。通过 CT 表现能够相对清楚地得到胸腺瘤的病理类型，有利于患者更早接受精准治疗。Jeong 等[11]研究认为 CT 显示胸腺为分叶状、纵隔脂肪受累、纵隔大血管累及和胸膜种植多见于侵袭性胸腺瘤和胸腺癌，术后也容易复发。因此，CT 诊断时一定要对肿瘤与周围结构的关系进行仔细观察和详细描述。潘忠和陈丽军[12-13]等的研究结果表明多层螺旋 CT 诊断中，支气管原性囊肿易被误诊为胸腺瘤，CT 对胸腺瘤诊断的准确率为96.88%。

心肺疾病分子影像与病理学诊断

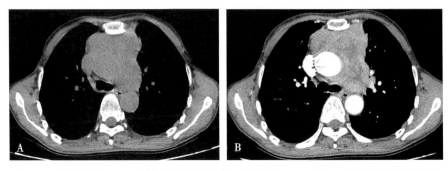

图 10-4　胸腺瘤。A. CT 平扫示前纵隔肿物，边界清；B. 增强 CT 示肿物无明显强化

　　胸部 MRI 对前纵隔占位性病变的诊断价值好，准确率高，能将纵隔肿块的特点及形态准确地展示出来，但 MRI 检查耗时长，且操作过程较复杂，使其接受度相对降低[14]。

（二）分子影像学表现

　　随着 PET/CT 的发展，其逐渐被广泛运用于纵隔肿瘤的诊断、鉴别诊断及疗效评估等[15-16]。PET/CT 既可精确定位，又可为定性诊断前纵隔肿瘤提供有利帮助；可筛查全身各组织器官，有助于发现远处转移肿瘤，良性胸腺瘤对 ^{18}F-FDG 摄取较低，而恶性胸腺瘤与淋巴瘤对 ^{18}F-FDG 具有较高摄取[17]（图 10-5）。Park 等[18]发现，胸腺癌的

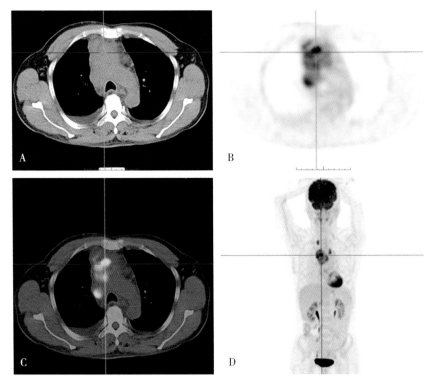

图 10-5　A. 前纵隔肿物，CT 示前纵隔不规则软组织肿块影，最大平面大小约 66.8 mm × 41.2 mm；B、C、D. 相应部位 PET、PET/CT、MIP 图可见团块状及结节状异常显像剂浓聚，SUV_{max}=12.1。病理结果：前纵隔胸腺癌

SUV_{max} 高于胸腺瘤，鉴别胸腺瘤与胸腺癌的 SUV_{max} 临界值为 5.05。Benveniste 等[19]认为，以 $SUV_{max}=5.0$ 为截点时，59% 的胸腺瘤被误诊为胸腺癌，以 $SUV_{max}=6.0$ 为截点时，其诊断胸腺癌的敏感度为 100%，但仍有 38% 的胸腺瘤被误诊为胸腺癌。

第二节　纵隔淋巴瘤

一、概述

纵隔淋巴瘤根据病变来源可分为原发性和继发性。原发性纵隔淋巴瘤可能起源于淋巴器官，如胸腺、纵隔淋巴结，或其他纵隔器官，如心脏、肺、胸膜和心包。全身其余组织或器官的淋巴瘤病变累及纵隔为继发性纵隔淋巴瘤，纵隔淋巴瘤约占纵隔肿瘤的 10% ~ 20%，解剖学上最常累及中纵隔淋巴结，胸腺是最常见的侵袭部位。

二、临床表现

纵隔淋巴瘤发病女性多于男性[20]，有两个发病高峰年龄段，分别为 20 ~ 30 岁以及 60 ~ 80 岁。早期常无症状，中晚期常出现发热、疲劳、消瘦等全身症状，以及气管、食管或上腔静脉受压的相应症状，包括胸闷、咳嗽及上腔静脉阻塞综合征[21]等。其他症状有胸骨后隐痛，气促、面部水肿，几乎均有发热、盗汗、乏力等症状。

三、病理学基础

纵隔淋巴瘤起源于淋巴结或结外淋巴组织，胸腺作为 T 细胞产生和分化的器官，常发生的是 T 淋巴母细胞性淋巴瘤 / 白血病。这是一种向 T 细胞谱系分化的淋巴母细胞肿瘤，由小到中等大小母细胞组成，核圆形，核仁小，存在许多有丝分裂，肿瘤细胞 IHC TdT、CD2、CD3、CD5 阳性（图 10-6）。其他常见的是原发性纵隔大 B 细胞淋巴瘤，不规则纤维化是其诊断的标志，肿瘤局限于纵隔，呈弥漫性生长，细胞体积为 2 ~ 5 倍小淋巴细胞，胞质丰富，嗜碱性淡染，核仁小，肿瘤细胞 IHC CD20、CD79α、PAX5 阳性。部分 IHC 特征与源自其他部位的大 B 细胞淋巴瘤相似（图 10-7）。较少见的

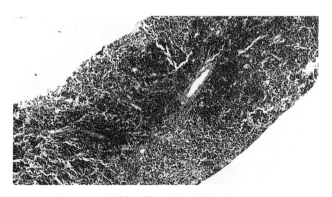

图 10-6　纵隔 T 淋巴母细胞淋巴瘤（40×）

是霍奇金淋巴瘤，几乎所有发生在纵隔的霍奇金淋巴瘤均为结节性硬化型（图 10-8），
Reed-Sternberg 细胞是其诊断标志。典型特征是双核或多核的大细胞，胞质丰富，嗜酸
性染色或双染，胞核圆形，核膜厚，有两个核仁。肿瘤细胞 IHC CD30、CD15 阳性。
还有一种无法分类的淋巴瘤：灰区淋巴瘤（即结外边缘区淋巴瘤），特征介于弥漫性大
B 细胞淋巴瘤和经典霍奇金淋巴瘤之间[22]（图 10-9）。

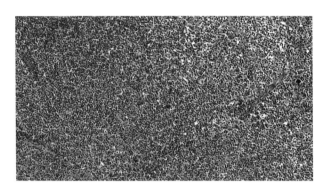

图 10-7　弥漫大 B 细胞淋巴瘤（40×）

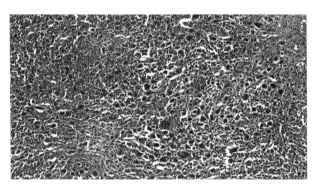

图 10-8　霍奇金淋巴瘤结节硬化型（40×）

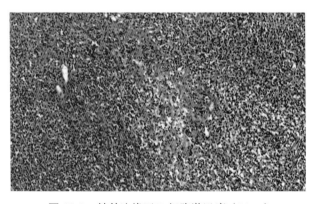

图 10-9　结外边缘区 B 细胞淋巴瘤（20×）

四、影像学表现

（一）常规影像学表现

X 线：胸片诊断淋巴瘤价值有限，一般纵隔增宽，呈波浪状，密度均匀。侧位见肿块多位于前纵隔和中纵隔。

CT：纵隔淋巴瘤淋巴结肿大常呈不对称性，两侧气管旁、隆突下、胸骨后及肺门淋巴结肿大多见。早期可边界清楚，无融合，晚期淋巴结相互融合成团。CT 表现为稍低密度或均匀软组织密度，分叶状，肿大的淋巴结融合成块，肿块较少发生液化坏死，未经治疗的淋巴瘤罕见钙化，放疗后肿块内易出现坏死、囊变、钙化灶。增强扫描可见轻到中度强化（图 10-10）。纵隔淋巴结肿大可推压周围器官使气管、腔静脉变扁或被包绕。淋巴瘤可侵犯胸膜，表现为胸腔积液，也可侵犯肺组织，在肺内形成浸润灶，且多伴有全身其他部位的淋巴结肿大。

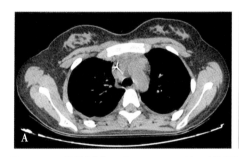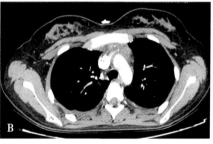

图 10-10　前纵隔淋巴瘤。A. CT 平扫示纵隔软组织密度影；B. 增强 CT 示病变轻度强化

MRI：纵隔淋巴瘤 MRI 形态与 CT 相似，肿大淋巴结在 T1WI 上呈等或略低信号，T2WI 上呈稍高信号，DWI 图像上以淋巴结病变为主，表现为明显高信号，ADC 呈低信号。治疗后的淋巴瘤发生纤维化，含水量减少，胶原纤维增多，在 T1WI 与 T2WI 上表现呈低信号，残余活动性肿瘤则为较高信号。增强扫描病灶呈轻中度均匀性延迟强化。若淋巴结发生坏死或囊变，表现为长 T1 长 T2 信号。

（二）分子影像学表现

^{18}F-FDG PET/CT 显像是淋巴瘤患者分期和治疗反应评估的重要影像方法[23]。纵隔淋巴瘤 ^{18}F-FDG 摄取呈结节状及团块状表现，病变淋巴结 SUV_{max} 为 10.45 ± 4.71，显著高于非病变淋巴结。^{18}F-FDG 在检测淋巴结和淋巴结外受累方面更为敏感，它可以提供代谢和形态学信息（图 10-11）。淋巴瘤治疗后评估反应，CT 及 X 线等普通影像学方法无法识别残留病变，PET/CT 可以提供代谢和形态学信息，在区分治疗后瘢痕、残留或复发方面有独特的优势（图 10-12）。反应评估基于 5 分评分系统（5PS，Deauville 标准），该系统最初是 2009 年在法国 Deauville 的共识会议上定义的，5PS 定义如下：1 分，病灶无 ^{18}F-FDG 摄取；2 分，病灶 ^{18}F-FDG 摄取小于或等于纵隔；3 分，病灶 ^{18}F-FDG 摄取大于纵隔但小于或等于肝摄取；4 分，病灶摄取略高于肝；5 分，病灶摄

取较肝明显增加，或出现新的疾病部位，或两者同时存在。部分学者还探究了一些定量评估方法，比如治疗前后的 SUV$_{max}$ 的变化，但是由于定量评估方法条件苛刻，要求扫描条件的一致性。因此，目前仍使用 5PS 标准。

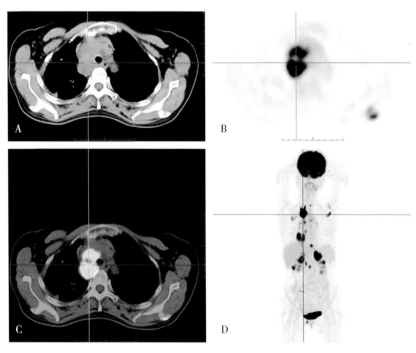

图 10-11　纵隔继发淋巴瘤。A. CT 示前纵隔不规则软组织肿块影；B、C、D. 相应部位 PET、PET/CT、MIP 图可见不规则团状异常显像剂浓聚，SUV$_{max}$=17.3

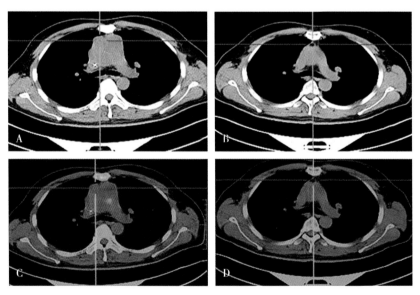

图 10-12　PET/CT 纵隔淋巴瘤化疗前后。A. 化疗前，CT 示前纵隔不规则软组织肿物；B. PET/CT 示代谢不同程度增高；C. 化疗后，CT 示前纵隔肿物基本消失；D. PET/CT 示局部高代谢区域消失

第三节　胸　腺　癌

一、概述

胸腺癌是一种少见的来源于胸腺上皮细胞的纵隔恶性肿瘤，约占纵隔肿瘤的2.7%，占胸腺肿瘤的21.3%。肿瘤常位于前纵隔，具有高度侵袭性，可侵及周围组织器官和胸膜，易远处转移至肝、肺、骨等组织，预后差[24]。临床上该病多见于男性，发病年龄40~50岁，胸腺癌病变发展迅速，多数患者发现时已经有周围组织侵犯，或纵隔淋巴结、心包、肺血管等侵犯。胸腺癌处于纵隔或胸腔内转移，也可以发生远处转移，如骨、肝、肾等脏器。需要与恶性胸腺瘤区别，两者病理学不同，治疗和预后也不同，胸腺癌的预后比胸腺瘤差。预后主要与病理类型有关。影像学检查对胸腺癌的诊断、鉴别诊断和疗效评估有重要作用。

二、临床表现

胸腺癌多以胸部症状为主要临床表现，主要是胸痛，在发生骨质受累时可出现剧烈撕裂样疼痛；其次是咳嗽、呼吸困难、胸部不适等，也可伴有发热、乏力、食欲缺乏等全身症状；部分患者表现为局部肿瘤压迫症状。与胸腺瘤比较，胸腺癌较少合并重症肌无力。

三、病理学基础

胸腺癌源于胸腺上皮，胸腺癌具有明显细胞异型性和缺乏胸腺分化的器官样特征，组织形态上具有恶性肿瘤的特征，与侵袭性胸腺瘤不同而被单独区分。胸腺癌具有高度侵袭性，以侵犯邻近肺、心包、大血管等结构为主，常转移至区域淋巴结、骨、肺、肝和脑。胸腺癌有多个组织亚型，包括鳞状细胞癌、基底细胞样癌、黏液表皮样癌、淋巴上皮瘤样癌、透明细胞癌、肉瘤样癌、腺癌和未分化癌等，其中鳞状细胞癌是最常见的组织类型。

胸腺鳞状细胞癌肉眼检查肿瘤的界限较清楚，包膜不完整，结节状、质硬。部分切面呈分叶状，无坏死灶或坏死灶很小，与肺鳞癌不同。镜下见肿瘤细胞有明显的异型性，但有角化倾向。有些细胞核呈空泡状，有明显的核仁。间质纤维组织较多，可发生透明变性。慢性炎细胞浸润，常见浆细胞。癌巢周围较规则（个别病例呈锯齿状浸润），癌巢间有纤细的血管（图10-13）。

四、影像学表现

（一）常规影像学表现

1. X线　胸片可见纵隔增宽，前上纵隔肿块影，形态不规则或呈分叶状，与邻近肺组织分界不清，向一侧或双侧胸腔突出。胸腔积液多见，有时可见肺内或胸膜结节影。

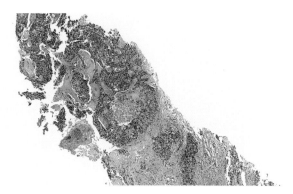

图 10-13　前纵隔胸腺鳞癌（20×）

2. CT　前纵隔形态不规则，边缘不清的软组织肿块，可呈均匀或不均匀密度，瘤体内伴有坏死、囊变和钙化者多见[25-26]。瘤体可侵袭周围组织及血管等邻近纵隔结构，出现心包积液，胸腔积液及心脏大血管被推移、压迫等征象，且胸腺癌可伴有胸内外转移。增强扫描时肿瘤呈不均匀强化（图 10-14）。与肺交接面呈毛刺状的前上纵隔肿瘤，尤其伴有远处转移者，无论纵隔内肿瘤大小，均应考虑胸腺癌的可能。

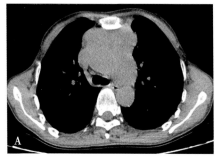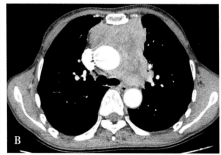

图 10-14　前纵隔胸腺癌。A. CT 平扫前纵隔不规则软组织肿物；B. CT 增强示肿物不均匀强化

3. MRI　病灶边缘不整齐、内部信号不均匀，大多浸润性生长，呈与肌肉等信号或中等偏低信号，增强扫描病灶可见强化，且伴有肿大淋巴结、大血管侵犯的比例较高，而侵袭性胸腺瘤一般无肿大淋巴结，二者可借此进行鉴别。MRI 具有良好的软组织分辨率，与 CT 比较，能够更好地显示瘤体内结构、周围包膜、邻近大血管包绕及受侵情况[27]。

（二）分子影像表现

^{18}F-FDG PET/CT 既可以显示肿瘤形态学特征，也可以显示肿瘤代谢学特征，两者相结合更能直观地反映出肿瘤生物学行为，在肿瘤定性以及鉴别方面具有一定优势[28-29]。故 ^{18}F-FDG PET/CT 检查可用于胸腺癌的诊断、疗效评估、指导临床分期及监测肿瘤病灶或复发病灶情况[30]。

肿瘤对 ^{18}F-FDG 的摄取与侵袭性相关，胸腺癌有很高的 ^{18}F-FDG 摄取。有国内研究示[29]，胸腺癌的 ^{18}F-FDG PET/CT 表现为，病灶在早期及延迟显像前纵隔显像剂摄取不均匀增高，边界不清，形状不规则软组织肿物，且肿瘤恶性度越高，病灶异常显像剂摄取越高。因为胸腺癌具有较强的侵袭性，常侵犯周围结构，如邻近胸膜、心包及纵隔淋巴结，部分甚至侵犯邻近大血管、周围肺组织或发生远处转移，所以通过 ^{18}F-FDG PET/CT 全身显像除了可以了解原发灶形态及代谢情况还可以早期发现其他病灶。还可通过测量 SUV_{max} 来反映肿瘤细胞摄取情况，从而显示其生长代谢活性（图 10-15），加上其准确的定位，能更早地发现一些较小的转移灶，有利于疾病的评估和监测。

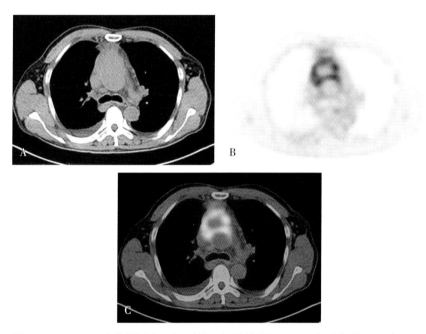

图 10-15　A. CT 示前纵隔内不规则软组织肿块影；B、C. 相应部位 PET 与 PET/CT 图像见环形异常显像剂浓聚，SUV_{max}=11.8，肿块内部显像剂缺损。病理结果为胸腺癌，伴内部坏死

第四节　畸 胎 瘤

一、概述

畸胎瘤（teratoma）属于生殖细胞肿瘤（germ cell tumor，GCT）的一类[31]。GCT 主要起源于原始胚胎生殖细胞，好发于性腺组织，如卵巢和睾丸。性腺外 GCT 发病率较低，一般认为是胚胎在发育过程中未能迁移至性腺部位而残留于其他部位的原始生殖细胞发生肿瘤，常见于身体的中线部位。纵隔是性腺外 GCT 的好发部位，其次是腹膜后、骶尾部、松果体等部位[32]。2015 年世界卫生组织胸腺肿瘤分类中，将纵隔原发性生殖细胞肿瘤（primary mediastinal germ cell tumor，PMGCT）分为精原细胞瘤、胚胎性癌、卵黄囊瘤、绒毛膜癌、畸胎瘤、混合性生殖细胞肿瘤、伴有体细胞型实性恶性肿

瘤的生殖细胞肿瘤，以及伴有造血系统恶性肿瘤的生殖细胞肿瘤[31]。

纵隔畸胎瘤（mediastinal teratoma）大多位于前纵隔近心包底部，多与胸腺残留组织相连，好发年龄为 20～40 岁[33]。纵隔畸胎瘤多为良性肿瘤，但有恶性倾向，并随年龄的增长而呈上升趋势。恶性畸胎瘤的影像学表现包括肿块形态不规则，边界不清晰，周围脂肪间隙受侵，临近血管或气管受压或受侵等。此外，实验室检查甲胎蛋白（AFP）、β-绒毛膜促性腺激素（β-HCG）和乳酸脱氢酶（LDH）等有助于本病的诊断[34]。纵隔畸胎瘤一旦确诊，需早期手术切除，预后较好。

二、临床表现

由于发病部位隐匿，疾病早期临床表现不典型，患者多因肿瘤压迫或侵犯周围器官引起相应的临床症状（如咳嗽、胸痛、呼吸困难）而就诊，少数为体检偶然发现[35]。随着 CT 等影像学检查在临床上的广泛应用，纵隔畸胎瘤的检出率也不断升高。

三、病理学基础

纵隔畸胎瘤的组织病理表现与睾丸和卵巢畸胎瘤相同。在人体胚胎发育的过程中，有一种多能细胞，其具有多能发展潜力，在正常情况下，它会发展和分化成胚层的成熟细胞。在胚胎发育的不同时期，如果某些多能细胞从整体上分离或脱落下来，将使细胞基因发生突变，导致分化异常。若这种异常发生在胚胎早期，则形成畸胎；若发生在胚胎后期，则形成畸胎瘤，即具有内胚层、中胚层、外胚层 3 个胚层的异常分化组织。内胚层成分主要包括呼吸道、消化道和各种分泌腺体组织；中胚层成分主要包括平滑肌、骨、软骨和脂肪组织；外胚层成分包括神经组织、表皮及皮肤附件等[36]。

病理分类：畸胎瘤按大体结构分为实性畸胎瘤和囊性畸胎瘤（皮样囊肿）[36]。实性畸胎瘤包含内、中、外三个胚层的各种成熟和未成熟组织，肿瘤内常伴大小不等的囊性成分，恶变倾向高于囊性畸胎瘤。囊性畸胎瘤即皮样囊肿，多为良性，肿块内含脂肪、牙齿、毛发、液体等成分。部分囊性畸胎瘤内见实性区，称为头结节，内含皮脂腺、软骨、牙齿、脂肪及肌肉组织。畸胎瘤按组织分化程度分为成熟型畸胎瘤和未成熟型畸胎瘤[36]。成熟型畸胎瘤为良性肿瘤，由已分化成熟的组织构成。未成熟型畸胎瘤为恶性肿瘤，由未分化成熟的组织构成，多为神经管样结构或神经胶质，常伴未分化、有丝分裂增多的恶性病理特征。

四、影像学表现

（一）常规影像学表现

囊性畸胎瘤多为圆形厚壁囊肿，可呈多房状，CT 可见病变内脂肪密度及钙化密度影。MRI 表现为不均匀信号，囊性部分呈长 T1、长 T2 信号，脂肪成分为短 T1、长 T2 信号，钙化呈低信号[37]。

未成熟型畸胎瘤多表现为囊实性肿块，CT 呈高低混杂密度影，实性软组织内可见散在的"碎片"状脂肪密度影，并可见高密度钙化灶及骨化影。增强扫描实性软组织成分呈"破絮"状明显强化。MRI 表现为混杂信号，实性成分呈等信号，脂肪成分呈短 T1、长 T2 信号，脂肪抑制序列呈低信号，囊性成分呈长 T1、长 T2 信号改变[38]。

（二）分子影像学表现

18F-FDG 主要反映肿瘤细胞的葡萄糖代谢水平，是用于诊断纵隔畸胎瘤最多的一种放射性药物[39]。

18F-FDG PET/CT 显像主要用于纵隔畸胎瘤的诊断、分期和术后复发的监测。首先，未成熟型畸胎瘤的糖代谢水平高于成熟型畸胎瘤。在其他影像学手段难以进行鉴别诊断时，PET/CT 对鉴别诊断肿瘤的良恶性可能有一定的价值。其次，若胸腹部出现糖代谢异常增高灶或淋巴结糖代谢异常增高，应考虑到胸腔转移、腹膜扩散或淋巴结转移可能。这对于诊断畸胎瘤的良恶性也非常有价值。最后，部分成熟型畸胎瘤可能也具有较高的糖代谢水平，因此必须结合其他影像学检查或临床表现[40]。图 10-16 和图 10-17 为纵隔成熟型囊性畸胎瘤。

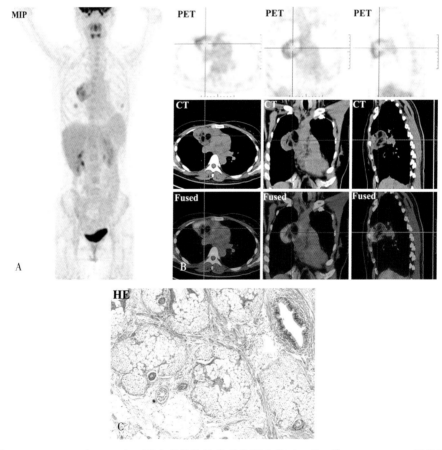

图 10-16　A、B. 女，36 岁，因咳嗽伴发热发现纵隔占位近 1 月。18F-FDG PET/CT 图像示右前纵隔见囊实性并脂肪成分的混合密度影，大小约为 75 mm×55 mm，与血管心包分界欠清，其中实性成分代谢增高，SUV_{max} 为 4.6；C. 手术病理示纵隔成熟型囊性畸胎瘤

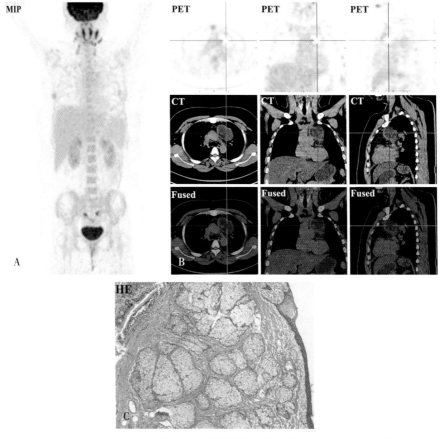

图 10-17　A、B. 女，32 岁，体检发现纵隔占位 2 周。^{18}F-FDG PET/CT 图像示左前纵隔见大小约为 64 mm × 42 mm 的囊实性混合影，内见脂肪密度，边界尚清，其中实性成分代谢增高，SUV_{max} 为 3.6；C. 手术病理示纵隔成熟型囊性畸胎瘤

第五节　胸腺神经内分泌肿瘤

一、概述

神经内分泌肿瘤（neuroendocrine neoplasm，NEN/neuroendocrine tumor，NET）是一组上皮增生性肿瘤，通常指起源于神经内分泌细胞或肽能神经元的一类肿瘤。可发生于人体的多个组织和器官，常见发病部位包括胃肠道、胰腺、肺和支气管，罕见部位包括垂体、甲状腺、甲状旁腺、胸腺及肾上腺等[41]。

胸腺神经内分泌肿瘤（thymic NET，TNET）发病率极低，约占所有神经内分泌肿瘤的 0.2%，占前纵隔肿瘤的 4% ~ 7%。它好发于中老年男性，男女比例约为 3∶1，好发部位为前纵隔，偏侧生长，异质性大，具有侵袭性，预后不良[42-43]。

二、临床表现

通常肿瘤发现时体积较大，边界不清，包膜不完整，因其占位效应明显，侵袭性强，从而引起相应的临床症状，如咳嗽、呼吸困难、胸痛。如果肿瘤压迫或侵犯上腔静脉、喉返神经、膈神经，则可出现上腔静脉综合征、声音嘶哑、膈肌麻痹等临床症状[44]。据报道，TNET 引起类癌综合征的概率极小，但部分患者合并内分泌异常，以 Cushing 综合征多见[45]。肿瘤体积较小时或肿瘤早期，边界清晰，形态尚规则，包膜完整，无明显占位效应，所以其临床症状不典型而不易被检出，偶尔会在体检时发现。

三、病理学基础

神经内分泌肿瘤的诊断主要依据肿瘤的来源及组织学分级，其分化程度和肿瘤级别与细胞核分裂象及增殖指数 Ki-67 有关。2010 年，世界卫生组织根据高倍视野（high-power field，HPF）下肿瘤的细胞核分裂象及增殖细胞核抗原 Ki-67 指数对神经内分泌肿瘤进行了肿瘤分级和分化程度的分类，将其分为 G1 级、G2 级和 G3 级[46]。其中 G1 级、G2 级为神经内分泌瘤。G1 NET：<2 个核分裂象 /10 HPF 且 Ki-67<3%，低级别、高分化、进展缓慢。G2 NET：2～20 个核分裂象 /10 HPF 或 Ki-67 为 3%～20%，中间级别、高分化、异质性更大、侵袭性更强。G3 级为神经内分泌癌（neuroendocrine cancer，NEC）：>20 个核分裂象 /10 HPF 或 Ki-67>20%，高级别、低分化、侵袭性强、生存率低。

根据 2015 年世界卫生组织胸腺肿瘤组织病理学分类分级[47]，不再使用"分化好""分化差"的描述性术语，而是将胸腺神经内分泌肿瘤（TNETs）分为四类：典型类癌（typical carcinoid，TC）（低级别）、非典型类癌（atypical carcinoid，AC）（中级别）、大细胞神经内分泌癌（large-cell neuroendocrine carcinoma，LCNEC）（高级别）以及小细胞癌（small-cell carcinoma，SCC）（高级别）（表 10-1）。

表 10-1 2015 年世界卫生组织胸腺神经内分泌肿瘤病理分类分级

组织病理	分类	分级
<2 核分裂 /2 mm², 伴坏死	典型类癌	低级别
<2 核分裂 /2 mm², 伴坏死；或 2～10 核分裂 /2 mm², 伴 / 不伴坏死	非典型类癌	中级别
>10 核分裂 /2 mm², 非小细胞形态	大细胞神经内分泌癌	高级别
典型小细胞组织特点	小细胞癌	高级别

同时，世界卫生组织胸腺肿瘤组织病理学分类还对胸腺神经内分泌肿瘤的免疫组化做了分析[47]：类癌（TC、AC）及大细胞神经内分泌癌（LCNEC）的组织学诊断依据要求至少 50% 的细胞强表达，或弥漫表达至少 1 种神经内分泌标志物［突触素（Syn）、嗜铬粒蛋白 A（CgA）、神经元特异性烯醇化酶（NSE），以及神经细胞黏附分

子（CD56）］，通常在类癌中呈阳性，而大细胞神经内分泌癌和小细胞癌常呈弱阳性或阴性；小细胞癌（SCC）主要依据显微镜下组织学诊断，神经内分泌标志物的表达不是必需的诊断标准。Ki-67 代表肿瘤细胞的增殖活跃度，因此 Ki-67 表达程度越高，TNET 级别越高，往往预示着肿瘤的侵袭性越强及预后较差。在世界卫生组织组织分型中，Ki-67 指数通常是胃肠道 NET 分级的重要指标，但在胸腺神经内分泌肿瘤中，Ki-67 指数可能是反应预后的指标之一[48]。

四、影像学表现

（一）常规影像学表现

表现为前纵隔较大的肿块，形态不规则，边缘可见分叶。CT 可见肿瘤密度不均匀，常见囊变坏死，少见钙化，增强扫描成中 - 高度强化[44]。最近有研究证实，肿瘤动脉期的强化程度与肿瘤分级呈负相关，即低分化的肿瘤其强化程度较低[49]。MRI 表现为病变 T1WI 呈低信号，T2WI 呈高信号，增强扫描特点与增强 CT 相似[50]。

（二）分子影像学表现

用于诊断神经内分泌肿瘤的放射性药物有很多种，^{18}F-FDG 是应用最多的一种。^{18}F-FDG 主要反应肿瘤细胞对葡萄糖的代谢水平，部分神经内分泌肿瘤因细胞增殖能力强具有糖酵解活性增高的特点[51-52]。另外，大多数神经内分泌肿瘤细胞都表达生长抑素受体（somatostatin receptor，SSTR）。生长抑素（somatostatin，SST）为内源性多肽类激素，核医学显像主要用人工合成的生长抑素类似物（somatostatin analogues，SSA）特异性结合细胞表面的生长抑素受体，从而使肿瘤显像，主要反映 NET 生长抑素受体的分布和表达水平。奥曲肽（octreotide）是现今应用最广泛的人工合成的生长抑素类似物，已成功被多种放射性核素（^{111}In、^{123}I、^{99m}Tc 或 ^{68}Ga）标记，如 ^{111}In-DTPA-TOC、^{99m}Tc-HYNIC-TOC、^{68}Ga-SSA（^{68}Ga-DOTA-TOC、^{68}Ga-DOTA-NOC 及 ^{68}Ga-DOTA-TATE）等。为了提高疾病诊断效能，临床实践中开展了 SSA 与 ^{18}F-FDG 联合显像[51-53]。

一般 SRS 对高表达 SSTR 的 NEN 显示阳性，但是其显像结果与 NEN 的分级也存在一定的相关性。低 - 中级别 NEN 通常过表达 SSTR，SRS 呈高摄取，不仅可以使肿瘤显像，并且对传统影像学检查漏诊的隐匿性病变有独特的优势。但高级别 NEN 病变内可能存在 SSTR 低表达或缺失，则 SRS 呈低摄取或阴性，此时建议行 ^{18}F-FDG PET/CT 补充显像。^{18}F-FDG PET/CT 显像主要反映 NEN 细胞内的葡萄糖代谢情况，如果 ^{18}F-FDG 呈高摄取，通常提示 NEN 糖代谢水平的增高，同时预示着病变的恶性程度更高，预后更差（图 10-18，图 10-19）。由此可见，SSA 与 ^{18}F-FDG 联合显像在临床实际工作中是非常有必要的[51, 54]。通常情况下，SSA 与 ^{18}F-FDG 联合显像的分子影像学表现为：低 - 中级别 NEN 生长抑素受体显像 SSA 高摄取（阳性），^{18}F-FDG 低摄取（阴性）；相反，恶性程度高的高级别 NEN 生长抑素受体显像 SSA 低摄取（阴性），^{18}F-FDG 高摄取（阳性）。然而，联合显像的结果可能会存在部分重叠，所以这些显像结果并不是绝对的。

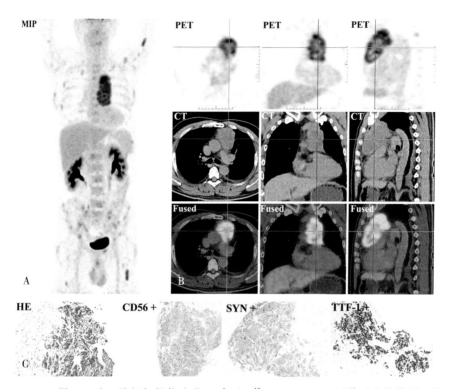

图 10-18　A、B. 男，56 岁，胸闷气促伴咳嗽 10 余天。^{18}F-FDG PET/CT 图像示左前纵隔见软组织占位，大小约为 64 mm×50 mm，其内密度不均匀，与血管心包分界不清，代谢异常增高，SUV_{max} 为 17.8。C. 纵隔占位穿刺病理示高级别神经内分泌癌（小细胞癌）

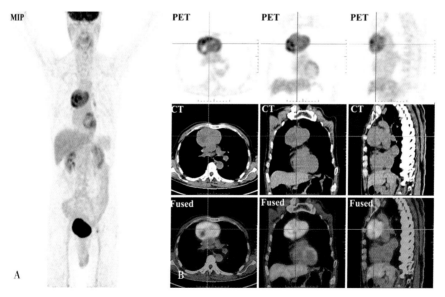

图 10-19　A、B. 男，68 岁，体检发现纵隔占位 2 月。^{18}F-FDG PET/CT 图像示前纵隔见软组织肿块影，大小约为 76 mm×47mm，其内密度不均匀，与血管心包分界不清，代谢异常增高，SUV_{max} 为 7.3；

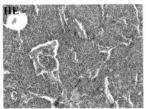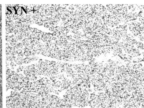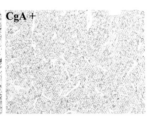

图 10-19（续） C. 手术病理示纵隔大细胞神经内分泌癌，侵及包膜外脂肪组织

第六节 纵隔脂肪肉瘤

一、概述

脂肪肉瘤（liposarcoma）是一种来源于原始间叶组织的恶性肿瘤，发病率极低，约占全部恶性肿瘤的 1%。然而，脂肪肉瘤是成年人第二常见的软组织恶性肿瘤[56, 57]，可发生于任何部位，任何年龄，以 40 ～ 60 岁常见。

二、临床表现

脂肪肉瘤一般起病隐匿，多表现为缓慢生长的无痛性包块，早期不易发现，当肿瘤体积较大时，压迫邻近组织器官而引起相应的临床症状[57, 58]。

三、病理学基础

2020 年世界卫生组织软组织肿瘤新分类中将脂肪肉瘤分为 5 种病理亚型：高分化型、去分化型、黏液样型、多形性及黏液样多形性脂肪肉瘤[59]。根据法国癌症中心联盟组织学分级，将脂肪肉瘤分为 G1、G2、G3，G1 为高分化型，G2 为黏液样型，G3 为多形性、去分化型[60]。

高分化型和去分化型脂肪肉瘤在脂肪肉瘤中约占 40% ～ 45%，是最常见的 2 种病理学亚型。高分化型脂肪肉瘤一般为低度恶性，预后较好。去分化型脂肪肉瘤通常在高分化型中出现分化差的成分，即非脂肪源性肉瘤，可为恶性纤维组织肿瘤 / 平滑肌肉瘤等，其恶性程度高[61, 62]，其发生与 12 号染色体长臂 1 区 3 带到 1 区 5 带的致癌基因高表达有关，包括 CDK4、HMGIC、MDM2、SAS、DDIT3、GL1 等，尤其是 CDK4 高表达与去分化型脂肪肉瘤的不良预后明显相关[63]。黏液型脂肪肉瘤在脂肪肉瘤中约占 30%[61, 62]，在儿童和青少年中较多见[62]。在显微镜下，黏液样基质中可见到纺锤样或椭圆形细胞的有机排列，其中嵌插着印戒样脂肪母细胞，还可见到血管丛[62, 64]。多形性及黏液样多形性脂肪肉瘤在脂肪肉瘤中约占 5%，发生率最低[62]。在病理学上表现为高级别的肉瘤中可见到多形性的梭形细胞、圆形细胞和数量不等的多形性脂肪母细胞，恶性程度较高。其次还有一种上皮样变异的多形性脂肪肉瘤，其上皮膜抗原和角抗原阳性[62, 65]。

四、影像学表现

1. 常规影像学表现

（1）高分化型脂肪肉瘤

1）CT表现：肿瘤内主要为脂肪密度，可见分隔或结节状软组织密度影，病变边界清晰，有或无包膜，增强扫描可见肿瘤包膜和分隔呈轻-中度强化，其内结节状软组织影呈轻-中度或明显强化，脂肪密度无强化。肿瘤推压周围组织器官，有或无明显侵犯。

2）MRI表现：T_1W 及 T_2W 均以高信号为主，其内可见低或等信号的分隔或小结节影，脂肪抑制序列信号减低，病变边界清楚，有或无包膜，周围组织内有或无条片状压脂 T_2WI 高信号，增强扫描特点与增强CT基本相同。

（2）黏液型脂肪肉瘤

1）CT表现：肿瘤以囊性稍低密度为主，其内可见分隔或结节状软组织密度影，部分病变内可见出血或钙化，增强扫描肿瘤内分隔呈轻-中度强化，其内可见明显增粗迂曲的供血血管，有或无包膜，推压周围组织器官，有或无明显侵犯。

2）MRI表现：肿瘤常表现为囊性等/长T1长T2信号灶，病变边界清晰，其内信号欠均匀，可见分隔，周围组织内有或无条片状压脂 T_2WI 高信号影，增强扫描特点与增强CT基本相同。

（3）去分化型脂肪肉瘤：肿瘤体积较大，内可见多个或单个软组织结节，结节密度或信号不均匀，可见出血或钙化，增强扫描肿瘤内结节呈不均匀持续的明显强化，其内并见增粗迂曲的供血血管，部分病变可见包膜，常侵犯邻近组织器官。

（4）多形性脂肪肉瘤：大多数肿瘤为多个结节堆积而成，形态不规则，大小不一，密度或信号不均匀，无明显包膜，与周围组织结构分界欠清，侵犯邻近肌肉、筋膜，瘤周常见水肿，增强扫描肿瘤呈大片状不规则强化，其内坏死或出血不强化[66]。

2. 分子影像学表现　^{18}F-FDG PET/CT检查主要应用于脂肪肉瘤的诊断、分期及疗效评价[67]。因不同病理亚型的脂肪肉瘤所含的组织成分不同，因此其影像学表现差异也很大。高分化脂肪肉瘤中脂肪成分超过75%，PET/CT表现为以脂肪密度为主的肿块，其中非脂肪成分呈不规则团片状软组织密度影或絮状分隔[68]，脂肪成分 ^{18}F-FDG 摄取与正常脂肪组织代谢相似，非脂肪成分 ^{18}F-FDG 摄取轻度增高（图10-20）。黏液样脂肪肉瘤主要由分化程度不同的脂肪母细胞和黏液样基质组成，主要表现为囊性或囊实性肿块。病灶体积较小时 ^{18}F-FDG 摄取较均匀、轻度增高，病灶体积较大（直径>10 cm）时 ^{18}F-FDG 摄取不均匀，内见散在的不规则形无代谢区，病灶中无 ^{18}F-FDG 摄取的部分提示为黏液成分。去分化型脂肪肉瘤的特征为分化良好与分化差的肿瘤组织同时存在，多以软组织密度为主的混杂密度，软组织成分代谢活跃，^{18}F-FDG 摄取增高，病灶中央可见放射性摄取缺损区，通常提示为坏死或液化的脂肪组织[69, 70]。

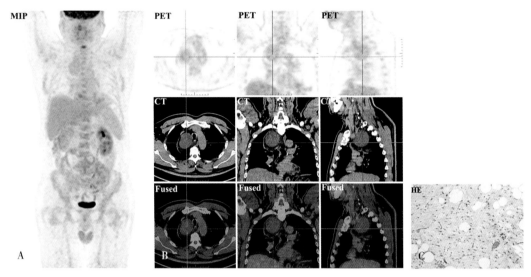

图 10-20 A、B. 男，62 岁，体检发现纵隔占位 10 余天。^{18}F-FDG PET/CT 图像示右纵隔见范围约为 78 mm×53 mm 的混合密度影，CT 值范围 −65 HU ~ 22 HU，边界清晰，局部伴糖代谢轻度增高，SUV_{max} 为 2.4。C. 手术病理示纵隔高分化脂肪肉瘤、伴有黏液性变性

第七节　胸膜间皮瘤

一、概述

胸膜间皮瘤（pleural mesothelioma）是最常见的原发性胸膜肿瘤。分为良性间皮瘤和恶性间皮瘤。我国大城市胸膜间皮瘤发病率为 0.3/10 万 ~ 0.5/10 万，中小城市发病率为 0.1/10 万 ~ 0.2/10 万，其中男女之比约为 2∶1。胸膜间皮瘤多见于 60 岁以上男性患者，常有明确的石棉接触史，特别是青石棉，吸入的石棉纤维大部分永久性存留在肺组织中，它们可能具有致畸变能力，最终形成恶性肿瘤。与石棉接触有关者潜伏期长，平均为 25 ~ 45 年。

二、临床表现

弥漫性胸膜间皮瘤常见症状为进行性呼吸困难和（或）固定性胸痛及反复出现胸腔积液。进行性呼吸困难常常是因胸膜增厚及胸腔积液压迫导致，而胸痛是由于肿瘤侵犯胸壁所致。此外，还可出现干咳、体重下降、发热、疲乏、夜间盗汗等恶性肿瘤共有症状。极个别患者表现为自发性气胸。部分肿瘤较大者可出现内分泌症状，如杵状指、骨病、低血糖、低钠。

局限性胸膜间皮瘤多数无临床症状，常被偶然检出，偶有胸腔积液出现。

三、病理学基础

胸膜间皮瘤起源于胸膜间皮细胞或胸膜下结缔组织，为一种少见的原发性胸膜肿瘤。按生长方式分为局限性和弥漫性。前者多为良性或低度恶性，后者则为恶性。

世界卫生组织将胸膜间皮瘤分为三大类：弥漫性恶性间皮瘤、局限性恶性间皮瘤和间皮来源的其他肿瘤。弥漫性恶性间皮瘤又分为上皮样间皮瘤、肉瘤样间皮瘤、促结缔组织增生性间皮瘤和双相型间皮瘤。间皮来源的其他肿瘤又分为高分化乳头状间皮瘤和腺瘤样瘤。其中，腺瘤样瘤生物学行为属于良性肿瘤，高分化乳头状间皮瘤生物学行为属于交界性，其余肿瘤生物学行为均为恶性。

四、影像学表现

（一）弥漫性胸膜间皮瘤

1. 常规影像学表现

（1）X线：可显示胸膜增厚、胸廓狭窄、胸腔积液及继发的肺不张或肺内肿物，纵隔向健侧或患侧移位。此外，X线还可显示肋骨骨质破坏及气胸。

（2）CT

1）胸膜增厚：为最常见的影像表现，单侧胸膜病变多见，右侧多于左侧，且常同时伴有纵隔及叶间胸膜增厚。其中下胸部胸膜增厚为主占50%，上、下部胸膜均受累占35%，仅有上部胸膜增厚占15%，有叶间胸膜增厚者占84%，上部纵隔胸膜受累者占70%，膈肌胸膜增厚者占76%，且最常见于膈脚。增强后病变强化。

2）胸膜钙化：可见于43%的病例，大约12%的患者有双侧胸膜钙化，其中50%的患者有明确的石棉接触史。

3）胸腔积液：初诊时即发现合并胸腔积液病例达76%，其中少量占58%，中量占26%，大量占16%。可同时伴有气胸及同侧肺膨胀不全或肺不张。

4）胸廓体积改变和纵隔固定：合并胸廓体积缩小病例约占27%。尚有10%病例因胸腔大量积液而导致胸廓增大。纵隔固定或向患侧偏移多见于病期较长或晚期患者。

5）胸膜外侵犯胸壁受侵：在初诊时很常见，还可因介入性诊疗，如穿刺活检、引流、手术而发生种植转移，包括胸壁肌肉、肋骨、心包及纵隔内结构、膈肌及膈下结构的受侵。

6）胸内淋巴结转移：胸膜弥漫性间皮瘤转移淋巴结较小，容易漏诊。最常见的区域淋巴结转移包内乳淋巴结、胸腔内淋巴结、斜角肌淋巴结和锁骨上淋巴结。

（3）MRI

1）胸膜肿瘤：胸膜间皮瘤呈较大不规则肿块，以广基底与胸膜相连，同时伴有胸腔积液和肺组织膨胀不全。肿瘤在T_1WI上呈稍低或等信号，在T_2WI上呈稍高信号，增强后呈明显不均匀强化。肿瘤与胸腔积液的信号强度不同，所以很容易辨认肿瘤的轮廓。并且 MRI 的软组织分辨率优于 CT，对于胸膜外侵犯，尤其是胸壁肌肉、心包及纵隔内结构、膈肌及膈下结构的侵犯优于 CT。

2）胸腔积液：MRI 对胸腔积液非常敏感，很容易显示少量积液，通常 T_1WI 呈低信号、T_2WI 为高亮信号，与游离水相同。MRI 根据其信号强度还能对积液性质作出初步判断。例如，血性积液在 T_1WI 和 T_2WI 上均呈高信号；积液内蛋白质含量较高者，其 T_1WI 信号强度有所升高，呈中等甚至高信号。此外，MRI 的冠状位和矢状位图像有利于显示肋膈角和心膈角的胸腔积液。

2. 分子影像学表现

（1）高代谢表现（图 10-21）

1）判断标准

Ⅰ. 目测法：病灶 ^{18}F-FDG 摄取强度明显高于邻近或对侧正常胸膜的 ^{18}F-FDG 摄取强度时视为阳性病灶。

Ⅱ. SUV 法：一般以 SUV＞2.0 作为阳性病灶的诊断标准阈，SUV 的高低与患者的预后有明显的相关性，高 SUV 预后不佳。

2）恶性胸膜间皮瘤有上皮型、肉瘤型及混合型三种组织学类型，^{18}F-FDG PET 显像时均可呈高代谢表现，病灶 ^{18}F-FDG 的摄取强度与病灶的组织学类型无明显相关性。

3）形态与大小：可表现为胸膜弥漫性凹凸不平样、环状代谢增高或多发结节状高代谢灶，极少数可呈单发肿块样高代谢灶。病灶大小不一。

4）常需区分的病种有周围型肺癌、转移瘤及结核性胸腔积液。^{18}F-FDG PET 的分辨率不高，单纯根据 PET 图像无法与恶性胸膜间皮瘤相区分。必须根据其他的影像学检查、实验室检查和病史方可进行鉴别诊断。

（2）低代谢表现 恶性胸膜间皮瘤进行 ^{18}F-FDG PET 显像时，部分病灶呈低代谢或无代谢，这可能与病灶内肿瘤细胞的多少和纤维化的程度相关。当病灶以纤维化成分为主，肿瘤细胞数量较少时，受机器空间分辨率的影响表现为低代谢或无代谢。

（二）局限性胸膜间皮瘤

1. 常规影像学表现

（1）X 线：以胸膜为基底的软组织肿块，界限清楚，边缘锐利或有分叶，大者直径可达 10 cm，部分带蒂肿瘤可随体位变化或呼吸而改变位置，伴有或不伴有胸腔积液。

（2）CT：肿瘤边界锐利，可有分叶，呈软组织密度，与胸膜宽基底相连。大于 10 cm 的肿瘤常见中心坏死，10% 可检出钙化。肿瘤血供丰富，增强扫描后强化明显，中央可见坏死低密度区。部分病例可见肋骨及胸壁侵犯。

（3）MRI：表现特点与 CT 相似，肿瘤在 T_1WI 上呈低信号或中等信号，在 T_2WI 上呈中低信号，中央坏死及黏液变性在 T_2WI 呈高信号。增强后呈明显不均匀强化。

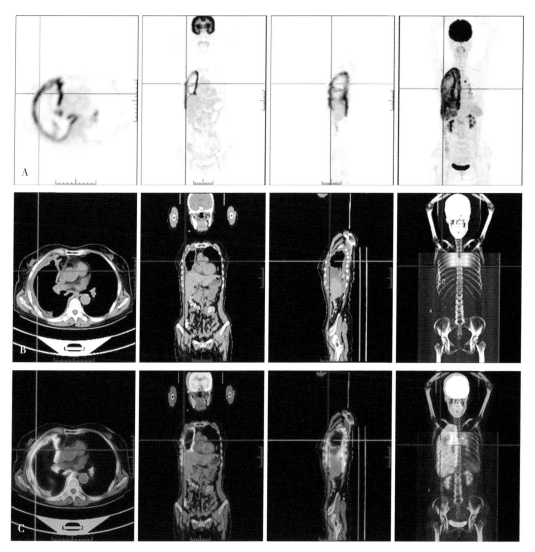

图 10-21　PET/CT 弥漫性胸膜间皮瘤。A、C. 相应部位 PET 及 PET/CT 可见显像剂摄取明显增高；B. 右侧胸膜弥漫性不规则增厚

2. 分子影像学表现

良性胸膜间皮瘤（benign pleural mesothelioma）又称胸膜局限性纤维瘤及胸膜单发性纤维瘤，为局限性胸膜病变。其组织类型分为纤维或无细胞型、细胞型和混合型。局限性良性胸膜间皮瘤常生长缓慢，早期无症状，体检时发现。当肿瘤增大或伴有胸腔积液时可伴有胸痛、咳嗽、活动后呼吸困难。局限性胸膜间皮瘤包括良性或恶性。有剧烈胸痛，肿块大，局部胸壁膨出，伴有邻近肋骨有破坏和纵隔移位者，应考虑为恶性。^{18}F-FDG PET/CT 显像有助于良、恶性鉴别诊断，良性胸膜间皮瘤一般呈圆形或椭圆形，长轴与胸膜走向一致，肿块的 ^{18}F-FDG 摄取较低，一般 $SUV_{max} < 2.0$。恶性胸膜间皮瘤常在胸内侧呈弥漫性不规则胸膜增厚和实向胸腔内多发结节，呈"波浪

状"阴影，肿块的 ^{18}F-FDG 摄取呈弥漫性或结节状代谢增高，一般 $SUV_{max} > 2.5$ 甚至更高（图 10-22）。

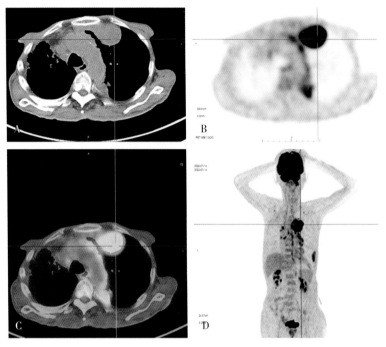

图 10-22 PET/CT 局限性胸膜间皮瘤。A. CT 左侧胸膜局限性增厚；B、C、D. 相应部位 PET、PET/CT 及 MIP 图可见结节状显像剂摄取明显增高

（武　瑜　何　鑫　牛瑞龙　温星星　王荣花

方娟娟　姜　磊　石　峰　赵振峰）

参考文献

［1］杜鑫，于磊，杨凌，等. NPTX1 在胸腺瘤患者中的表达及诊断价值［J］. 中国肺癌杂志，2021，24（01）：1-6.

［2］陈鹏飞，贡源源，耿阳，等. 胸腔镜下全胸腺切除治疗早期胸腺瘤的临床疗效分析［J］. 当代医学，2021，27（02）：143-144.

［3］MARX A, JOHN K C, JEAN M C, et al. The 2015 World Health Organization of tumors of the thymus：continuity and changes［J］. J Thorac Oncol, 2015, 10（10）：1383-1395.

［4］杨文平，丁重阳. 胸腺瘤误诊肺黏膜相关淋巴瘤~（18）F-FDG PET/CT 显像 1 例［J］. 中国临床研究，2016，29（10）：1405+1408.

［5］SHEN X, JIN Y, SHEN L, et al. Thymoma and thymic carcinoma associated with multilocular thymic cyst：a clinicopathologic of 18 cases［J］. Diagn pathol, 2018, 13（1）：41-45.

［6］YUAN D，GU Z，LIANG G，et al. Clinical study on theprognosis of patients with thymoma with myasthenia gravis［J］. Chin J Lung Cancer，2018，21（1）：1-7.

［7］MOHAMED K，NAVNEET N，JEFFREY L，et al. Stiles，Nasser K. Altorki. PS01.26：prognostic value of the new WHO thymoma classification：single institution cross validation study［J］. Journal of Thoracic Oncology，2016，11（11）：S284-S285.

［8］KAZUTOSHI H，TSUTOMU K，SHUNICHIRO M，et al. Analysis of surgical treatment of Masaoka stage Ⅲ-Ⅳ thymic epithelial tumors［J］. General thoracic and cardiovascular surgery，2018，66（12）：731-735.

［9］谈宇龙，王安，陆周一，等 . 468 例胸腺瘤患者的临床病理特征及预后［J/OL］. 中国胸心血管外科临床杂志：［2021-02-04］1-5.

［10］TOMIYAMA N，MÜLLER N L，Ellis S J，et al. Invasive and noninvasive thymoma：distinctive CT features［J］. Journal of computer assisted tomography，2001，25（3）：388-93.

［11］JEONG D Y，LEE K S，CHUNG M J，et al. JOURNAL CLUB：doubling time of thymic epithelial tumors correlates with world health organization histopathologic classification［J］. AJR. American journal of roentgenology，2017，209（4）：W202-W210.

［12］潘忠 . 前纵隔占位性病变的多层螺旋 CT 影像学表现和诊断意义［J］. 中国误诊学杂志，2020，15（10）：455-457.

［13］陈丽军 . 前纵隔占位性病变的多层螺旋 CT 影像学表现及诊断价值研究［J］. 临床研究，2019，27（07）：152-153.

［14］韩飞，戴天阳，曾培元，等 . 术前~（18）F-FDG PET/CT 纵隔淋巴结 SUV_{max} 在 Ⅲ A（N2）期非小细胞肺癌手术患者预后评估中的价值［J］. 山东医药，2019，59（07）：31-36.

［15］丁重阳，李天女 . 前纵隔肿瘤（18）F-FDG PET/CT 显像特征［J］. 中国医学影像技术，2014，30（04）：531-534.

［16］赵飞，杨明，黄承明，等 . 前纵隔胸腺瘤和淋巴瘤的~（18）F-FDGPET/CT 显像特征及鉴别诊断价值［J］. 医学影像学杂志，2016，26（04）：634-636.

［17］LIU Y. Characterization of thymic lesions with F-18FDG PET-CT：an emphasis on epithelial tumors［J］. Nucl med commun，2011，32（7）：554-562.

［18］PARK S Y，CHO A，BAE M K，et al. Value of 18F-FDG PET/CT for predicting the World Health Organization malignant grade of thymic epithelial tumors focused in volume-dependent parameters［J］. Clin Nucl Med，2016，41（1）：15-20.

［19］BENVENISTE M F，MORAN C A，MAWLAWI O，et al. FDG PET/CT aids in the preoperative assessment of patients with newly diagnosed thymic epithelial malignancies［J］. J Thorac Oncol，2013，8（4）：502-510.

［20］LIU P P，WANG K F，YI X，et. al. Racial patterns of patients with primary mediastinal large B-cell lymphoma：SEER analysis［J］. Medicine，2016，95（27）：e4054.

［21］ABOU-ELELLA A A，WEISENBURGER D D，VOSE J M，et al. Primary mediastinal large B-cell lymphoma：a clinicopathologic study of 43 patients from the Nebraska Lymphoma Study Group.［J］. Journal of clinical oncology：official journal of the American Society of Clinical Oncology，1999，17（3）：784-90.

［22］AZOUR L，MOREIRA A L，WASHER S L，et. al. Radiologic and pathologic correlation of anterior mediastinal lesions［J］. Mediastinum，2020，4：5.

［23］BARRINGTON S F，MIKHAEEL N G，KOSTAKOGLU L，et al. Role of imaging in the staging and response assessment of lymphoma：consensus of the international conference on malignant lymphomas imaging working group［J］. J Clin Oncol, 2014, 32：3048-3058.

［24］ZHAO Y, ZHAO H D. Surgical treatment and prognosis of thymic squamous cell carcinoma：a retrospective analysis of 105 Cases［J］. Ann Thorac Surg, 2013, 96（3）：1019-1024.

［25］HAKIRI S, KAWAGUCHI K, FUKUI T, et al. Verification of the diagnostic strategy for anterior mediastinal tumors［J］. Int J Clin Oncol, 2019, 24（4）：385-393.

［26］陈涛, 樊建中, 吴彩云, 等. 成人原发前纵隔恶性肿瘤的多模态成像影像表现及其应用价值［J］. 河北医科大学学报, 2020, 41（10）：1227-1230.

［27］ABDEL RAZEK A A, KHAIRY M, NADA N. Diffusion-weighted MR imaging in thymic epithelial tumors：correlation with World Health Organization classification and clinical staging［J］. Radiology, 2014, 273（1）：268-275.

［28］KITAMI A, SANO F, OHASHI S, et al. The usefulness of positron-emission tomography findings in the management of anterior mediastinal tumors. Ann Thorac Cardiovasc Surg［J］. Ann Thorac Cardiovasc Surg, 2017, 23（1）：26-30.

［29］齐梁煜, 黄盛才, 谢文华. 不同类型原发性前纵隔肿瘤~（18）氟 - 氟代脱氧葡萄糖 PET/CT 显像特征对比分析［J］. 广西医学, 2019, 41（13）：1642-1645.

［30］WATANABE T, SHIMOMURA H, MUTOH T, et al. Positron emission tomography/computed tomography as a clinical diagnostic tool for anterior mediastinal tumors［J］. Surg Today, 2019, 49（2）：143-149.

［31］MARX A, CHAN J K, COINDRE J M, et al. The 2015 World Health Organization classification of tumors of the thymus：continuity and changes［J］. J Thorac Oncol, 2015, 10（10）：1383-1395.

［32］MAKINO T, KONAKA H, NAMIKI M. Clinical features and treatment outcomes in patients with extragonadal germ cell tumors：a single-center experience［J］. Anticancer Res, 2016, 36（1）：313-317.

［33］沈训泽, 陶健, 王华, 等. 纵隔囊性成熟畸胎瘤的 CT 诊断［J］. 中国医学影像学杂志, 2013,（12）：903-906.

［34］沈勤, 吴楠, 李锐, 等. 荧光原位杂交技术在纵隔原发生殖细胞肿瘤病理诊断中的价值［J］. 临床与实验病理学杂志, 2016, 32（9）：985-988.

［35］采丽, 章如松, 时姗姗, 等. 纵隔原发生殖细胞肿瘤 56 例临床病理分析［J］. 临床与实验病理学杂志, 2018, 34（2）：162-166.

［36］陈恒, 黎毅仁. 右前纵隔成熟性囊性畸胎瘤侵及右肺中叶、心包［J］. 临床肺科杂志, 2009, 14（2）：255-256.

［37］甘新莲, 张景峰. 纵隔囊性病变的 CT 与 MRI 诊断［J］. 放射学实践, 2003, 18（6）：410-412.

［38］方如旗, 曹代荣, 翁淑萍, 等. 卵巢未成熟畸胎瘤的 CT、MRI 表现（附 8 例报告）［J］. 临床放射学杂志, 2012, 31（4）：541-544.

［39］赵帅, 程超, 左长京. ^{68}Ga-SSA/^{18}F-FDG PET/CT 联合显像在神经内分泌肿瘤诊治中的应用价值［J］. 中华核医学与分子影像杂志, 2020, 40（1）：47-51.

［40］YOKOYAMA T, TAKEHARA K, YAMAMOTO Y, et al. The usefulness of ^{18}F-FDG PET/CT in discriminating benign from malignant ovarian teratomas［J］. Int J Clin Oncol, 2015, 20（5）：960-966.

［41］RINDI G, KLIMSTRA D S, ABEDI-ARDEKANI B, et al. A common classification framework for neuroendocrine neoplasms：an International Agency for Research on Cancer（IARC）and World Health Organization（WHO）expert consensus proposal［J］. Mod Pathol, 2018, 31（12）：1770-178.

［42］HSU C, CHAN J K, YIN C, et al. Trends in the incidence of thymoma, thymic carcinoma, and thymic neuroendocrine tumor in the United States［J］. PLoS One, 2019, 14（12）：e227197.

［43］ARAKI T，NISHINO M，GAO W，et al. Anterior mediastinal masses in the Framingham Heart Study：prevalence and CT image characteristics［J］. Eur J Radiol Open，2015，2：6-31.

［44］段江晖，胡莹莹，孙宏亮，等.胸腺神经内分泌肿瘤的 CT 表现、病理及临床特征［J］.中国医学影像学杂志，2019，27（5）：351-359.

［45］JIA R，SULENTIC P，XU J M，et al. Thymic neuroendocrine neoplasms：biological behaviour and therapy［J］. Neuroendocrinology，2017，105：105-114.

［46］BOSMAN F T，CARNEIRO F，HRUBAN R H，et al. WHO Classification of tumors of the digestive system［M］. 4th ed. Lyon：IARC Press，2010：322-326.

［47］MARX A，CHAN J K，COINDRE J M，et al. The 2015 World Health Organization classification of tumors of the thymus：continuity and changes［J］. J Thorac Oncol，2015，10（10）：1383-1395.

［48］CARDILLO G，REA F，LUCCHI M，et al. Primary neuroendocrine tumors of the thymus：a multicenter experience of 35 patients［J］. Ann Thorac Surg，2012，94（1）：241-245.

［49］BELOUSOVA E，KARMAZANOVSKY G，KRIGER A，et al. Contrast-en-hanced MDCT in patients with pancreatic neuroendocrine tumours：correlation with histological findings and diagnostic performance in differentiation between tumour grades［J］. Clin Radiol，2017，72（2）：150-158.

［50］王杨迪，宋晨宇，石思雅，等.胃肠胰神经内分泌肿瘤的影像学研究进展［J］.放射学实践，2020，35（9）：1190-1195.

［51］赵帅，程超，左长京. ^{68}Ga-SSA/^{18}F-FDG PET/CT 联合显像在神经内分泌肿瘤诊治中的应用价值［J］.中华核医学与分子影像杂志，2020，40（1）：47-51.

［52］陈跃，霍力，兰晓莉，等. ^{68}Ga-DOTA- 生长抑素受体 PET/CT 神经内分泌肿瘤显像操作指南［J］.中国医学影像技术，2019，35（9）：1281-1284.

［53］蒋津津，徐俊彦，许晓平，等. ^{99m}Tc-HYNIC-TOC SPECT/CT 显像探测神经内分泌肿瘤肝转移灶的临床价值［J］.肿瘤影像学，2014，23（1）：14-18.

［54］SERGIEVA S，ROBEV B，DIMCHEVA M，et al. Clinical application of SPECT-CT with ^{99m}Tc-Tektrotyd in bronchial and thymic neuroendocrine tumors（NETs）［J］. Nuclear Medicine Review，2016，19（2）：81-87.

［55］KUS T，AKTAS G，KALENDER M E，et al. Complete response of a recurrent-metastatic liposarcoma with dedifferentiated histological features following the administration of trabectedin and review of literature［J］. J Cancer Res Ther，2015，11（4）：974-976.

［56］PIPERI E，TOSIOS K I，NIKITAKIS N G，et al. Well-differentiated liposarcoma/atypical lipomatous tumor of the oral cavity：report of three cases and review of the literature［J］. Head Neck Pathol，2012，6（3）：354-363.

［57］HENZE J，BAUER S. Liposarcomas［J］. Hematol Oncol Clin North Am，2013，27（5）：939-955.

［58］付润兰，宋法震，程爱萍.脂肪肉瘤的 ^{18}F- 氟代脱氧葡萄糖 PET-CT 显像特征［J］.浙江大学学报（医学版），2019，48（2）：193-199.

［59］CHOI J H，RO J Y. The 2020 WHO classification of tumors of soft tissue：selected changes and new entities［J］. Adv Anat Pathol，2021，28（1）：44-58.

［60］COINSRE J M. New WHO classification of tumors of soft tissue and bone［J］. Ann Pathol，2012，32（5Suppl）：S115-8116.

［61］Siegel R L，Miller K D，Jemal A. Cancer statistics，2016［J］. CA：a cancer journal for clinicians. 2016，66（1）：7-30.

［62］DE VITA A，MERCATALI L，RECINE F，et al. Current classification，treatment options，and new perspectives in the management of adipocytic sarcomas［J］. OncoTargets and therapy. 2016，9：6233-46.

［63］FLETCHER C D. The evolving classification of soft tissue tumours - an update based on the new 2013 WHO classification［J］. Histopathology. 2014，64（1）：2-11.

［64］LINCH M，MIAH A B，THWAY K，et al. Systemic treatment of soft-tissue sarcoma-gold standard and novel therapies［J］. Nature reviews Clinical oncology. 2014，11（4）：187-202.

［65］ITALIANO A，GARBAY D，CIOFFI A，et al. Advanced pleomorphic liposarcomas：clinical outcome and impact of chemotherapy［J］. Annals of oncology：official journal of the European Society for Medical Oncology. 2012，23（8）：2205-6.

［66］李元歌，陈武标，郁成. 脂肪肉瘤 CT 及 MRI 的影像特征与病理分型的对照分析［J］. 医学影像学杂志，2020，30（2）：303-307.

［67］YAMAMOTO H，SUGIMOTO S，MIYOSHI K，et al. The role of ^{18}F-fluorodeoxyglucose（FDG）-positron emission tomography / computed tomography（PET/CT）in liposarcoma of the chest wall［J］. Kyobu Geka，2014，67（1）：4-8.

［68］林翠君，李丽红，黄春榆，等. 脂肪肉瘤的 CT、MRI 表现与病理学对照［J］. 中国 CT 和 MRI 杂志，2015，13（8）：108-111.

［69］HOSHI M，OEBISU N，TAKADA J，et al. A case of dedifferentiated liposarcoma showing a biphasic pattern on 2-deoxy-2-f（18）-fluoro-d-glucose positron emission tomography/computed tomography［J］. Rare Tumors，2013，5（2）：95-97.

［70］周晓明，于澜，谷海燕，等. 原发腹膜后去分化脂肪肉瘤的 CT 表现及分型初探［J］. 临床放射学杂志，2015，34（11）：1791-1795.

第十一章　肺部疾病常用临床介入诊断技术

对呼吸系统疾病的病因进行尽可能全面的判断及评价，是临床呼吸专科医师以及相关学科医师所面临的重大挑战。对疾病的认识并非各个学科盲人摸象般相互割裂的片段，而应该是多学科综合探讨的有机整体。患者疾病的临床经过和初步的理化检查为疾病的诊断和鉴别诊断提供诊断思路，而全面的影像检查则为后续的有创操作提供精确引导。在呼吸系统疾病的诊断过程中，多种操作手段能够为临床诊断提供标本，主要途径为经支气管和经皮两种。经支气管途径是指各种类型的支气管镜检查（硬质支气管镜和可弯曲式支气管镜），经皮途径则包括胸腔穿刺、CT/ 超声引导下穿刺、内科胸腔镜等。此外，还有属于外科途径的电视辅助胸腔镜手术和开胸肺活检等。

上述操作手段获得的标本包括气道分泌物、支气管肺泡灌洗液、病灶刷检细胞、穿刺细胞 / 组织、病灶活检组织等，用于呈送实验室进行相应的化验。为了提高操作所获取标本的质量，还可进行快速现场细胞学评价（rapid on-site evaluation，ROSE）对标本进行质控，以提高上述部分介入操作的质量。下面简要讲解呼吸系统标本获取的主要介入手段。

一、支气管镜检查

Gustav Killian 于 1897 年将硬质支气管镜投入临床使用，这成为介入呼吸病学的开端。然而，早期硬质支气管镜操作范围有限，且患者耐受差，成为该技术发展推广的重要瓶颈。直到日本国立癌症研究中心的池田茂人教授联合町田和奥林巴斯等厂商一起，研究开发出可弯曲式支气管镜，大幅度拓展了操作范围，并让更多患者能够有效耐受操作，同时使得介入呼吸病学获得长足发展。然而硬质支气管镜并未被淘汰，而是作为一种有效的气道管理途径，与可弯曲支气管镜以及其他介入器械联合，进行更加高级的诊疗操作。同时，硬质支气管镜自身也在根据临床需要不断进行演化发展，比如为了获得更好插入效果而将插入部改为弧形的冯氏硬镜等。

二、气道分泌物吸引

吸取气道分泌物是可弯曲式支气管镜的基本诊疗操作，既能获取气道分泌物标本，又能清理气道，通畅引流，改善通气，兼具诊断和治疗两种作用。在支气管镜下操作期间，能够直接观察到气道内的病变以及分泌物在气道内的来源，从而确认病灶部位和性质。所获得的标本与痰液相比，能够避免上呼吸道菌群对气道分泌物的污染，从而能够更加准确地反应病变性质。同时，对于建立人工气道的患者，使用支气管镜联合振动排痰等技术能够显著增加气道分泌物的廓清量，从而有效引流，改善肺不张。

吸引操作方法简单，支气管镜和吸引管路之间连接好用于存取标本的集痰器即可进行（图 11-1）。所获标本反映近端气道和远端肺组织的病变性质，送检主要以微生物检查为主，包括细菌、真菌的培养和直接镜检，以及一些特殊染色涂片的镜检（抗酸染色等）。也可以对痰液进行细胞学检查，比如观察嗜酸性粒细胞、肿瘤细胞等特殊细胞类型，为累及气道的免疫相关疾病提供诊断依据。

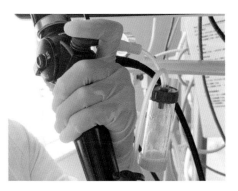

图 11-1　下呼吸道分泌物吸引

三、支气管肺泡灌洗

支气管肺泡灌洗（broncho-alveolar lavage，BAL）是指通过支气管镜向支气管肺泡内注入生理盐水并进行抽吸（图 11-2），收集肺泡表面液体（诊断性）并清除充填于肺泡表面的物质（治疗性），进行炎症和免疫细胞及可溶性物质的检查，达到明确诊断和治疗的目的[1]。从支气管肺泡灌洗液（broncho-alveolar lavage fluid，BALF）中可获得细胞、蛋白质、微生物、细胞因子、生物活性介质等多种信息，因

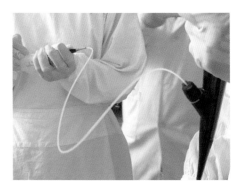

图 11-2　支气管肺泡灌洗操作

此 BAL 成为诊断肺部疾病（包括感染、肿瘤、间质性疾病等）的重要手段，甚至被称为"液体活检"。

BALF 的基本检查是细胞分类计数和 T 淋巴细胞亚群[2]，前者采用瑞氏染色或 HE 染色后计数，后者一般采用间接免疫荧光法。细胞学分类指标在不同疾病中会出现不同的改变，从而为诊断提供鉴别依据。例如：淋巴细胞计数≥25% 通常提示肉芽肿性肺病；嗜酸性粒细胞计数≥25% 且结合临床表现可诊断嗜酸粒细胞性肺病；中性粒细胞计数≥50% 提示急性肺损伤、吸入性肺炎或化脓性感染可能性大；CD_4^+/CD_8^+ 比值≥3.5 并结合相应临床表现则可诊断肺结节病。

除了细胞的分类计数，镜检 BALF 形态学也是重要的检查内容，往往能够直接提供诊断依据[3]。对于可在光镜下直接观察到的临床病原微生物，例如肺孢子菌、真菌孢子、真菌菌丝、荚膜、寄生虫、噬菌细胞或大量细菌、病毒包涵体等，可以直接诊断相应疾病。对细胞本身的形态特征也需要进行判别，如发现肿瘤细胞和原始血液细胞则能够对于诊断相应的肿瘤或血液疾病提供细胞学证据。但常规瑞氏或 HE 等染色方案对于更加全面的诊断毕竟作用有限，还需要六胺银、PAS 等特殊类型染色，并酌情选择免疫组化和流式细胞等检测来进行深入判断。

四、经支气管镜刷检与活检

刷检（图 11-3）和活检（图 11-4）都是通过支气管镜的操作孔道进行部署操作，对支气管管腔内病变或支气管远端肺组织获取标本并进行送检分析。为了获取更大尺寸的肺活检标本，对于有指征的患者可以使用经支气管冷冻肺活检[4]。其与普通活检的区别在于，冷冻肺活检使用专门的冷冻探头而非普通的活检钳。将冷冻探头伸入目标区域，启动冷冻数秒之后即将冷冻黏附在探头上的肺组织连同整个操作装置一起拔出。这一操作适用于支气管内活检（endobronchial cryobiopsy，EBCB）和经支气管肺活检（transbronchial cryobiopsy，TBCB）。由于 EBCB 所获得的标本量大于传统活检，诊断效率高，虽然轻中度出血发生率较高，但严重出血发生率并没有显著增加，因此目前建议如对管腔内可视病变使用活检钳获取标本不满意时，可使用EBCB。对于间质性肺疾病的诊断来说，TBCB 相对外科肺活检具有较低的操作并发症发生率，而且费用较低，同时也具备较好的诊断阳性率，可以作为间质性肺疾病的组织病理学获取手段。同时，TBCB 还被推荐用于诊断外周肺小结节和肺移植术后的排异监测。

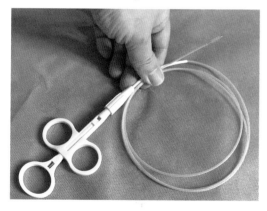

图 11-3　细胞刷

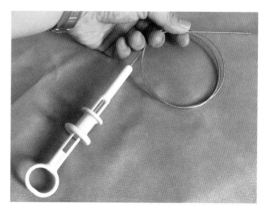

图 11-4　活检钳

五、经支气管镜穿刺

对于支气管管腔旁的病变，包括邻近支气管的淋巴结和肿块，可以使用细针穿刺获取组织和细胞标本，从而明确病灶性质。可以在没有现场引导技术的情况下，依靠操作前的定位对目标区域进行穿刺，也可以使用现场引导技术进行穿刺操作。穿刺的引导技术主要为内镜前端搭载的电子凸阵多普勒超声，不但能够同时显示穿刺针和目标淋巴结，还能显示淋巴结中的血管位置，避免穿刺损伤。

六、经皮肺穿刺活检

经皮穿刺活检在肺、胸壁、肺门和纵隔疾病的诊断和治疗中发挥着至关重要的作用，其中包括肿瘤和非肿瘤性疾病[5]。依据活检针类型，该操作分为细针抽吸活检（fine needle aspiration，FNA）和切割针活检（core needle aspiration，CNA）两种。前者采用抽吸针，获取细胞学标本用于疾病诊断；后者采用切割针，直径一般大于抽吸针，用于获得较大的组织标本。通常采用同轴技术穿刺，可以在影像学实时引导下穿刺多次取样，减少损伤。该方法能够在出现气胸或出血并发症时，通过同轴通道进行抽吸或注射药物，还能提供保护性取材通路，降低肿瘤种植转移风险。

支气管镜活检对支气管的依赖性较高，如病灶与支气管没有直接相关，一般较难通过此途径获取标本。而经皮穿刺活检则相对灵活，特别是在 CT 实时引导下，活检范围较支气管镜大为扩展。对于需明确性质的孤立或多发的结节或肿块、肺实变，怀疑恶性的肺结节，支气管镜无法明确诊断的局灶性肺病变、肺门肿块、纵隔肿块、怀疑恶性淋巴结等，都可通过经皮穿刺活检获取病理标本予以明确。

七、内科胸腔镜

对于各种原因引起的胸腔积液和胸膜疾病，内科胸腔镜是重要的诊疗手段（图 11-5）。内科胸腔镜在局部麻醉下即可进行，也可根据情况对患者进行静脉镇静。该操作使用前端可弯曲的半硬质内科胸腔镜，但在一些条件不足的医疗机构，可以使用电子或纤维支气管镜进行替代。通过操作孔道，可以使用活检钳、穿刺针和其他附属操作设备，获取脏层或壁层胸膜用于组织病理学诊断。适合使用内科胸腔镜进行诊治操作的疾病为脓胸、结核性胸膜炎、胸膜间皮瘤、胸膜转移瘤等。

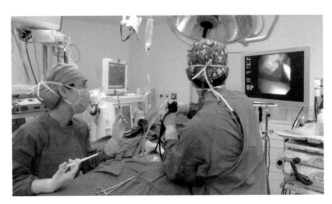

图 11-5 内科胸腔镜操作

八、标本质控技术

为了确保获取标本的质量，建议有条件的操作中心在操作期间对标本进行质控，即快速现场评价（rapid on-site evaluation，ROSE）[6]。这是使用快速染色手段，在操作

第十二章　冠　心　病

冠心病（coronary artery heart disease，CHD）是严重威胁现代人类生命健康的头号杀手，在全球范围内具有较高的发病率和死亡率，它也是中国居民死因构成比中上升最快的疾病。心脏本身承担着维持生命活动的重要作用，即"泵"功能，维持机体各器官、组织的血液供应。在心脏发挥"泵"功能的同时，其本身心肌组织也要通过冠状动脉（简称"冠脉"）对心肌组织进行供血、供氧。若要全面认识冠心病内涵和做出科学治疗决策治疗，不仅要考虑冠脉解剖病变，即狭窄（stenosis），还要重视病变冠脉的病理生理机制所导致的结果，即冠脉的血流动力学功能（hemodynamic function）。由于冠脉狭窄而导致心肌缺血、缺氧，这是冠心病发生、发展历程中具有重大意义的转折点。目前临床上应用最为普及，并且能无创、直观地反映心肌血流灌注、代谢的分子影像检查手段是 SPECT 和 PET，可实现心肌灌注显像、心肌代谢和神经分布显像等过程。以核医学分子影像为代表的技术是国际公认的无创性冠心病诊断、危险度分层和预后评价手段，可以从心肌缺血有无、心肌血流储备、心肌缺血和（或）梗死的范围和程度来早期诊断冠心病心肌缺血并反映其危险度，亦可准确地评价各种手段治疗 CHD 的疗效，也能通过存活心肌显像准确评价心肌组织的状态，为血运重建治疗提供重要参考，包括心肌灌注和代谢显像等在内的核医学分子影像在心血管疾病领域中已经形成了一门独立的分支学科——核心脏病学（nuclear cardiology）。

第一节　概　述

熟悉和掌握有关 CHD 的解剖、病理、病理生理和生物化学基本知识和概念，对深入理解疾病临床表现、影像和实验室检查结果以及准确诊断至关重要。本节重点介绍 CHD 相关的一些基本概念和内涵。

一、冠状动脉粥样硬化（coronary atherosclerosis）

粥样硬化是冠脉最常见的疾病之一，病变范围可表现为局限性和（或）弥漫性，随着疾病进程和冠状动脉粥样硬化斑块的进展，可逐渐发生不同程度的冠脉狭窄。冠状动脉粥样硬化的基本病理过程包括脂纹（fatty streak）、纤维斑块（fribous plaque）和粥样斑块（atheromatous plaque）3 个阶段，粥样斑块是其典型病理改变。在粥样硬化斑块中，有些即使没有产生管腔的明显狭窄，但由于斑块自身不稳定，在一定条件刺激下也可发生破裂，其内容物的释放能造成急性血栓形成而造成冠脉管腔极重度狭窄和（或）闭塞，心肌由于急性而严重的缺血而发生心肌梗死，这是临床上大多数急性心肌梗死（acute myocardial infarction，AMI）发生的基本机制。因此，对于纤维斑块和粥样斑块还可发生继发性改变，包括斑块出血、破裂和血栓形成、钙化、动脉瘤形成和管腔狭窄。对于稳定性的冠状动脉粥样硬化所导致的狭窄，在 35～55 岁发展较快。60 岁之前，男性的冠脉狭窄发展较快，显著高于女性；而 60 岁之后，男女检出率相近。从累及部位来看，以冠脉左前降支（left anterior descending）为最高，其次为右冠脉（right coronary artery，RCA）主干、左主干（left main，LV）或左旋支（left circumflex，LCX）、后降支。

二、冠脉狭窄的分级

在冠脉造影（coronary angiography，CAG）中，狭窄程度按照其与邻近的、非疾病的血管段的直径相比减少的百分比进行分级。一般由操作者半定量评估狭窄程度。虽然这需要一些实践和经验，但对狭窄程度的视觉评估是一种相对准确的方法，其结果类似于基于计算机的定量狭窄测量。一般将冠脉狭窄依据视觉判断分成以下情况：

（1）≤25%：轮廓不规则或弥漫性，非梗阻性冠脉硬化。

（2）25%～50%：轻度狭窄。

（3）50%～75%：中度狭窄。

（4）＞75%：重度狭窄。

（5）100%：完全闭塞。

应注意的是，以上分级评价是基于狭窄的直径，而不是基于血管横截面 / 腔的减少。

三、冠脉血流和血流储备

心肌本身的正常舒缩活动依赖于冠脉供血，血氧的供需平衡是心脏发挥正常功能的关键决定因素。由于心脏本身也是在周期性的舒张和收缩，心肌收缩对冠脉有挤压作用，因此，冠脉血流在心脏的收缩期和舒张期存在明显的差异。另外，心脏的氧耗取决于心率、收缩压和左室收缩力。在心肌耗氧量一定时，冠脉的自我调节作用可保障心肌局部血流供应基本恒定。正常血流动力学状态下，机体静息状态下的冠脉血流量平均为 0.7～1.0 ml/（min·g），在负荷状态下，冠脉血流可增加 3～5 倍，这种能力被称为冠脉血流储备（coronary flow reserve，CFR）。CFR 是全冠脉循环（心外膜冠脉和微血管）灌注能力的代表，从解剖占比而言，微血管占冠脉树的 95% 以上，因此微血管舒张能力是 CFR 的主要权重因素，冠脉微血管功能障碍（coronary microvascular dysfunction，CMD）常导致 CFR 降低，而心外膜冠脉狭窄不一定会导致 CFR 减低。在心外膜冠脉无明显狭窄的情况下 CMD 也可导致 CFR 减低。此时，CFR 减低代表 CMD[1]。

四、CHD

CHD 是因冠脉狭窄和（或）功能性改变致心肌缺血、坏死而引起，也被称作缺血性心脏病（ischemic heart disease，IHD）。冠状动脉粥样硬化是 IHD 最常见的致病原因。IHD 心肌缺血、缺氧的主要原因包括冠脉供血不足和心肌耗氧量增加二者之间的供需不平衡。前者病因包括冠脉狭窄和（或）痉挛性功能性改变或 CMD，后者病因包括血压骤升、情绪激动、体力活动增加和心动过速等导致心肌负荷增加，进而对供血供氧的需求增加。

五、心绞痛和心肌梗死

心绞痛（angina pectoris）和心肌梗死（myocardial infarction，MI）是 CHD 常见的临床表现。心绞痛是因为心肌短时间内、暂时性缺血缺氧所致的一类临床综合征。在临床上，典型心绞痛一般应包括三项内容：①胸骨后胸痛或不适；②劳力性或易为情绪激动所诱发；③休息和（或）含服硝酸甘油可缓解。不典型心绞痛，缺少典型心绞痛三项中的一项特征的胸骨后胸痛或不适。非心绞痛，典型心绞痛三项特征均不具备或仅具备一项特征。MI 是由于冠脉供血中断，心肌发生持续缺血缺氧而导致的心肌细胞坏死，其临床表现常为严重而持续的胸骨后疼痛，服用硝酸甘油和休息后也未能完全缓解，可并发心律失常、休克和急性左心衰竭，甚至发生心性死亡。根据 MI 的深度一般分为非透壁和透壁性，前者主要累及室壁内层的三分之一心肌，后者主要累及全层或超过室壁的三分之二。心肌梗死病理上属于贫血性梗死，大体肉眼上一般梗死超过 6 小时才能分辨，镜下病理过程随时间推移包括心肌细胞凝固性坏死、核碎裂，间质水肿和周边充血出血，7 天~ 2 周，周边肉芽组织生长和长入，大约 3 周后肉芽组织逐渐机化，形成纤维瘢痕[2]。

六、心肌的能量代谢

在正常情况下，脂肪酸是心肌细胞代谢的主要能量来源，是心肌优先利用的能量代谢底物，占腺苷三磷酸（adenosine triphosphate，ATP）供给总量的65%左右，葡萄糖和乳酸提供心肌所需能量的30%左右。空腹、有氧条件下，心肌细胞以脂肪酸的有氧氧化利用为主。在进食后，随着血浆胰岛素水平升高，心肌细胞脂肪酸代谢受抑制而转向利用葡萄糖代谢为主。就单位摩尔的碳氧化所产生的 ATP 量而言，脂肪酸比葡萄糖大约高出 29%，而就消耗单位摩尔的氧所产生的 ATP 量而言，葡萄糖比脂肪酸高出约 12%。因此，在缺血、缺氧时，脂肪酸就不能像葡萄糖那样成为心肌高效的能源底物。所以一旦缺血、缺氧，心肌细胞迅速从脂肪酸有氧代谢为主转向葡萄糖的无氧酵解[3]。

七、心力衰竭与慢性缺血性心脏病

心力衰竭（简称"心衰"）是由于心脏结构或功能异常导致心室充盈或射血能力受损的一组复杂临床综合征，该病主要临床表现为呼吸困难和乏力（活动耐量下降），以及液体潴留（肺淤血和外周水肿）。心衰为各种心脏疾病的严重和终末阶段，发病率较高，是当今最重要的心血管病之一。病因以冠心病居首，其次为高血压，风湿性心脏瓣膜病比例则下降，其主要死亡原因依次为左心功能衰竭（59%）、心律失常（13%）和猝死（13%）[4]。慢性缺血性心脏病，是心衰的主要病因之一，它是历经长期缺血导致心肌受损（顿抑、缺血、冬眠和梗死）而进行性发展的充血性心衰，患者既往多有心绞痛病史。心脏出现扩大、心腔扩张，常伴有多灶性心肌纤维化、瘢痕。镜下病理改变多见严重的心肌纤维化，心肌细胞肥大或萎缩。

八、心肌顿抑、缺血、冬眠与梗死

当冠脉供血减少或心肌对能量的需求增加却得不到满足时，即可发生心肌缺血。心肌缺血性的损伤是一个从可逆性到不可逆性的动态变化过程，心肌因缺血的程度、速度、持续时间以及缺血后有无再灌注或是否有侧支循环供应，可出现三种情况：顿抑心肌、冬眠心肌和梗死心肌。在实际临床情形中，三种情况可能交叉、交替，并可能共存。顿抑心肌（stunning myocardium）和冬眠心肌（hibernating myocardium）均属于存活心肌（viable myocardium），尽早行血运重建术，恢复其血液供应，则可改善或者恢复其局部功能，左心室整体功能也可得到改善，心室重构可得到逆转，并改善患者的长期预后。因此，在临床实践中，及时改善和恢复冠脉血流，阻止心肌从可逆性损伤向不可逆性损伤发展是治疗的关键和目的所在。准确地鉴别存活心肌和梗死心肌，对临床治疗方案的制订、再血管化适应证的选择，估测疗效和判断预后有极其重要的临床意义。

九、CHD 的先验概率

对于一个可疑 CHD 患者在未做任何检查的情况下，根据其年龄、性别和症状做出有无 CHD 的可能性推断，得出的概率，称为 CHD 的先验概率。一般采用表 12-1[5]。推测患 CHD 的先验概率有助于合理选择诊断和评估 CHD 的相关检查。

表 12-1　慢性冠脉综合征指南冠心病可能性的先验概率

年龄（y）	典型心绞痛		非典型心绞痛		非心绞痛		呼吸困难	
	男性	女性	男性	女性	男性	女性	男性	女性
30～39	3%	5%	4%	3%	1%	1%	0%	3%
40～49	22%	10%	10%	6%	3%	2%	12%	3%
50～59	32%	13%	17%	6%	11%	3%	20%	9%
60～69	44%	16%	26%	11%	22%	6%	27%	14%
>70	52%	27%	34%	19%	24%	10%	32%	12%

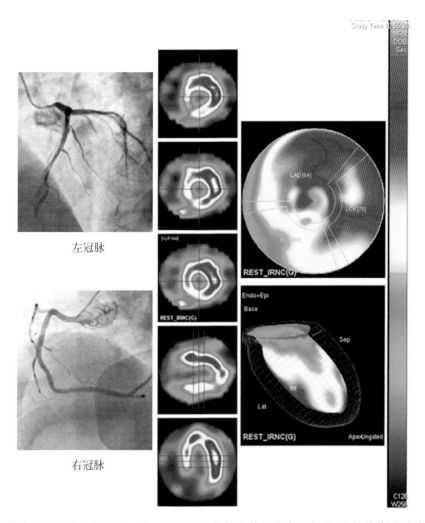

左冠脉

右冠脉

图 12-2　冠脉造影阴性心肌梗死。男，58 岁。间断性心前区疼痛 2 个月。2 月前曾因剧烈胸痛就诊当地医院，根据 ECG 和心肌酶诊断为急性心肌梗死，行药物治疗。左图 CAG 示阴性；右图为静息 MPI，见部分下侧壁、大部分下壁及下间壁显像剂分布明显稀疏，以下壁、下间壁为著，提示上述部位非透壁性心肌梗死

学医学院在 620 例疑似 ACS 患者中进行的一项研究报告，检测 AMI 的敏感性为 92%（54/59），特异性为 67%（376/561）[14]。但静息 MPI 预测是否需要血运重建的诊断能力较低：敏感性为 81%（47/58），特异性为 74%（416/562）。在一项随机试验中，Udelson 等报道，在标准护理中增加静息 MPI 可以减少不必要的入院次数，而不会增加急性心肌缺血患者的意外出院[14]。

2. 负荷 MPI　Conti 等评估了 306 名疑似 ACS 且初步检查结果正常的患者在早期分诊中负荷 MPI 的实施情况，预测 6 个月内发生重大冠心病或不良事件的敏感度和特异度分别为 94%（45/48）和 77%（198/258）[16]。2007 年，在一项针对无 AMI 证据的低风险患者的随机试验中[17]，研究人员将负荷 MPI 与 CCTA 进行了比较，他们发现 MPI

和 CCTA 的诊断性能是相当的，但 CCTA 组的诊断时间和成本都有所减少。

^{99m}Tc 标记灌注显像剂的 MPI 常用于诊断疑似 ACS 的胸痛。有报道称，急性期 SPECT MPI 可用于高风险区域心肌的显像，以及后续随访对心肌挽救的评估显像[18]。ACS 早期 MPI 对危险分层具有重要意义。据报道，MPI 与心电门控相结合可提高诊断性能[19]。^{123}I- 间甲氧基苄基胍（^{123}I-BMIPP）心肌脂肪酸代谢显像诊断急性心肌梗死的准确性与心肌灌注显像相当。与静息 MPI 相比，^{123}I-BMIPP 对不稳定型心绞痛的诊断准确率更高[20]。静息状态下使用 ^{123}I-BMIPP 心肌显像对早期 ACS 患者非常有用，因为负荷测试很难进行[21]。但受限于药物的来源，^{123}I-BMIPP 心肌显像目前在国内尚未能应用于临床。

第三节　慢性冠状动脉综合征

一、概述

慢性冠状动脉综合征既往称为稳定性冠心病（stable coronary artery disease，SCAD）。2019 年欧洲心脏病学会（European Society of Cardiology，ESC）重新定义冠心病，将其更新为慢性冠状动脉综合征（chronic coronary syndrome，CCS）。此次修订是基于冠心病是一个动脉粥样硬化斑块积累和冠脉循环功能改变的动态变化过程，疾病过程中有相对稳定期，也可由于斑块破裂和（或）斑块侵蚀等不稳定因素导致急性过程，该定义强调了冠心病发展过程的动态性。这一新分类更能准确反映出冠心病动态演变的病理生理特征，表明非急性期的稳定只是相对的，随时都有发展至 ACS 的风险，以警示临床医生要更加重视冠脉疾病的长期管理[22]。

二、临床表现

CCS 最常见的六种临床情形包括：①疑似 CHD 和有"稳定"心绞痛症状，无论是否呼吸困难的患者；②新出现的心力衰竭或左心室功能障碍，怀疑 CHD 的患者；③在 ACS 后 1 年内无症状或症状稳定的患者，或近期行血运重建的患者；④无论有无症状，在最初诊断或血运重建后 1 年以上的患者；⑤心绞痛、疑似血管痉挛或微循环疾病的患者；⑥筛查时发现冠心病的无症状患者。ESC CCS 指南首次提出了 CHD 的六步诊断流程：①评估症状体征→疑诊不稳定性心绞痛→遵循 ACS 指南；②评估患者生活质量及合并疾病→若血运重建无效→药物治疗；③一般检查（生化、静息心电图等）→左心室射血分数（LVEF）<50%→相关检查及治疗；④评估 PTP 与冠心病的临床可能性→其他原因所致胸痛→适当治疗及检查；⑤根据冠心病的临床可能性选择相关的影像学或功能学检查；⑥评估不良事件风险，指导后续治疗。

当 CCS 发展到心力衰竭阶段，在原有慢性心脏疾病基础上逐渐出现心力衰竭症状、体征的为慢性心力衰竭。慢性心力衰竭症状、体征稳定 1 个月以上称为稳定性心力衰竭。慢性、稳定性心力衰竭恶化称为失代偿性心力衰竭，如突然发生则称为急性心力衰竭，急性心力衰竭的另一种形式为心脏急性病变导致的新发急性心力衰竭。

三、病理学基础

CCS 最常见的病因是粥样斑块阻塞冠脉，引起冠脉不同程度的狭窄，甚至闭塞，引起不同程度的心肌缺血、梗死。但随着对冠心病发病机制的研究和认识的深入，目前已明确，除了冠脉粥样硬化，冠脉痉挛、冠脉微血管功能障碍也是其重要的发病机制，可以合并粥样硬化或单独存在。基本概念参见本章第一节相关内容。

缺血性心力衰竭是 CCS 进展的晚期阶段，其主要发病机制之一为在 CCS 的基础上，急慢性严重缺血打击所致的心肌病理性重构。导致心力衰竭进展的两个关键过程：一是心肌死亡（坏死、凋亡和自噬等）的发生，如 AMI 和长期慢性缺血导致心肌细胞凋亡，二是神经内分泌系统过度激活所致的系统反应，其中肾素 - 血管紧张素 - 醛固酮系统和交感神经系统过度兴奋起着主要作用。切断这两个关键过程是心力衰竭有效预防和治疗的基础。

四、影像学表现

（一）常规影像表现

1. 超声心动图　是冠心病诊断最常见、最方便的无创检查方法，临床医师对此也最熟悉。超声心动图能准确观察心腔大小、室壁厚度、室壁运动及其功能测定，但普通超声心动图对冠心病诊断的灵敏度和特异性相对较差，它是通过观察室壁运动是否存在节段性异常而诊断冠心病的。一般而言只有在静息条件下心肌缺血严重和（或）发生了急性梗死或陈旧性梗死，在超声上才有阳性发现。对于一般的冠心病（仅负荷情况下血流储备减低）者而言，必须借助负荷超声心动图才能通过室壁运动加以明确诊断（图 12-3）。超声心肌声学造影、心室造影以及斑点追踪定量技术有助于提高诊断的灵敏度和准确性。

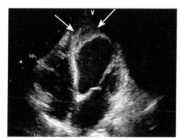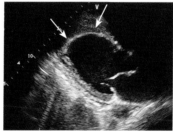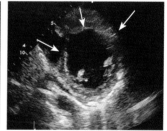

图 12-3　心肌梗死伴心腔内血栓形成超声心动图。箭头所指广泛心肌壁明显变薄，运动明显减低 - 无运动，心尖部心腔见附壁血栓形成

2. CCTA　是近十几年随着多排螺旋 CT 技术的快速发展而兴起的一项无创性心脏影像诊断手段，特别是 64 层以上螺旋 CT 的出现，使得 CCTA 发展迅速、在临床上应用日益广泛（图 12-4）。对于 CCTA 而言，其优势在于无创性显示冠脉形态、血管

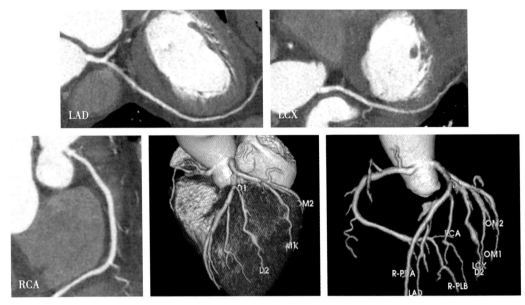

图 12-4　正常 CCTA。冠脉各主要分支光滑，无明显狭窄，冠脉起源正常

起源、狭窄的部位和程度、斑块性质和数量，与 CAG 相对比，CCTA 对冠脉狭窄诊断的灵敏度、特异性和阴性预测值均在 90% 以上，但阳性预测值相对较低。由于其相对低的阳性预测值且尚不能十分精确确定管腔狭窄程度，目前 CCTA 对狭窄判断的准确性还不如有创的 CAG，尚不能取代 CAG 成为评价冠脉狭窄的"金标准"。现阶段认为其阴性预测值较高，结果阴性对冠心病排除能力较强，同时它对于斑块性质的判断被认为是一种有希望的手段。但是同 CAG 一样，CCTA 同样对狭窄血管的病理生理学意义的评价作用有限，即 CCTA 发现冠脉狭窄后，其对心肌缺血的预测价值有限，它对心肌缺血预测的可靠性随管腔狭窄程度的增加而增加。广泛或较大结节状冠脉钙化对 CCTA 管腔狭窄程度判断的准确性影响较大，甚至可造成无法判断。另外，频发早搏和心率较快（>65 bpm）对成像质量影响较大、容易产生运动伪影；甲亢、糖尿病患者服用二甲双胍、肾功能受损者则禁忌检查。若不能采用前瞻性采集技术，回顾性采集造成相对高的辐射剂量也是限制其应用的重要因素，但随着 CT 技术的发展，这方面限制逐渐解决。

3. CAG 是目前诊断冠脉狭窄的"金标准"，至今它的地位无可否认和动摇，随着桡动脉入路的普及和器械精细化程度的提高，CAG 在操作上更为方便、快捷（图 12-5）。但 CAG 也不能全部代替其他检查，也不等于"冠心病"的全部诊断内容。CAG 也有一定的适应证和禁忌证，并具有一定的与操作相关并发症和死亡的发生率。同 CCTA 一样，CAG 对于狭窄血管的病理生理学意义评价作用有一定的限制。近些年一些基于 CAG 基础的冠脉生理学和斑块解剖学评价手段也不断出现，丰富了 CAG 的诊断内涵，如有创的血流储备分数（flow fraction reserve，FFR）、血管内超声（intravenous

（2）¹⁸F-FDG PET 心肌代谢：左心功能明显减低（LVEF≤35%）、冠脉左主干和（或）多支病变患者，目的是做存活心肌检测，确定冬眠、梗死心肌的数量，术前协助筛选合适的 CABG 患者和协助预测手术效果和预后。

3. 图像表现

（1）负荷 / 静息心肌灌注显像：通常根据负荷显像和静息显像的对比分析，对显像结果进行分类，见表 12-3。典型可逆性心肌缺血图像表现见图 12-6。

根据负荷 / 静息心肌灌注显像结果可进行如下分类。

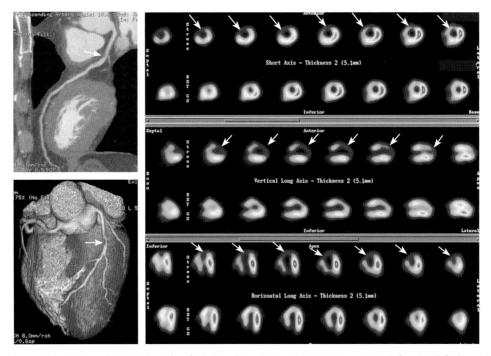

图 12-6　男，54 岁。胸闷憋气一周。高血压 2 年，CCTA 示 LAD70%～75% 狭窄。运动负荷：3 级，心率：126 bpm，血压：160/90 mmHg。左侧为冠脉 CT：箭头所指见 LAD 中度狭窄。右侧为 SPECT 心肌灌注显像：1、3、5 排为运动负荷显像，2、4、6 排为静息显像，箭头所指见前壁、前间壁、心尖大面积心肌缺血

表 12-3　负荷 / 静息心肌灌注显像类型及其临床意义

图像表现		类型	临床意义
负荷显像	静息显像		
正常	正常	正常	排除心肌缺血
节段性稀疏 / 缺损	完全恢复正常	可逆型	心肌缺血
节段性稀疏 / 缺损	稀疏 / 缺损（无明显变化）	不可逆型	心肌梗死
节段性稀疏 / 缺损	稀疏 / 缺损（范围和程度缩小）	混合型	心肌梗死伴缺血

续表

图像表现		类型	临床意义
负荷显像	静息显像		
通常不做	斑片状稀疏（同时伴有左心扩大、室壁变薄、LVEF 减低，室壁运动弥漫性减低）	花斑型	扩张性心肌病
通常不做	斑片状稀疏（多发小片状稀疏，不按心肌节段分布）	花斑型	心肌炎
通常不做	较大范围节段性稀疏/缺损（同时可伴有左心扩大，LVEF 降低，室壁运动节段性减低）	——	缺血性心肌病

（2）心肌灌注显像提示患者为高危人群的图像表现归纳如下：

1）多支血管病变所致的多发性灌注缺损；

2）负荷心肌灌注显像表现为广泛的灌注缺损；

3）广泛可逆性灌注缺损；

4）负荷显像与静息显像相比，出现一过性左室扩张（TID）；

5）门控心肌灌注显像计算 LVEF<40%；

6）门控心肌灌注显像计算 EDV、ESV 增加，尤其 ESV>100 ml（一般正常<70 ml）；

7）^{201}Tl（铊）心肌灌注显像发现肺摄取 ^{201}Tl 增加。

MPI 与 CAG 既有联系、又有区别，见表 12-4。

表 12-4　MPI 与 CAG 的区别与联系

CAG	MPI	区别与联系
–	–	既无冠脉明显狭窄又无心肌缺血。
+	+	狭窄的冠脉造成了心肌缺血。
–	+	此时 MPI 一定是假阳性吗？ 并非全部如此。冠脉痉挛、血栓自溶等已造成的心肌损伤仍可存在，虽然冠脉狭窄已经消失；冠脉微血管病所导致的心肌缺血。
+	–	此时 MPI 一定是假阴性吗？ 狭窄的冠脉尚未导致血流受损（非功能相关性狭窄）；虽然冠脉狭窄严重但侧支循环丰富仍正保障心肌血流和细胞功能。

　　CAG（–）：冠脉无狭窄或狭窄<50%；CAG +：冠脉狭窄≥50%；MPI（–）：负荷 - 静息 MPI 均正常；MPI+：负荷显像异常，静息 MPI 正常或异常。

　　（3）存活心肌显像（myocardial viability imaging）：如果静息心肌灌注显像有明显的放射性减低区或者缺损区，则需要行心肌代谢显像，从而根据患者有无存活心肌、存活心肌的量来决定是接受药物治疗还是血运重建术，并估测患者的预后。此过程称为存活心肌显像，根据显像结果，可分为以下四种情况[24]：

　　1）心肌灌注减低区对 ^{18}F-FDG 的摄取正常或明显增加，称为"灌注 - 代谢不匹配（mismatch，MM）"，表明心肌存活，经血运重建术后，局部室壁运动可以得到改善（图 12-7）。

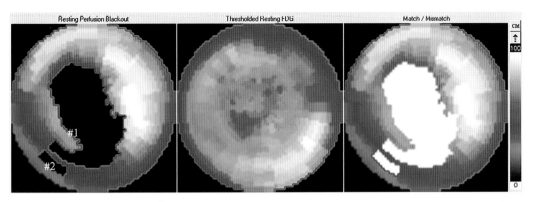

图 12-7 冬眠心肌。左图：^{13}N-氨水 PET 静息心肌灌注图像变黑靶心图（黑色部分为血流减低区域）；中图：^{18}F-FDG PET 心肌代谢靶心图；右图：心肌灌注和代谢比较靶心图（白色区域为灌注-代谢不匹配区域，为冬眠心肌区域）

2）心肌灌注减低区对 ^{18}F-FDG 摄取亦减低，称"灌注—代谢匹配（match，M）"，表明心肌梗死，经血运重建术，局部室壁运动得到改善的可能性很小（图 12-8）。

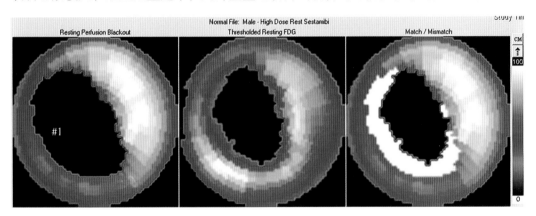

图 12-8 透壁性心肌梗死与冬眠心肌。左图：^{13}N-氨水 PET 静息心肌灌注图像变黑靶心图（黑色部分为血流减低区域）；中图：^{18}F-FDG PET 心肌代谢靶心图（黑色为无明显代谢区域）；右图：心肌灌注和代谢比较靶心图（黑色区域为灌注-代谢匹配减低，为透壁性梗死；白色区域为灌注-代谢不匹配区域，为梗死区周围冬眠心肌）

3）心肌代谢显像较灌注略有改善，定义为灌注/代谢部分不匹配，通常为非透壁性心肌梗死，术后心肌灌注和功能改善的可能性不大（图 12-9）。

4）冠脉三支病变，静息心肌灌注正常，无需代谢显像，心肌均存活（图 12-10）。

4. 临床价值

（1）MPI

1）CHD 诊断：以 CAG 为"金"标准，总体上，运动负荷 SPECT 心肌灌注显像诊断冠心病的敏感度为 82%～88%，特异度为 70%～88%；药物负荷 SPECT 心肌灌注显像诊断冠心病的敏感度为 88%～91%，特异度为 75%～90%，均好于运动心电图。有关应用 MPI 的推荐见表 12-5[26]。

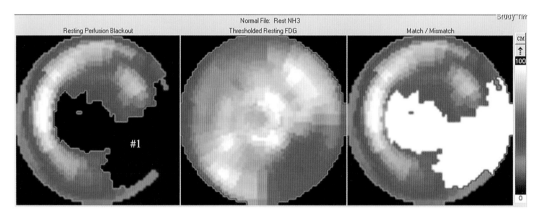

图 12-9　冬眠心肌与非透壁心肌梗死。左图：¹³N-氨水 PET 静息心肌灌注图像变黑靶心图（黑色部分为血流减低区域）；中图：¹⁸F-FDG PET 心肌代谢靶心图（下侧壁代谢轻 - 中度减低）；右图：心肌灌注和代谢比较靶心图，白色区域为灌注 - 代谢不匹配区域，为冬眠心肌区域（心尖、前间壁和前壁心尖段、前侧壁）和非透壁性梗死区（下侧壁）

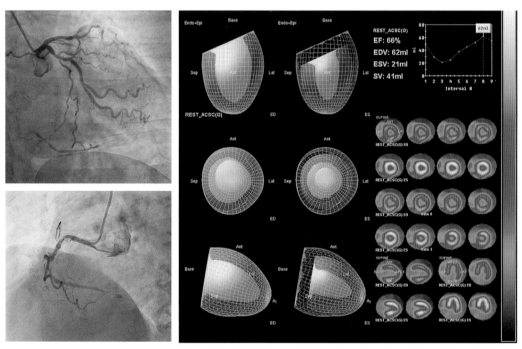

图 12-10　冠脉多支病变，静息 MPI 基本正常。左图为 CAG 示 LAD 中段 90% 狭窄，远端见通向 RCA 的侧支循环影，第 1、2 对角支开口狭窄 80% ~ 90% 狭窄，LCX 远端 60% ~ 70% 狭窄，RCA 远段闭塞；右图为静息 MPI，放射性分布大致正常，LVEF 正常范围，提示心肌均存活，无需 ¹⁸F-FDG PET 显像

表 12-5　核素心肌灌注显像诊断 SCAD 的应用推荐

指征	检查方法	推荐类别	证据水平
中高概率（65%＜PTP≤85%）的疑诊 SCAD 患者，能够进行运动负荷试验	运动负荷心肌灌注显像	I	B
中高概率（65%＜PTP≤85%）的疑诊 SCAD 患者，不能进行运动负荷试验	药物负荷心肌灌注显像	I	B
静息心电图异常、可能影响负荷心电图波形改变解读的疑诊 SCAD 患者	负荷心肌灌注显像	I	B
中低概率（15%≤PTP≤65%）的疑诊 SCAD 患者	负荷心肌灌注显像	II$_a$	B
疑诊冠脉微血管病变	基于核素心肌血流定量的 CFR 检测	II$_a$	B
低概率（PTP＜15%）的疑诊 SCAD 患者	负荷心肌灌注显像	III	C
高概率（PTP＞85%）的疑诊 SCAD 患者	负荷心肌灌注显像	III	C

　　注：SCAD 为稳定性冠心病，PTP 为验前概率，CFR 为冠脉血流储备。

　　如果是以诊断冠心病心肌缺血为目的，心肌灌注显像最适宜的人群是检查前患者冠心病可能性为中度可能者，该可能性人群能从心肌灌注显像获得最大收益，此时心肌灌注显像能明确回答有无心肌缺血以及危险度情况。

　　如果患者冠心病高度可能或已确诊为冠心病，那么心肌灌注显像的主要目的是明确心肌缺血部位、范围、程度，借此对患者冠心病危险度进行分级，以指导治疗方案、协助选择最佳的治疗手段，此时诊断并不是主要目的。

　　如果患者冠心病可能性低或较低，那么该组人群不能从心肌灌注显像中获得最大收益，从统计学角度来看，此组人群心肌灌注显像阴性率较高；其中若临床高度怀疑冠心病者，则可行心肌灌注显像加以确认或排除。

　　对于心肌梗死患者，心肌灌注显像则可以直观地反映梗死部位、范围、程度，评价其预后；急性心肌梗死无严重并发症者，如病情稳定，出院前后可行负荷 / 静息心肌灌注显像，确定有无伴有心肌缺血，评价其预后。

　　2）CHD 危险度分层（risk stratification）与治疗决策：目前，在 CHD 现代诊断手段中，CAG 虽然是诊断冠脉狭窄的"金标准"，但并不是诊断病变血管是否导致心肌缺血的"金标准"。虽然 CAG 兼具诊断和后续介入治疗的能力，但仍然是不完美的，并且该项检查适应证相对严格，操作过程有创和有一定的与操作过程相关的危险性，国内外相关指南均不推荐 CAG 作为 CHD 诊断和危险度分层的"初筛"（primary screen）手段。另外，CHD 主要治疗手段包括药物治疗（medical therapy）和血管重建（revascularization）两大方面，什么情况下采用何种治疗手段，从而使患者从治疗中获得最大收益、降低心脏主要不良事件（包括心性死亡、非致死性心梗、再血管化治疗）发生率是 CHD 处理的关键问题。现代规范化的 CHD 诊断处理已从传统的"诊断 - 治疗"模式转变为"诊断 - 危险度分层 - 治疗"的模式，对可疑或确诊 CHD 患者进行危险度分层是现代 CHD 科学诊疗过程中的关键与核心。

负荷 MPI 是对 CHD 危险度分层的有力工具，它对 CHD 危险度分层情况见表 12-6[24]。

表 12-6　负荷 MPI 对 CHD 的危险度分层

危险度极低（年心脏事件发生率<1%）

　　负荷心肌灌注显像正常；
　　负荷诱导或者固定的灌注缺损面积很小

危险度中等（1%≤年心脏事件发生率<3%）

　　负荷诱导或者固定的灌注缺损面积中等；
　　负荷诱导的灌注缺损面积中等，且 LVEF<35%

危险度高（3%≤年心脏事件发生率）

　　心肌缺血面积大于中等；
　　固定缺损面积大于中等，且 LVEF<35%；
　　心肌缺血面积中等，但同时患有糖尿病或 LVEF<35%

负荷显像阴性具有较佳的阴性预测值，预示患者年心脏事件（cardiac events）发生率低于 1%，而且在 CHD 不同发病率人群中，负荷 MPI 阴性均预测其年心脏事件发生率均较低，反之亦然[27]；随着 MPI 异常程度增加（尤其缺血>左室面积 10% 时），心脏事件（心肌梗死和心性死亡）发生率明显升高[28]；而 MPI 预测心脏事件发生率实质上是对患者进行了危险度分层，从而对科学选择治疗方案提供了决策指导，缺血面积越大患者越能从血运重建治疗中获益。大规模多中心研究[29]亦表明随着心肌的总灌注缺损（total perfusion defect，TPD）增加，其年主要心脏不良事件（major adverse cardiac event，MACE）发生率随之增加，尤其在 TPD 大于 10% 时，在糖尿病患者中更为明显。

中华医学会心血管病学会发布的《经皮冠状动脉介入治疗指南（2009）》[30]中明确提出"有较大范围心肌缺血的客观证据"是经皮冠状动脉介入治疗（percutaneous coronary intervention，PCI）的Ⅰ A 类指征，此类患者会从 PCI 中获益较大；《经皮冠状动脉介入治疗指南（2016）》[31]指出功能学评价在 PCI 治疗中的重要指导作用。

狭窄程度也并不是决定是否 PCI 的唯一依据，如果冠脉病变，即罪犯病变（culprit lesion），引起了严重心肌缺血，那么争论狭窄程度为 65%、70%、还是 75% 是没有实际意义的，有明确的严重心肌缺血证据是进行再血管化治疗的可靠证据。因此，SPECT MPI 出现中重度、多节段大范围的心肌缺血是再血管化治疗的较佳指征，再血管化治疗能有效改善此类患者预后，降低心脏事件，改善生活质量，明显优于药物治疗，这方面有大量循证医学证据、毋庸置疑。ESC CCS 指南对心绞痛患者推荐行血运重建的诊疗路径见图 12-11。

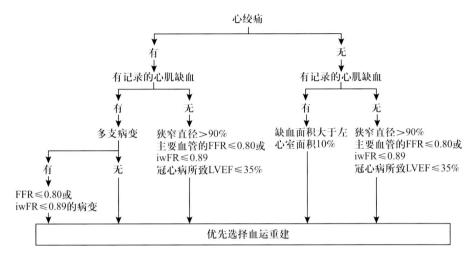

图 12-11　ESC 慢性冠脉综合征指南心绞痛推荐血运重建流程图

注：FFR：血流储备分数；iwFR：瞬时无波形比；LVEF：左心室射血分数。

3）再血管化治疗后评价：核素心肌灌注显像在稳定性冠心病患者随访应用中的推荐见表 12-7[26]。

表 12-7　核素心肌灌注显像诊断 SCAD 随访中应用的推荐

指征	检查方法	推荐类别	证据水平
有 SCAD 病史的患者，出现新发症状或症状恶化，并且排除不稳定性心绞痛，建议行运动负荷心电图或负荷影像学检查。具备下列情况的患者建议优选负荷心肌灌注显像： （1）基础心电图存在影响运动负荷心电图解读的情况； （2）左束支传导阻滞或起搏器植入者； （3）运动负荷心电图结果不确定。	运动负荷心肌灌注显像（首选）；药物负荷心肌灌注显像（不能进行运动试验）	I	C
有 SCAD 病史的患者，症状稳定或无症状，既往存在无症状性心肌缺血或者再发心脏事件的风险高，并且具备高危因素的患者。	运动或药物负荷心肌灌注显像	II a	B
有 SCAD 病史的患者，症状稳定或无症状，冠脉旁路移植术后 5 年以内或者介入治疗 2 年以内，并且无高危因素的患者。	运动或药物负荷心肌灌注显像	III	C

注：SCAD 为稳定性冠心病。

① PCI 术后评价：对于已经接受血管重建术的患者，MPI 较运动 ECG 能够更好地发现其新的病变。因为这些患者已经具有基态 ECG ST 和（或）T 波等的改变，使得负荷后的 ECG 表现难于辨析。SPECT MPI 可以敏感地发现血管重建术后再狭窄所导致的心肌缺血，而且其缺血的程度和范围可以作为再次血管重建治疗的适应证评价指标[32]。

PCI 治疗后再狭窄导致无症状心肌缺血的发生率很高。2009 年 ACC/AHA（美国心脏病学会 / 美国心脏学会）指南中，将 MPI 列为 PCI 术后患者（包括有症状或者无症状）评价疗效的首选方法。

　　PCI 术后检查的主要目的是监测是否有心肌缺血存在。相关研究显示，普通支架植入术后，发生再狭窄的概率为 25% ~ 39%，即使是使用药物支架发生再狭窄的概率也可达 3% ~ 8%。在支架植入术后 4 ~ 6 个月行心肌灌注显像是非常有价值的危险度评估手段；可逆性心肌缺血提示发生心脏事件的概率增加（图 12-12）。

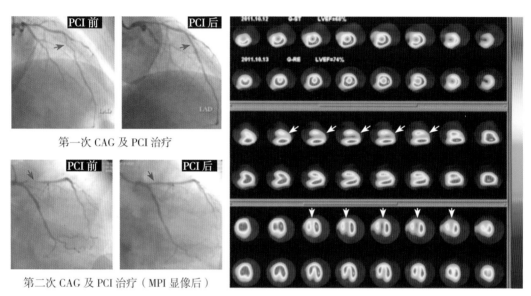

图 12-12　支架术后再发胸痛。女，41 岁。3 月前因剧烈胸痛入院，CAG 示前降支狭窄性病变，行支架（PCI）治疗。本次入院因支架术后 3 月，间断胸痛。左上图：3 月前 CAG 及支架治疗；示左前降支中段明显狭窄，行 PCI 治疗后狭窄消失。右图：本次 SPECT MPI 显像。第 1、3、5 排分别为运动负荷显像短轴、垂直长轴、水平长轴断层图像，第 2、4、6 排为静息显像对应断层图像。负荷显像见左心室前壁心尖段、心尖段显像剂分布明显稀疏，静息显像恢复，提示前壁心尖段、心尖段（可逆性）心肌缺血。左下图：MPI 后 CAG 示冠脉左前降支开口处新出现长段明显狭窄，再次行 PCI 治疗

　　② CABG 术后评价：CABG 是治疗严重冠心病的有效手段，其疗效与桥血管的完整性（通畅性）和非桥血管供血区是否也有缺血存在密切相关。CABG 术后患者进行 MPI 检查的目的在于评价桥血管的供血功能、发现是否存在其他的缺血区域，以及推测是否发生了桥血管的再狭窄（图 12-13，图 12-14）。

　　负荷试验是发现桥血管再狭窄或者原有血管狭窄的有效检测方法。ACC/AHA 指南中，对于 CABG 术后患者的评价，强烈推荐使用负荷心肌灌注显像，而不是运动平板试验。因为前者不仅可以发现心肌缺血的部位，更为重要的是还可以评价其严重程度[32]。

　　在冠脉搭桥术后 1 年，即使患者没有症状而 MPI 发现可逆性灌注缺损，同样也提示心肌缺血存在。多因素分析结果显示运动负荷 MPI 心肌缺血范围是影响预后的唯一因素。

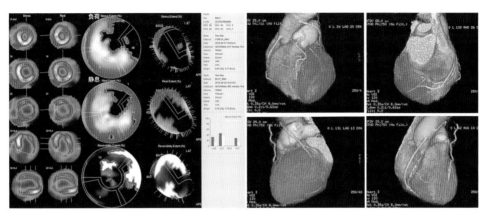

图 12-13　冠脉搭桥术后。男，74 岁。冠脉搭桥术后 10 年，间断胸闷，加重 10 余天入院。左图 SPECT 负荷 + 静息心肌灌注显像靶心图；右上负荷靶心图及三维重建图：黑色区域为灌注稀疏缺损区（负荷诱发缺血 + 梗死区；范围 =29% 左室壁）；右中静息靶心图及三维重建图：黑色区域为灌注稀疏缺损区（梗死区；范围 =16% 左室壁）；右下相减靶心图及三维重建图：白色区域为可逆性缺血区（范围 =13% 左室壁）。右图 CCTA 三维虚拟重建图：左乳内动脉至前降支、主动脉侧壁至左室后支见桥血管，桥血管通畅，吻合口无狭窄，吻合口以远管腔无狭窄。主动脉侧壁至钝缘支见桥血管，桥血管近段见局限性重度狭窄并窄后扩张

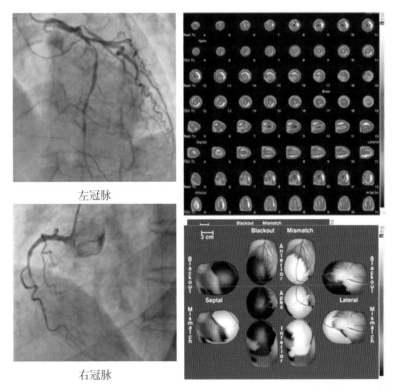

左冠脉

右冠脉

图 12-14　大量冬眠心肌患者 CABG 术后心功能改善明显。女，64 岁。间断劳累后胸痛半年。左图 CAG 示三支严重病变，最重处狭窄 90% 以上；右图 PET 心肌灌注 - 代谢显像示左室大量冬眠心肌（白色区域）。术前超声测 LVEF=26%，行 CABG 术治疗，术后半年复查超声 LVEF=54%。患者自身症状及活动耐力改善明显

（2）存活心肌显像：在临床工作实际中，建议首先行静息心肌灌注显像，根据心肌灌注显像的情况，决定是否需要行心肌代谢显像，这样可以避免对患者和工作人员的不必要辐射，并可以减少患者不必要的检查费用。临床诊断为心肌梗死，心肌灌注显像仅表现为轻微的放射性稀疏或者大致正常者，通常提示心肌梗死部位为存活心肌，因此没有必要行昂贵的心肌代谢显像，反之，建议患者行运动或者药物负荷心肌灌注显像，探测患者有无心肌缺血性改变，这样有助于判断患者是否需要做进一步检查，从而明确诊断并制订相应的治疗方案。如果静息心肌灌注显像有明显的放射性减低区或者缺损区，则需要行心肌代谢显像，从而根据患者有无存活心肌、存活心肌的量来决定是接受药物治疗还是血运重建术，并估测患者的预后。核素心肌显像在缺血性心力衰竭患者中的应用推荐见表 12-8[26]。

表 12-8　核素心肌显像在缺血性心力衰竭中应用的推荐

指征	检查方法	推荐类别	证据水平
慢性缺血性心衰患者在血运重建术前进行存活心肌检测，用于指导治疗决策和评估预后	静息心肌灌注显像和 ^{18}F-FDG 心肌代谢显像（检测存活心肌）	I	B
新诊断、无心绞痛的缺血性心衰，检测心肌缺血和存活心肌，用于指导治疗决策和评估预后	负荷心肌灌注显像（检测心肌缺血）；静息心肌灌注显像和 ^{18}F-FDG 心肌代谢显像（检测存活心肌）	I	C
评价心室功能	门控心肌显像	IIa	B
左心室机械收缩同步性评价	门控心肌显像	IIa	B

^{18}F-FDG PET 心肌代谢显像被认为是目前评价存活心肌的"金标准"。存活心肌也是协助判断通过血运重建患者有无生活质量提高和生存获益的重要指标。因此，目前推荐缺血性心力衰竭患者在血运重建术前行核素心肌显像评价存活心肌。基于回顾性研究的荟萃分析表明，有存活心肌的缺血性心力衰竭患者行血运重建后生存率明显改善；而没有存活心肌的缺血性心力衰竭患者，血运重建与药物治疗的预后相似[26]。PARR2 研究[33]证实，如果临床治疗策略严格遵循 PET 存活心肌显像结果，通过血运重建能够明显提高有存活心肌的缺血性心力衰竭患者的中长期生存预后。总的来讲，对于缺血性心力衰竭患者，目前认为在血运重建术前存活心肌显像结果是有意义的，是一项重要的参考指标。

第四节　非阻塞性冠脉缺血

2013 年，ESC 指南[34]提出 CHD 不单是大血管的局部狭窄，还包括血管、血液、自身代谢和心肌细胞的能量代谢等问题。2017 年，冠状动脉血管舒缩障碍国际研究学组发文明确提出微血管性心绞痛（microvascular angina，MVA）的临床诊断标准[35]。同年，中国发布了世界上首部《冠状动脉微血管疾病诊断和治疗的中国专家共识》[36]；2018 年 ESC 指南[37] 肯定了冠脉痉挛和 CMD 在心肌缺血中的致病作用；2019 年 ESC 指南[38] 将稳定性 CHD 更名为 CCS，并指出心外膜血管非阻塞性病变患者，存在明确的心绞痛症状和有异常的非侵入性检查结果时，应怀疑缺血的非阻塞性原因。欧洲经皮心血管介入学会（European Association of Percutaneous Cardiovascular Interventions，EAPCI）和 ESC 冠脉病理生理学和微循环工作组 2020 年联合发布缺血伴非阻塞性冠状动脉疾病（ischaemia with non-obstructive coronary arteries，INOCA）专家共识，明确提出 INOCA 发病机制包含 CMD 和冠脉痉挛[39]。

一、概述

不伴有阻塞性（一般指 CAG 上狭窄程度不超过 50%）冠脉疾病的血管功能障碍可能会导致心脏缺血，这种情况称为非阻塞性冠状动脉缺血（non-obstructive of coronary artery with ishemia，INOCA）。对于 INOCA 患者，供血供氧减低可能是由 CMD 和（或）心外膜冠脉痉挛导致。

二、临床表现

INOCA 心绞痛病因包括 MVA 和心外膜冠脉痉挛性心绞痛。MVA 常常是由 CMD 导致的心肌缺血的临床表现。在这种临床疾病中，心肌缺血可能源于微血管的结构重塑和（或）血管舒张障碍，影响到冠脉小动脉和微血管，这两种血管功能障碍机制可能单独或并存导致 MVA。血管痉挛性心绞痛（vascular spasm angina，VSA）是心外膜冠脉舒缩障碍导致心外膜冠脉一过性狭窄，甚至闭塞，从而导致心肌缺血的临床表现。临床发现在急性心肌梗死患者中，约 1/3 发生在没有心外膜冠状动脉血栓形成或狭窄的情况下，即非梗阻性冠状动脉心肌梗死（myocardial infarction with non-obstructive coronary arteries，MINOCA）。上述现象均被推测和部分证实与 CMD 相关。CMD 包括冠状动脉微血管的结构和（或）功能异常，与微血管性心绞痛或心肌梗死、缺血再灌注损伤、冠脉无复流、冠脉慢血流和冠脉痉挛等多种临床和病理征象密切相关。按照微血管病变的不同病因分为不合并阻塞性冠脉疾病、合并阻塞性冠脉疾病以及其他类型的微血管病变三种类型[36]。

INOCA 患者有时症状、体征并不典型，加上心外膜冠脉无明显狭窄，在临床上往往被误诊为非心源性心绞痛，导致诊断和治疗不足。INOCA 患者亦可能出现与阻塞性冠脉疾病所致心绞痛相似的症状。此外，INOCA 与阻塞性冠脉疾病一样，也都可出现其他症状，如呼吸困难、肩胛痛、消化不良、恶心、乏力、呕吐和（或）睡眠障碍。在 INOCA 患者中，冠状动脉痉挛综合征（coronary spasm syndrome，CSS）诊断标准包括：①典型的心绞痛症状（典型的昼夜节律变化或清晨运动易诱发，钙通道阻滞剂治疗有效）；②发作时伴有短暂性缺血性心电图改变；③CAG 激发试验出现短暂的冠脉闭塞或次全闭塞，同时伴有心绞痛症状和缺血性心电图改变。

三、病理学基础

MVA 病例来源于两种微循环功能障碍分型：微循环的结构重塑和小动脉的功能失调。换言之，微血管功能障碍可能是结构性的、功能性的，或二者兼之。冠脉痉挛的基础可能是血管平滑肌和内皮细胞的功能异常。冠脉血管平滑肌细胞基础的、非特异的高反应性已在变异性心绞痛患者中得到证明，并似乎是心外膜血管痉挛的关键原因。现有证据表明，内皮功能障碍和冠脉平滑肌敏感性增加促进了冠脉易发生痉挛的节段发生痉挛。

四、影像学表现

（一）常规影像学表现

常规评估缺血的无创技术依赖于检测左心室灌注和（或）室壁运动中相对较大的区域性异常（例如：心肌 SPECT 或多巴酚丁胺负荷超声心动图），但这些技术对该病的诊断灵敏度较低。目前，尚没有技术能够在活体上直接提供人体内冠脉微循环的解剖学显像。因此，对微循环的评价依赖于能够反映其功能状态的参数测量，如心肌血流量（myocardial blood flow，MBF）和 CFR。CFR 是各种血管活性刺激时充血状态下的高峰心肌血流量除以静息状态下的心肌血流量。它是对大的心外膜冠脉和冠脉微循环血流的整体评价，但一旦排除严重的心外膜冠脉闭塞性病变，CFR 减低就是 CMD 的标识。CFR 必需的血管扩张和充血的最大程度通常要通过注射内皮源性血管扩张剂获得，如腺苷（adenosine）或瑞加诺生（regadenoson）。在 2019 年 ESC CCS 指南[38] 推荐的心绞痛患者的诊断路径中，首先采用无创的手段，CCTA 显示非阻塞冠脉疾病和（或）功能影像上显示非节段性的可逆性缺血，这类患者的症状可能是由 CMD 或 VSA 导致。CFR 测定对可疑非阻塞冠脉 CMD 诊断具有较大帮助，不仅可以明确诊断，而且 CFR 减低程度有助于评价患者预后。

（二）分子影像学表现

传统的正电子或单光子 MPI 一般是通过心肌内显像剂相对分布情况进行缺血半定量诊断。虽然半定量 MPI 可以检测出不均衡灌注减低区中相对严重的缺血，但 CMD 多表现为微血管弥漫、大致均衡的血流灌注减低，所以在 MPI 图像上常常会表现为灌注"正常"，即被"漏诊"。因此，需要获得心肌血流的绝对定量参数才能对 CMD 进行有效地诊断和评估。对于 CMD 而言，应用 SPECT 或 PET 进行 CFR 测定，有助于明确诊断 I 型 CMD（即没有明显心外膜冠脉狭窄的微血管功能障碍）（图 12-15，图 12-16）。负荷血流的获得可以通过扩血管药物或"冷加压"试验（cold pressure test，CPT）获得，前者反映的是非内皮依赖性的冠脉平滑肌扩张所导致的血流增加能力，而后者反映的是血管内皮依赖性扩张的血流增加能力，二者反映的基本内涵不同。目前临床上多以应用扩血管性药物（双嘧达莫、腺苷和瑞加诺生等）进行 CFR 的检测和评价。从定义

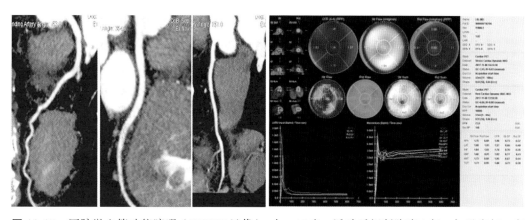

图 12-15　冠脉微血管功能障碍（PET/CT 显像）。女，44 岁。活动后间断胸痛 8 年，加重半年。高血压 6 年，未正规服药，最高 160/100 mmHg；无糖尿病、无高脂血症、无烟酒史；入院心电图阴性。左图：CCTA 结果阴性；右图：PET CFR 测量，左心室各壁及整体 CFR 不同程度减低（＜2.0）。该患者诊断为心外膜冠脉无明显阻塞性病变的微血管功能障碍

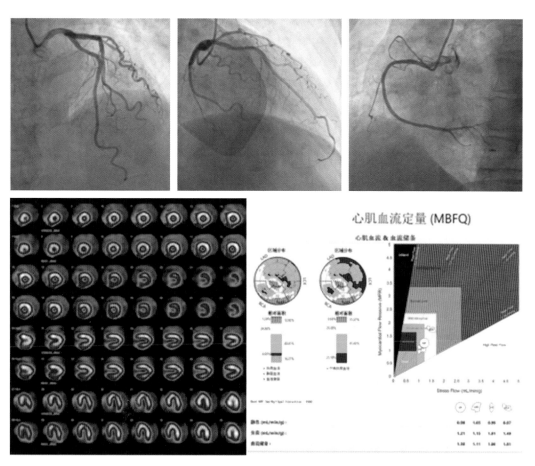

图 12-16　冠脉微血管功能障碍（CZT SPECT 显像）。女，68 岁，间断胸痛 5 年。上图：CAG 阴性；下图：CZT SPECT 定量血流显像。冠脉三支及左室整体心肌血流储备（myocardial flow reserve，MFR）均明显减低

而言，CFR 的减低并不能区分是由心外膜冠脉狭窄还是 CMD 造成，亦或二者共同作用的结果。但在经 CAG 或 CCTA 排除心外膜血管局限性明显狭窄和弥漫性冠脉狭窄或硬化后，CFR 的减低通常是由 CMD 造成。在不知道冠脉解剖的情况下，CFR 弥漫性减低可能由 CMD 造成，也可能由冠脉多支病变（multiple-vessel disease，MVD）和（或）冠脉弥漫性轻度狭窄所致。

由于 CFR 是表征冠脉全循环功能指标的代表，更是无明显冠脉狭窄者微血管功能的代表。因此，它与 CMD 的预后密切相关，也可用于治疗后疗效监测。PET CFR 测定在疾病预后评价方面的循证医学证据最充分，在国外一些经验丰富的中心已经得到很好的临床应用。Herzog 等[40] 报道在 PET MPI 异常同时伴有 CFR<2.0 患者中，CFR 是随访 10 年中 MACE 的预测因子；而在 MPI 正常情况下，CFR≥2.0 者与减低者相比，其随访前 3 年的预后较后者为佳（MACE 发生率 1.4% vs 6.3%，$P<0.05$）。Gupta 等[41] 对 392 例（9.7%）心血管死亡发生在中位数 5.6 年的随访中发现，除传统心血管危险因素、左室射血分数、心肌瘢痕和缺血、心率 - 收缩压乘积、使用的放射性示踪剂或应激剂类型外，PET CFR 是比负荷心肌血流更强的心血管死亡率预测因子（校正后危险比：1.79；95% CI：1.38～2.31）；在该研究单变量分析中，CFR 和负荷 MBF 一致性受损的患者每年心血管病死率高达 3.3%（95% CI：2.9～3.7），CFR 受损但保留负荷 MBF 的患者每年心血管中位死亡率为 1.7%（95%CI：1.3～2.1），CFR 保留但负荷 MBF 受损的患者每年心血管死亡率较低，为 0.9%（95%CI：0.6～1.6），CFR 和 MBF 保持一致正常的患者心血管病死率最低，为每年 0.4%（95% CI：0.3～0.6）。Murthy 等[42] 对 405 名男性和 813 名女性无 CHD 病史患者的 PET CFR 测定和随访（中位时间为 1.3 年）发现，男性和女性 CMD 患病率均较高（分别为 51% 和 54%），在校正了临床风险和心功能后，CFR 是主要心脏不良事件的一个强有力的增量预测因子（危险比值为 0.80，95% CI：0.75～0.86）和比较好的净重分类改善（net reclassification improvement，NRI）指标，NRI=0.280（95% CI：0.049～0.512）；同时，该研究提示 CMD 在男女中的高患病率表明它可能是未来治疗干预的有用靶点。在一项双盲随机对照试验[43] 中，招募了 31 名非梗阻性 CHD 的 CMD 患者（71% 女性），参与者被分配给雷诺嗪或安慰剂（比例为 2:1），以 PET/CT CFR 在基线和 30 天作为诊断和评价工具，发现与服用安慰剂相比，雷诺嗪在 30 天后使 CFR 值提高了 17%（$P=0.005$），而安慰组 CFR 无改善（0%，$P=0.67$）。

在 INOCA 中，目前还缺乏对心外膜冠脉和微血管痉挛性疾病诊断有效的无创性方法。《冠状动脉痉挛综合征诊断与治疗中国专家共识》提出核素灌注心肌显像负荷试验中的"反向再分布"可能是 CSS 的显著特征之一。反向再分布是与心肌缺血完全相反的一种影像学表现，指患者在静息状态下进行核素灌注心肌显像时存在灌注缺损，但负荷显像时恢复正常，或原有的灌注缺损得到不同程度改善。若将临床症状、运动心电图和核素灌注心肌显像负荷试验结果综合判断，以同时具备静息性胸闷 / 胸痛的临床表现、运动心电图阴性或恢复期 ST 段缺血性改变以及核素灌注心肌显像呈现反向再分布三个特点为诊断 CSS 的标准，在与乙酰胆碱激发试验的对照中，其敏感性为 96%，特异性为 94%[44]。但正如该共识指出，由于数据来自单中心，此结论尚需进一步验证，尚未在业界得到一致的认可。总之，对于 INOCA 应给予足够的认识。美国的一项大型多中心研究表明将近 39% 由于怀疑心绞痛和（或）负荷试验阳性而进行 CAG 的患者诊断为非阻塞性冠脉疾病[45]。与男性相比（30%~50%），这种情况在女性中更多出现（接近 50%~70%）。在丹麦东部一项含括了 1998—2009 年 11 223 位进行 CAG 的心绞痛患者的回顾性研究中，65% 的女性患者存在非阻塞性冠脉疾病，33% 的男性患者存在非阻塞性冠脉疾病[46]。该病的系统性诊断和治疗评价研究尚需进一步广泛开展。

综上，INOCA 是一个诊断、治疗不足和预后不良，且十分重要的疾病。随着对该病认识的不断加深，发病机制研究的深入，以及诊断和评价方法的进步，会进一步全面认清这一疾病，未来尚需要设计大规模前瞻性研究来回答关于 INOCA 患者的诊断和治疗目前尚未回答的问题。

（李剑明　庞泽堃　汪　娇）

参考文献

［1］李剑明，杨敏福，何作祥.放射性核素心肌血流定量显像在冠状动脉微血管功能障碍中的应用价值［J］.中华心血管病杂志，2020，48（12）：1073-1077.

［2］姚文兵.生物化学［M］.8 版.北京：人民卫生出版社，2016：115-116.

［3］中华医学会心血管病学分会，中华心血管病杂志编辑委员会.中国心力衰竭诊断和治疗指南 2014［J］.中华心血管病杂志，2014，42（2）：98-122.

［4］KNUUTI J，WIJNS W，SARASTE A，et al. 2019 ESC Guidelines for the diagnosis and management of chronic coronary syndromes［J］. Eur Heart J，2020，41（3）：407-477.

［5］BERTOLONE D T，GALLINORO E，ESPOSITO G，et al. Contemporary management of stable coronary artery disease［J］. High Blood Press Cardiovasc Prev，2022，29（3）：207-219.

［6］KIMURA K，KIMURA T，ISHIHARA M，et al. JCS 2018 guideline on diagnosis and treatment of acute coronary syndrome［J］.Circulation Journal，2019，835（5）：1-112.

［7］中国医师协会急诊医师分会.2015 中国急诊急性冠状动脉综合征临床实践指南（二）［J］.中国急救医学，2016，36（1）：9-11.

［8］DAHLSLETT T，KARLSEN S，GRENNE B，et al. Early assessment of strain echocardiography can accurately exclude significant coronary artery stenosis in suspected non-ST-segment elevation acute coronary syndrome［J］. J Am Soc Echocardiogr，2014，27（5）：512-519.

［9］LANCELLOTTI P，PRICE S，EDVARDSEN T，et al. The use of echocardiography in acute cardiovascular care：recommendations of the European Association of Cardiovascular Imaging and the Acute Cardiovascular Care Association［J］. Eur Heart J Acute Cardiovasc Care，2015，4（1）：3-5.

［10］FOX K，ACHENBACH S，BAX J，et al. Multimodality imaging in cardiology：a statement on behalf of the Task Force on Multimodality Imaging of the European Association of Cardiovascular Imaging［J］.

Eur Heart J, 2019, 40: 553-558.

［11］SAMAD Z, HAKEEM A, MAHMOOD S S, et al. A meta-analysis and systematic review of computed tomography angiography as a diagnostic triage tool for patients with chest pain presenting to the emergency department［J］. J Nucl Cardiol, 2012, 19: 364-376.

［12］中华医学会核医学分会, 中华医学会心血管病学分会. 核素心肌显像临床应用指南（2018）［J］. 中华心血管病杂志, 2019, 47（7）: 519-527.

［13］KONTOS M C, JESSE R L, ANDERSON F P, et al. Comparison of myocardial perfusion imaging and cardiac troponin I in patients admitted to the emergency department with chest pain［J］. Circulation, 1999, 99: 2073-2078.

［14］HELLER G V, STOWERS S A, HENDEL R C, et al. Clinical value of acute rest technetium-99m tetrofosmin tomographic myocardial perfusion imaging in patients with acute chest pain and nondiagnostic electrocar-diograms［J］. J Am Coll Cardiol, 1998, 31: 1011-1017.

［15］CONTI A, ZANOBETTI M, GRIFONI S, et al. Implementation of myocardial perfusion imaging in the early triage of patients with suspected acute coronary syndromes［J］. Nucl Med Commun, 2003, 24: 1055-1060.

［16］GOLDSTEIN J A, GALLAGHER M J, O'Neill W W, et al. A randomized controlled trial of multi-slice coronary computed tomography for evaluation of acute chest pain［J］. J Am Coll Cardiol, 2007, 49: 863-871.

［17］UDELSON J E, BESHANSKY J R, BALLIN D S, et al. Myocardial perfusion imaging for evaluation and triage of patients with suspected acute cardiac ischemia: a randomized controlled trial［J］. JAMA, 2002, 288（21）: 2693-2700.

［18］KAUL S, SENIOR R, FIRSCHKE C, et al. Incremental value of cardiac imaging in patients presenting to the emergency department with chest pain and without ST-segment elevation: a multicenter study［J］. Am Heart J, 2004, 148（1）: 129-136.

［19］MORIMOTO K, TOMODA H, YOSHITAKE M, et al. Prediction of coronary artery lesions in unstable angina by iodine 123beta-methyl iodophenyl pentadecanoic acid（BMIPP）, a fatty acidanalogue, single photon emission computed tomography at rest［J］. Angiology, 1999, 50（8）: 639-648.

［20］INABA Y, BERGMANN S R. Diagnostic accuracy of beta-methylp-［123I］-iodophenyl-pentadecanoic acid（BMIPP）imaging: A meta-analysis［J］.J Nucl Cardiol, 2008, 15（3）: 345-352.

［21］KNUUTI J, WIJNS W, SARASTE A, et al. 2019 ESC guidelines for the diagnosis and management of chronic coronary syndromes［J］. Eur Heart J, 2020, 41（3）: 407-477.

［22］黄钢. 核医学与分子影像［M］. 上海: 交通大学出版社, 2016: 337-338.

［23］黄钢, 石洪成. 心脏核医学［M］. 上海: 上海科技出版社, 2011: 187.

［24］潘中允. 实用核医学［M］. 北京: 人民卫生出版社, 2012.

［25］中华医学会核医学分会, 中华医学会心血管病学分会. 核素心肌显像临床应用指南（2018）［J］. 中华心血管病杂志, 2019, 47（7）: 519-527.

［26］SHAW L J, ISKANDRIAN A E. Prognostic value of gated myocardial perfusion SPECT［J］. J Nucl Cardiol, 2004, 11（2）: 171-85.

［27］HACHAMOVITCH R, BERMAN D S, SHAW L J, et al. Incremental prognostic value of myocardial perfusion single photon emission computed tomography for the prediction of cardiac death: differential stratification for risk of cardiac death and myocardial infarction［J］. Circulation, 1998, 97（6）: 535-543.

［28］ HAN D，ROZANSKI A，GRANSAR II，et al. Myocardial ischemic burden and differences in prognosis among patients with and without diabetes：results from the multicenter international REFINE SPECT registry［J］.Diabetes Care，2020，43：453-459.

［29］ 中华医学会心血管病学分会，中华心血管病杂志编辑委员 . 经皮冠状动脉介入治疗指南（2009）［J］. 中华心血管病杂志，2009，37（1）：4-25.

［30］ 中华医学会心血管病学分会介入心脏病学组，中国医师协会心血管内科医师分会血栓防治专业委员会，中华心血管病杂志编辑委员会 . 中国经皮冠状动脉介入治疗指南（2016）［J］. 中华心血管病杂志，2016，44（5）：382-400.

［31］ WOLK M J，BAILEY S R，DOHERTY J U，et al. ACCF/ AHA/ASE/ ASNC/HFSA/HRS/ SCAI/SCCT/ SCMR/STS 2013 multimodality appropriate use criteria for the detection and risk assessment of stable ischemic heart disease：a report of the American college of cardiology foundation appropriate use criteria task force，American heart association，American society of echocardiography，American society of nuclear cardiology，heart failure society of America，heart rhythm society，society for cardiovascular angiography and interventions，society of cardiovascular computed tomography，society for cardiovascular magnetic resonance，and society of thoracic surgeons［J］. J Am Coll Cardiol 2014；63：380-406.

［32］ ABRAHAM A，NICHOL G，WILLIAMS KA，et al. ^{18}F-FDG PET imaging of myocardial viability in an experienced center with access to ^{18}F-FDG and integration with clinical management teams：The Ottawa-FIVE sub-study of the PARR 2 trial［J］. J Nucl Med，2010，51：567-574.

［33］ MONTALESCOT G，SECHTEM U，ACHENBACH S，et al. 2013 ESC guidelines on the management of stable coronary artery disease：the Task Force on the management of stable coronary artery disease of the European Society of Cardiology［J］. Eur Heart J，2013，34（38）：2949-3003.

［34］ ONG P，CAMICI P G，BELTRAME J F，et al. International standardization of diagnostic criteria for microvascular angina［J］. Int J Cardiol，2018，250：16-20.

［35］ 张运，陈韵岱，傅向华，等 . 冠状动脉微血管疾病诊断和治疗的中国专家共识［J］.中国循环杂志，2017，32（05）：421-430.

［36］ NEUMANN F J，SOUSA-UVA M，AHLSSON A，et al. 2018 ESC/EACTS Guidelines on myocardial revascularization［J］. Eur Heart J，2019，40（2）：87-165.

［37］ KNUUTI J，WIJNS W，SARASTE A，et al. 2019 ESC guidelines for the diagnosis and management of chronic coronary syndromes［J］. Eur Heart J，2020，41（3）：407-477.

［38］ KUNADIAN V，CHIEFFO A，CAMICI P G，et al. An EAPCI Expert Consensus Document on Ischaemia with Non-Obstructive Coronary Arteries in Collaboration with European Society of Cardiology Working Group on Coronary Pathophysiology & Microcirculation Endorsed by Coronary Vasomotor Disorders International Study Group［J］. Eur Heart J，2020，41（37）：3504-3520.

［39］ HERZOG B A，HUSMANN L，VALENTA I，et al. Long-term prognostic value of [13]N－ammonia myocardial perfusion positron emission tomography added value of coronary flow reserve［J］. J Am Coll Cardiol，2009，54（2）：150-156.

［40］ GUPTA A，TAQUETI VR，VAN DE HOEF T P，et al. Integrated noninvasive physiological assessment of coronary circulatory function and impact on cardiovascular mortality in patients with stable coronary artery disease［J］. Circulation，2017，136（24）：2325-2336.

［41］ MURTHY V L，NAYA M，TAQUETI V R，et al. Effects of sex on coronary microvascular dysfunction and cardiac outcomes［J］. Circulation，2014，129（24）：2518-2527.

［42］ SAFDAR B，D'ONOFRIO G，DZIURA J，et al. Ranolazine and microvascular angina by PET in the

emergency department：results from a pilot randomized controlled trial［J］. Clin Ther, 2017, 39（1）：
55-63.

［43］向定成，曾定尹，霍勇. 冠状动脉痉挛综合征诊断与治疗中国专家共识［J］. 中国介入心脏病学
杂志，2015, 23（4）：181-186.

［44］LEE B K, LIM H S, FEARON W F, et al. Invasive evaluation of patients with angina in the absence of
obstructive coronary artery disease［J］. Circulation, 2015, 131：1054-1060.

［45］JESPERSEN L, HVELPLUND A, ABILDSTROM S Z, et al. Stable angina pectoris with no obstructive
coronary artery disease is associated with increased risks of major adverse cardiovascular events［J］.
Eur Heart J, 2012, 33：734-744.

第十三章 心肌病

第一节 概 述

　　心肌病是一类病因和临床表现均比较复杂的疾病，其分类相对复杂，随着各方面证据的积累，也在不断发展变化和更新中。近些年来，各种诊断方法以及临床化验和基因检测技术的快速进展，使得该病检测灵敏度升高、漏诊率降低，其发病率呈上升趋势。各种影像技术，如 CMR、超声心动图和核医学分子影像技术等，在心肌病的诊断和分类、分型中越来越发挥着重要的临床作用。2008 年 ESC 发表关于心肌病分类的立场声明[1]，针对心肌病提出了一种基于形态和功能的新分类方法，进而又分为家族性/遗传与非家族性/非遗传两个类型，见图 13-1。基于目前分子影像在心肌病诊疗中的作用与价值，以及发展趋势，本章主要介绍扩张型心肌病（dilated cardiomyopathy，DCM）、肥厚型心肌病（hypertrophic cardiomyopathy，HCM）和限制型心肌病（restrictive cardiomyopathy，RCM）中的心脏淀粉样变性（cardiac amyloidosis，CA）和心脏结节病（cardiac sarcoidosis，CS）。

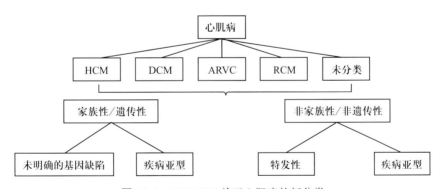

图 13-1 2008 ESC 关于心肌病的新分类

注：HCM：肥厚型心肌病；DCM：扩张型心肌病；ARVC（arrhythmogenic right ventricular cardiomyopathy）：右室致心律失常性心肌病；RCM：限制型心肌病。

第二节 扩张型心肌病

一、概述

DCM 是以左心室（多数）和（或）右心室有明显扩大，且均伴有不同程度的心肌肥厚，心室收缩功能减退，以心脏扩大、心力衰竭、心律失常、栓塞为基本特征，既往被称为充血性心肌病[2]。本病起病缓慢，以 30～50 岁多见，常伴有心律失常，病死率较高，约 20% 的 DCM 患者有心肌病的家族史。

二、临床表现

（一）主要体征

（1）心尖搏动常弥散，且明显向左侧移位；

（2）常可听到第三、第四心音"奔马律"，心音增强反映了心室容量负荷过重；

（3）心功能失代偿时会出现明显的二尖瓣反流性杂音；

（4）右心功能不全时可见肝大、下肢水肿、胸腔积液和腹水等充血性心力衰竭的表现。

（二）症状

DCM 病程可分为 3 个阶段：

（1）无症状期：体格检查心脏轻度扩大，心功能代偿而无明显不适；

（2）有症状期：主要表现为极度疲劳、乏力、气促、心悸等症状；

（3）病情晚期：充血性心力衰竭为本病最突出的表现，其发生主要是由于心室收缩力下降导致心输出量不足、心室充盈压过度增高所致，可出现左心功能不全的症状，常见的为进行性乏力、劳力性呼吸困难、端坐呼吸以及阵发性夜间呼吸困难等左心衰的表现。晚期可出现肝大、下肢水肿、胸腔积液和腹水等右心衰表现。病程中可发生多种心律失常，严重心律失常是导致该病猝死的常见原因，伴有心房颤动时可发生心、脑、肾或肺栓塞。

三、病理学基础

（一）肉眼检查

两侧心腔明显扩张，尤其以左心室为著，心室壁略厚或正常，心尖呈钝圆形。心脏重量增加，常超出正常人范围 20%～50% 以上，达 500～800 g 或更重。二尖瓣和三尖瓣可因心室扩张导致关闭不全。心内膜增厚，常见附壁血栓。

（二）光镜检查

病变以心肌纤维化为主，偶有小灶坏死，心肌细胞不均匀肥大、伸长，细胞核大、浓染，核型不整。肥大和萎缩的心肌细胞交错排列。心肌细胞常发生空泡变、小灶性溶解、心肌间质纤维化和微小坏死灶或瘢痕灶。

（三）电镜检查

心肌细胞肥大及退行性变，肌原纤维含量减少，线粒体增大、增多，嵴断裂或消失，肌质网扩张，糖原增多。核增大，核膜折叠、变形。间质增厚伴水肿，胶原纤维增多。常见有纤维化，为心肌细胞周围的细小病灶。

与活动性或暴发性心肌炎不同，急性心肌炎通常左心室大小大致正常，DCM 由于慢性炎症细胞的存在，左心室扩张和射血分数减少，因此，病理学诊断是必要的。

四、病理生理

DCM 患者因心肌病变，使心脏收缩功能障碍，心输出量减少，残余血量增多，左室舒张末压升高，心腔被动扩张，肺循环与体循环淤血，产生顽固性心力衰竭的表现。由于心腔极度扩张，房室瓣环周径增大引起房室瓣关闭不全并产生相应的收缩期杂音。久之，左心房、肺动脉压力相继升高，最后出现右心衰，心室腔扩大，心壁内张力增加，氧耗增多，心肌肥厚，心率加速导致心肌相对缺血，而心肌摄取氧的能力已达极限，因而可发生心绞痛。心肌病变累及起搏和传导系统时可引起各种心律失常。DCM 发展到充血性心力衰竭阶段，神经内分泌过度激活，从而促进心衰恶化。

五、影像学表现

（一）常规影像学表现

1. 胸部 X 线检查　心影多增大（图 13-2）。由于胸片反映右心室扩大的敏感性要较左心室扩大为高，而右心衰竭常提示预后不良，所以胸片对预后判断有一定意义。肺静脉高压时可有 Kerley B 线，心包积液时透视下可见心脏搏动减弱。

2. 超声心动图　可确定有无左、右心室扩大和心肌收缩力降低，并有助于同其他类型的心肌病以及瓣膜病、先心病等进行鉴别。其特征性改变为左、右心室腔增大及左室后壁运动

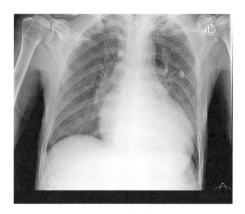

图 13-2　DCM 胸部 X 线片。左心明显增大，肺动脉段平，肺淤血

减弱，室间隔可呈矛盾运动，室间隔和心室游离壁的厚度变薄，短轴缩短率明显减低，可见功能性二尖瓣反流。继发于 DCM 的功能性二尖瓣反流通常无瓣膜或腱索的异常改变，DCM 弥漫性室壁运动减弱有别于冠心病局部室壁运动障碍（图 13-3）。

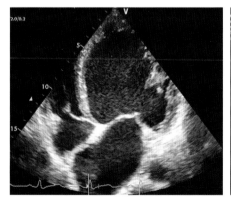
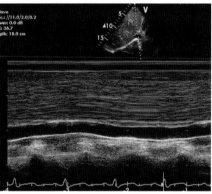

图 13-3　DCM 超声心动图。左心明显增大，左室为著，左室舒张末期直径 84 mm，左室运动弥漫性减低，LVEF=20%

3. CMR　它与超声心动图都可动态显示心脏结构和功能，且其空间分辨率更高，可重复性强，为评估心脏结构和功能的"金标准"。CMR通过多序列成像，特别是钆对比剂的应用，能够显示心肌水平的组织学特征，如心肌炎症、坏死和纤维化，实现在体组织"病理影像化"（图13-4）。

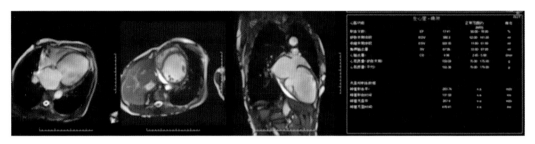

图13-4　DCM心脏MR。心脏电影序列四腔心、短轴位、两腔心显示左心房、左心室明显扩大，左室壁肌小梁增多，心功能分析左心功能明显减低，EF=17.41%；EDV：380.3（52～141）ml，ESV：322.35（13～51）ml

（二）分子影像学表现

核素门控心肌灌注显像能够从心脏形态、心功能参数、室壁运动和心肌灌注多方面提供客观准确的诊断指标，可对大部分扩张性心肌病进行诊断，是充血性心力衰竭患者病因诊断的便捷方法[3]。扩张性心肌病患者心肌灌注显像时，心腔扩大，心室壁弥漫性变薄，放射性分布不均匀，呈散在的、小斑块状稀疏，正常区与异常区相互交叉，不呈心肌节段性分布。灌注缺损不会出现，代谢显像常与灌注显像一致，核素心肌显像表现为弥漫性的室壁运动异常。扩张性心肌病由于心室壁活动明显减弱或消失，各室壁收缩的协调性丧失，相位图表现为广泛而散在的不均匀分布，心室相角程呈重度异常增宽，均值大于145°，明显高于正常人及肥厚性心肌病患者（图13-5）。

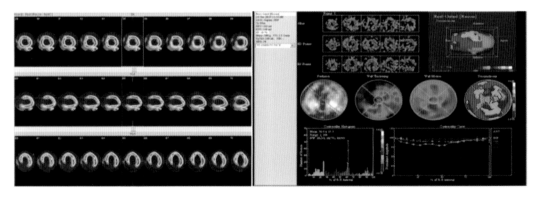

图13-5　DCM核素MPI。静息心肌灌注显像提示：左心室室腔增大，室壁变薄，左心室显像剂摄取不均匀，符合扩张性心肌病表现。门控心肌灌注显像，左心室室壁运动弥漫性减低。EDV：162 ml（正常值<100），ESV：146 ml（正常值<20），LVEF：10%（正常值>50%）。静息状态下同步化指标：带宽（BW）：50.9（正常值<60），标准差（SD）：25

DCM 是以左心室或双侧心室扩张和收缩功能不全为特征的一类心脏疾患，但需除外其他任何可导致心脏前后负荷增加的因素所致的心室继发性扩大，如瓣膜性心脏病、高血压和冠心病。超声心动图、CMR、核素门控心肌灌注显像都能够充分显示 DCM 三大基本特征，即左心室扩大、室壁变薄和左心功能不全[4]。核素门控心肌灌注显像能够从心脏形态、心功能参数、室壁运动和心肌血流灌注多方面提供客观准确的诊断指标，有助于疾病的鉴别诊断、预后判断和危险分层的评估。

第三节　肥厚型心肌病

一、概述

HCM 是最常见的心肌病，多见于青少年，也是年轻人猝死常见的原因。HCM 大多为常染色体显性遗传病，是指左心室壁肥厚而心腔不大，同时除外其他引起室壁肥厚的心血管疾病或全身疾患，诊断心肌肥厚的标准为成人舒张末期最大室壁厚度≥15 mm 或有明确家族史者室壁厚度≥13 mm。根据左心室流出道有无梗阻又可分为梗阻性和非梗阻性 HCM。

二、临床表现

最常见的症状是劳力性呼吸困难和乏力，其中前者可达 90% 以上，夜间阵发性呼吸困难较少见，1/3 的患者可有劳力性胸痛。最常见的持续性心律失常是房颤。部分患者有晕厥，常在运动时出现，与室性快速心律失常有关。

三、病理学基础

主要表现为心室肥厚，尤其是室间隔肥厚，部分患者的肥厚部位不典型，可以是左心室靠近心尖部位。组织学改变有三大特点：心肌细胞排列紊乱、小血管病变、瘢痕形成。

四、影像学表现

（一）常规影像学表现

普通胸部 X 线检查心影可以正常大小或左心室增大。

超声心动图是诊断与筛查 HCM 的首选方法，表现为不对称性室间隔肥厚，室间隔厚度与左室后壁之比>1.3∶1；二尖瓣前叶收缩期前移；左室腔缩小，流出道狭窄；左室舒张功能障碍，顺应性降低，快速充盈时间延长，等容时间延长等[5]。

CMR 显示心室壁和（或）室间隔局限性或普遍性肥厚，见图 13-6。对于心尖肥厚型心肌病，尤其是合并心尖部室壁瘤的患者其优于超声心动图。CMR 评估 HCM 另一个重要优势在于可通过钆对比剂延迟强化识别心肌纤维化，见图 13-7。

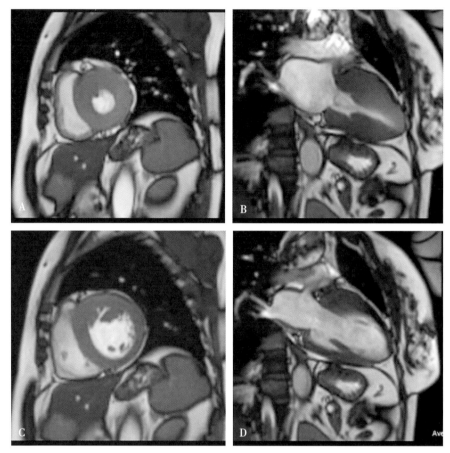

图 13-6　HCM 患者 CMR 图。左室上间隔壁、前壁基底段增厚，舒张期左室上间隔壁最厚处厚度达 20 mm。图 A、B 为收缩期两腔心及短轴位图；图 C、D 为舒张期两腔心及短轴位图

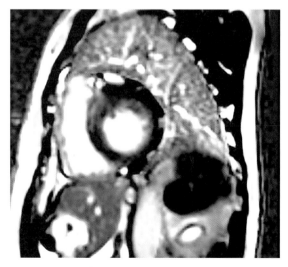

图 13-7　HCM 患者 CMR 延迟强化图。左室上间隔壁比心肌内见强化影该病 CAG 多无异常

（二）分子影像学表现

分子影像技术在 HCM 的诊断及鉴别诊断中具有重要价值，尤其是心肌灌注显像。

1. 心肌灌注显像　心肌灌注显像是以放射性核素标记的心肌灌注显像剂在心肌组织上的分布而成像的。心肌对灌注显像剂的摄取决定于两个因素：灌注心肌的血流量和心肌活性。因此，通过显像仪器可以获得心肌的影像并用以判断冠状动脉血流量的状况以及心肌细胞的状态。目前，国内最常用于心肌灌注显像的显像方式为 ^{99m}Tc-MIBI SPECT 心肌灌注显像[5]。

HCM 患者心肌灌注显像主要表现为左心室心肌局部室壁增厚率增加，室间隔及左室心尖放射性摄取增高，左心室心腔减小（图 13-8）。由于心肌肥厚及心肌纤维化，心肌血流灌注显像可能显示存在可逆性或不可逆性的心肌灌注缺损。然而，这些心肌灌注显像的表现并非肥厚型心肌病的特征性表现，在其他病理过程中也可以出现[5]。

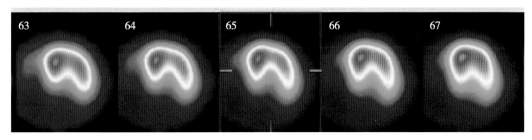

图 13-8　HCM 患者 ^{99m}Tc-MIBI SPECT 心肌灌注断层显像。水平长轴断层见左室壁增厚，间隔为著

既往尸体解剖报告[6]显示 HCM 患者多存在心肌缺血甚至大面积心肌梗死，而冠状动脉无明显狭窄。Camici 等[7]的研究显示，利用 ^{15}O-H$_2$O 或 ^{13}N-NH$_3$ PET 心肌灌注显像评价 HCM 患者静息状态下左心室心肌血流灌注，结果可能与正常对照组无明显统计学差异；但如果对患者行负荷心肌灌注显像，患者的左心室心肌血流灌注较正常对照组可能会降低；HCM 患者冠脉储备能力受损主要是因为心肌内直径小于 300 nm 阻力血管的异常，这种微循环障碍更容易导致左心室局部心内膜下的心肌缺血。有学者认为[8-10] HCM 患者心肌纤维化可能是心肌微循环障碍导致反复发生心肌缺血所致，而心肌纤维化的发生要先于左心室的肥厚。

2. 心肌代谢显像　心脏能够利用多种底物来合成腺苷三磷酸，游离脂肪酸和葡萄糖是生产能量的主要原料。空腹状态下，游离脂肪酸是主要供能底物，进餐后，葡萄糖成为心肌的主要供能底物。而 HCM 肥厚心肌代谢的最具特征性的表现是空腹状态下心肌脂肪酸利用的减弱与糖代谢的增强，提示疾病状态下，肥厚心肌局部氧供降低，有氧氧化障碍，心肌脂肪酸利用下降，从而糖原的无氧酵解供能增强，无论在空腹还是进食状况均以葡萄糖作为心肌的能源[11]。

第四节　限制型心肌病

RCM 是一组病因广泛的心肌疾病，包括家族性、遗传性和获得性疾病，可以从非常罕见的心脏疾病到相对常见的心脏疾病[12-14]。与其他 3 种以形态学来定义的主要类型的心肌病（HCM、DCM 和 ARVC）不同[15]，RCM 这一命名是根据世界卫生组织（world health organization，WHO）报告和 2008 年 ESC 工作组（the European Society of Cardiology Working Group，ESC WG）对心肌和心包疾病提出的最新定义，即对每一种心肌病类型都根据其临床表现进行描述[12, 14]。

RCM 主要表现为左室舒张容积正常或缩小，同时左室收缩功能正常或接近正常，且室壁厚度正常或接近正常，甚或增厚，并可能出现心肌间质纤维化增加。它是心肌病中相对最不常见的类型，其为心肌结构和功能异常的心肌疾病，而这种心肌异常并非由冠状动脉疾病、动脉系统性高血压、瓣膜病或先天性心脏病引起。ESC 心肌和心包疾病工作组废除了原有的并提出了新的病因分类（表 13-1）[16]。本节将重点介绍心肌淀粉样变和心肌结节病，以核医学手段为代表的分子影像技术在此两种疾病诊断、分型和预后评价中有重要临床价值。

表 13-1　RCM 的主要病因[16]

病因	家族性 / 遗传性	非家族性 / 非遗传性
明显的特发性		
遗传来源	*	
不明来源		*
淀粉样变性		
免疫球蛋白轻链 / 前白蛋白		*
遗传性（如甲状腺素运载蛋白）	*	
老年性		*
其他浸润性疾病（如 Gaucher 氏病、Hurler 氏病）	*	
伴有限制性血流动力学成分的炎性心肌病：结节病，系统性硬化		*
贮积症		
血色病	*	
法布里病	*	
糖原贮积病	*	
弹性假黄瘤	*	
放射治疗		*
药物		*

续表

病因	家族性/遗传性	非家族性/非遗传性
心肌内膜疾病（伴或不伴高嗜酸性粒细胞增多、类癌疾病、药物诱发）	*（少见）	*（常见）
其他（辐射、药物诱导，如蒽环类药物毒性、5-羟色胺、二甲麦角新碱、麦角胺、汞制剂和白消安）		*

一、心脏淀粉样变性

（一）概述

淀粉样变性（amyloidosis）是由于淀粉样蛋白沉积在细胞外基质，即一种特定的前体蛋白由于某种因素从它的生理性三级结构病理性地错误折叠成为一种更为线性的形状，错误折叠的蛋白质聚集成为低聚物，最终形成不可溶的淀粉样蛋白纤维，沉积在组织中的细胞外基质，造成沉积部位组织和器官功能损伤的一组疾病。具有细胞毒性的低聚物与导致组织架构扭曲的淀粉样纤维均会导致器官功能障碍。淀粉样变性可累及包括肾、心脏、肝、皮肤软组织、外周神经、肺、腺体等多种器官及组织[17]，出现心脏这一靶器官受累时即为心脏淀粉样变性（cardiac amyloidosis，CA）。

淀粉样变性依据错误折叠的前体蛋白而分类，目前已发现的前体蛋白有30余种，表现为遗传性或非遗传性，局限性或系统性，临床病程异质性显著，累及不同器官且具有不同预后[18]。虽然淀粉样变性有很多不同类型，但引起CA的主要有两种（占CA的95%以上），即免疫球蛋白轻链淀粉样变性（light-chain amyloidosis，AL）和甲状腺素运载蛋白淀粉样变性（transthyretin amyloidosis，ATTR）[19]。

（1）AL：是一种由于抗体轻链片段的过度生成和错误折叠所导致的克隆性浆细胞紊乱，即单克隆免疫球蛋白轻链错误折叠形成淀粉样蛋白，并沉积于组织器官，造成组织结构破坏、器官功能障碍并进行性进展，主要与克隆性浆细胞异常增殖有关，少部分与淋巴细胞增殖性疾病有关。除累及心脏外，常见的其他器官系统受累包括肾（通常表现为肾病综合征）、软组织、胃肠道及自主神经系统[17]。与多发性骨髓瘤一样，AL中的淀粉样纤维来自浆细胞克隆所产生的免疫球蛋白轻链[20]，但AL的骨髓中浆细胞受累通常更低（<20%）。约10%的多发性骨髓瘤患者可能会有AL，同样，约10%的AL患有多发性骨髓瘤。AL为淀粉样变性的最常见类型，国外报道在一般人群中的患病率≥0.3/10万人[21]。AL中超过半数的患者为男性，年龄高峰在60~69岁。超过70%的AL患者具有一定程度的心脏受累，出现首次心脏失代偿后其死亡率高达每年50%[22]。

（2）ATTR：它是由肝产生的前体蛋白甲状腺素运载蛋白（transthyretin，TTR），曾被称为前白蛋白，该病由TTR聚积而造成[23]。TTR作为一种稳定的四聚体循环，其功能是运输甲状腺激素和视黄醇（维生素A）。在衰老过程中通过不明机制或在突变情况下，TTR蛋白的热力学稳定性被改变从而有利于解离成低聚物和单体，然后通过直接毒性和（或）积聚成为淀粉样纤维而导致器官功能障碍。根据蛋白质的氨基酸序列，ATTR 进一步细分为两种类型，即获得性野生型 ATTR（wild-type ATTR，ATTRwt）和遗传性突变型 ATTR（ATTR variant，ATTRv）。

（二）病理学基础

AL 型心脏淀粉样变性（AL-CA）和 ATTR 型心脏淀粉样变性（ATTR-CA）引起弥漫性淀粉样纤维沉积在心脏，从而导致双心室室壁厚度及心室僵硬度增加，后者是限制型心肌病的标志[19, 24]。间质浸润使双室壁增厚从而导致心室扩张受限、僵硬且顺应性差，进而导致进行性舒张充盈异常，严重和晚期疾病中可见收缩功能障碍。此外，AL-CA 的心功能不全也可能直接由轻链毒性所致。室壁增厚的表现型可能不同，尤其在 ATTR 中，会有一部分具有不对称的室间隔肥厚而类似肥厚型心肌病[25, 26]。淀粉样蛋白的心房浸润使心房普遍受累而出现房间隔增厚，从而导致心房功能差及心房颤动发生率增高（ATTR 比 AL 更常发生）[27]。电机械分离同样是心房浸润所致，即使是在窦性心律下，也会增加心房血栓形成和血栓栓塞的风险[23]。传导系统可能会受到影响而导致不同程度的传导阻滞（ATTR 比 AL 更常发生）[28]。瓣膜通常是增厚的，常伴有轻到中度反流。心包受累可导致少量心包积液（大量渗出少见）。AL-CA 中的淀粉样蛋白沉积通常是在心内膜下且弥漫性的，而 ATTR-CA（尤其是 ATTRwt-CA）则可能表现为透壁的斑片状区域受累。CA 中淀粉样蛋白沉积物位于细胞外间质，环绕肌细胞，但在小的壁内冠状动脉中也可有沉积，但心外膜冠状动脉正常（AL 比 ATTR 更常发生）[19]，抑或在一些病例中导致心肌梗死[29]。微血管功能障碍也可能是由轻链蛋白质毒性引起的小动脉异常所致。已有报道在具有微血管淀粉样蛋白浸润的患者中，正电子发射断层成像检测到冠状动脉血流储备异常[30]。

（三）临床表现

由于淀粉样变性是系统性疾病，除累及心脏而具有心脏表现外，也有心脏外表现，甚至后者要早于前者数年出现。CA 患者的临床表现和预后差异很大，取决于淀粉样蛋白的亚型。

1. 心脏表现　CA 患者由于心室增厚常被误诊为梗阻或非梗阻性肥厚型心肌病[31]。可能出现冠状动脉正常的心绞痛，罕有表现为弥漫性缺血导致的心源性休克[19]。老年 CA 患者可以表现为低流速的轻度主动脉瓣狭窄[32]。CA 患者通常表现为射血分数保留的心力衰竭（即舒张性心力衰竭），其症状以劳力性呼吸困难最为常见；另一些患者可能表现为右心衰竭、疲劳和虚弱。CA 患者可以出现多种形式的心律失常，束支阻滞和完全性心脏传导阻滞（ATTR-CA 比 AL-CA 更为常见）可能需要置入起搏器。在终末期 CA 患者可能基于快速型心律失常、缓慢型心律失常或电机械分离而猝死[33]。低血压是心脏淀粉样变性的典型症状，是由射血分数受损和（或）周围血管舒缩功能障碍引起的。

2. 心脏外表现　AL 和 ATTR 患者均可出现双侧腕管综合征（ATTRwt 中更常见），并可先于临床心力衰竭数年出现；椎管狭窄是 ATTRwt 患者的特异性表现。AL 和 ATTRv 中均可出现周围神经和自主神经病变，但 ATTRwt 中少见。AL 的其他体征和症状包括巨舌症和眶周血肿或二者兼有（特异但不常见），蛋白尿，颌跛行（即咀嚼暂停），腹泻、便秘等胃肠道症状以及体重减轻[19]。

（四）影像学表现

1. 常规影像学诊断

（1）超声心动图：特征性的超声心动图表现有助于快速诊断。CA 以双心室室壁厚度的对称性增加（左心室壁厚度＞12 mm 且通常≥15 mm）为特点[23]，在没有高血压的情况下左心室壁厚度＞12 mm 就应迅速疑诊 CA。左心室增厚多为对称性，但偶尔表现为不对称的室间隔肥厚，甚至另有一小部分具有类似于肥厚梗阻型心肌病的左心室流出道受阻。既往认为典型的心肌"颗粒样闪烁"或"斑点"对 CA 具有诊断价值，但实际上其对于 CA 诊断的敏感性和特异性均较低[23]。"颗粒样闪烁"仅见于 25% 的心脏淀粉样变性患者，但也见于 12.5% 的肥厚型心肌病患者（需注意该研究观察者间差异较大）。双心房扩大很常见，淀粉样蛋白浸润也会导致房间隔增厚、瓣膜增厚及瓣膜反流[34]，而瓣膜增厚在单纯高血压性心脏病或肥厚型心肌病中一般是见不到的。少量心包积液很常见。

淀粉样蛋白的细胞外沉积导致室壁增厚并且促使心室变僵硬及左心室舒张功能障碍，其二尖瓣流入模式可以表现为从疾病早期（Ⅰ期，即松弛异常）一直到疾病更为晚期（Ⅲ期，即限制性充盈模式），且晚期的舒张功能障碍（假性正常或限制性充盈）很常见（约占 35% 患者）。晚期限制型心肌病患者即便是在窦性心律下，也常可见到低甚至缺失的跨二尖瓣 A 峰速度，该速度低于 30 cm/s 与无心房颤动的 AL-CA 患者心腔内血栓相关[35]。总体纵向应变（global longitudinal strain，GLS）所测量的心室形变受损则通常在病程早期就很明显[36, 37]。GLS 是 AL-CA 患者生存的一个独立预测因素[38]。心尖到基底部比值＞2.1 对心脏淀粉样变性具有很高的特异性诊断价值[39, 40]。心脏淀粉样变性患者的典型表现是心尖应变的保留和心脏基底部以及中部心肌应变的减少，心尖保留与室壁增厚的程度无关。心尖保留（即顶端樱桃征）可用牛眼图或应变比来显示（图 13-9）。

（2）CMR：CMR 对 CA 的诊断很有帮助，与超声相比，CMR 对心脏结构和功能评估的准确性更高，也能更好地展示心肌的特点[41]（图 13-10）。ATTR-CA 更常见的特征是显著不对称的左室肥厚，而 AL-CA 往往表现为不太明显的、对称的、同轴的左室肥厚，但没有左室肥厚并不能排除 CA。CMR 显示一种特征性的晚期钆增强（late gadolinium enhancement，LGE）模式，可用于心脏淀粉样变性与其他病理改变的鉴别，LGE 已被证实与临床心力衰竭和生存相关[23]，与没有 LGE 的 CA 患者相比，具有透壁LGE 的 CA 患者死亡率增加超过 5 倍。上述钆对比剂的聚积是由于淀粉样纤维的在心脏沉积增加了细胞外容积（extra-cellular volume，ECV）所致。在淀粉样变性的晚期，对比剂钆的细胞外间质聚积导致了典型的弥漫性斑点状 LGE 图像，但也可表现为局灶性心内膜下 LGE（心内膜下环），且不遵循任何特定的冠状动脉分布[42]。在患有多发性骨髓瘤的患者中，CMR 对诊断 AL-CA 的敏感度和阴性预测值均为 100%，特异度和阳性预测值分别为 80% 和 81%[43]，AL-CA 常表现为心内膜下分布异常。此外，CMR 所见的 LGE

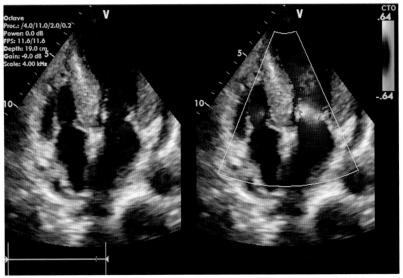

图 13-9　心肌淀粉样变超声心动图。左室心肌壁增厚，回声粗糙

是 AL-CA 患者死亡率的一个独立预测因素[44]。

　　CMR 定量成像技术包括非对比（原生）T_1 mapping 和直接 ECV 分数测定，已被探索用于心肌疾病，包括 CA。这种定量方法可以在注射对比剂前后使用心肌 T_1 弛豫时间来定量组织特性，也可估算 ECV[45]；ECV 代表细胞外间隙的信号，其最具可重复性的（不受磁场强度或技术差异所制约）并且能够指示淀粉样蛋白沉积的严重程度。

　　2. 分子影像学表现

　　（1）单光子放射性核素显像：近年来国内外研究发现，单光子核素标记的膦酸盐衍生物显像在心肌淀粉样变患者的诊断、分型、预后评估及疗效监测中具有重要价值，并且具有检查价格低、可重复性好和明确分型等优势，便于临床开展。特别是对于 ATTR-CA 患者，具有非常高的敏感性和特异性。常见的显像剂有：^{99m}Tc- 焦磷酸

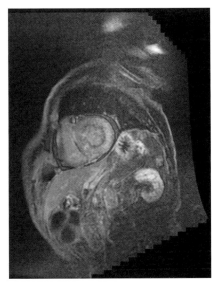

图 13-10　心肌淀粉样变 CMR（增强）。左室壁心肌弥漫增厚，弥漫性透壁性延迟强化

盐（PYP）、^{99m}Tc- 双羧基双磷酸盐（DPD）和 ^{99m}Tc- 羟亚甲基二膦酸盐（HMDP）。^{99m}Tc-PYP/DPD/HMDP 显像通常使用视觉分析或半定量方法进行评估。国际共识已经确定了上述显像剂对于 ATTR-CA 的准确识别并将其从 AL-CA 或其他室壁增厚疾病中鉴别而出的作用，已在一个多中心研究中证实了该方法的可重复性和准确性[46, 47]。

　　^{99m}Tc-PYP 是一种曾经用于骨扫描的放射性示踪剂，因其能够定位钙离子释放，故在心血管领域最初被用于量化急性心肌梗死。它在 CA 中的潜在效用始于 1982 年，

在 10 例经组织学证实的淀粉样变性患者的心脏放射性核素成像中发现了弥漫性心肌 ^{99m}Tc-PYP 摄取[19]，随后几项研究对上述结果进行了验证并扩展，指出 ^{99m}Tc-PYP 在 ATTR-CA 中有显著摄取，而在 AL-CA 中无或轻度摄取，该方法的优势在于它不仅可以诊断 CA，而且可以鉴别出 ATTR-CA[23]（图 13-11，图 13-12，图 13-13）。ATTR 摄取骨显像剂的确切机制目前尚不清楚，可能的机制有：①显像剂结合钙离子沉积；②显像剂与肌原纤维或大分子形成复合物；③细胞内焦磷酸钙形成或与细胞内大分子结合。

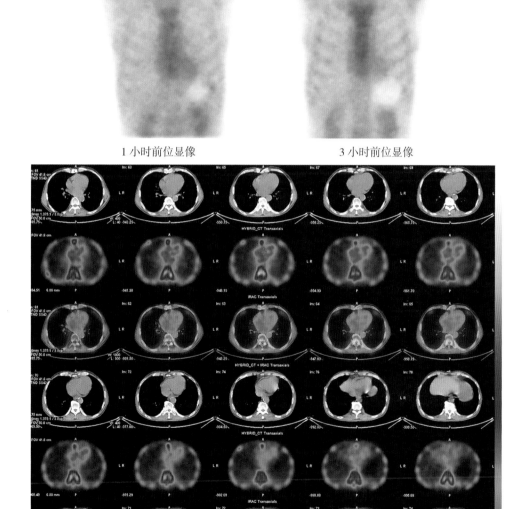

1 小时前位显像　　　　　　　　3 小时前位显像

图 13-11　心脏 ^{99m}Tc-PYP 显像（阴性）。上排为前位平面显像：上图由左至右分别为注射显像剂后 1 小时、3 小时显像；心脏部位见轻度（1 级）放射性分布，程度低于肋骨放射性；SPECT/CT 断层融合显像，心脏轻度放射性浓聚为心血池影，心肌壁未见放射性浓聚

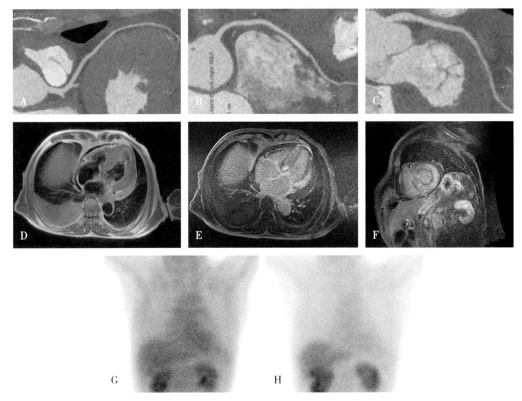

图 13-12 AL-CA 影像。患者，74 岁。心衰就诊。A 至 C 为 CCTA，结果阴性；D 至 F 为 CMR，左室壁弥漫性增厚伴延迟强化；G 和 H 为 ^{99m}Tc-PYP 显像，分别为 1 h 和 3 h 前位像，显像剂轻度浓聚（评分为 1 分），结果判定为阴性。该患者最终确诊为 AL 型 CA

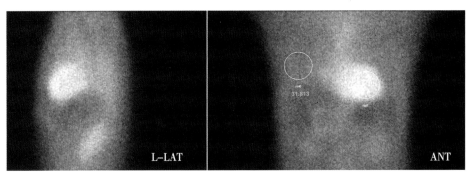

图 13-13 ATTR-CA 核素显像。男，65 岁。胸闷、胸痛 10 年。3 月前来院行心脏超声检查，显示二尖瓣轻度反流，主动脉瓣轻度反流，左房增大，左室非对称肥厚，室壁磨玻璃样变，轻度心包积液。心脏 MRI 显示淀粉样变可能。胸部 X 线示胸腔积液。入院诊断：ATTR 淀粉变。^{99m}Tc -PYP 显像：左图为左侧位显像，右图为前位显像，结果为阳性（评分为 3 分），H/CL=2.56。血游离轻链比 0.716（0.31 ~ 1.56）正常，^{99m}Tc-PYP 显像阳性确立了 ATTR 临床诊断。该诊断最终得到心肌活检及免疫组化的证实

  ^{99m}Tc-PYP 心肌放射性示踪剂的摄取情况可通过半定量视觉评分来分级，其中 0 级为无心脏摄取，1 级为低于肋骨的轻度摄取，2 级为等于肋骨的中度摄取，3 级为大于肋骨的高摄取，见表 13-2[46]。半定量分析包括心脏与对侧肺摄取的比值（heart to contralateral lung，H/CL）以及心脏与全身摄取的比值（heart to whole body，H/WB）。用 ^{99m}Tc-PYP 平面显像进行半定量评价，第 1h 的 H/CL≥1.5 被认为是 ATTR 阳性，而 H/CL＜1.5 则被认为是 ATTR 阴性（图 13-11）。同样，^{99m}Tc-DPD 在 3h 内的高 H/WB 对 ATTR-CA 具有高度的敏感性和特异性。在一项多中心研究中，1h 显像的视觉分析评分和 H/CL 比值比 3h 显像的视觉分析评分和 H/CL 比值敏感性更高，特异性更差，诊断 ATTR-CA 的总体准确率相似。核素显像结果的判读需结合免疫固定 / 蛋白电泳，因为病理发现也可能包括 AL-CA 患者，核素显像阴性并不排除晚期 AL-CA（图 13-12，图 13-13）。放射性核素的积聚也不一定与活检组织材料中的淀粉样蛋白负荷相关。^{99m}Tc-PYP 扫描显示未摄取或轻微摄取（0 或 1 级）与 AL-CA 一致，对于明显（≥2 级，且没有单克隆丙种球蛋白病）的患者，单光子核素显像结合游离轻链评估即可确诊 ATTR 型淀粉样变性，但仍需进行 TTR 基因型分析以区分 ATTRwt-CA 与 ATTRv-CA。在核素显像结果不明确的情况下，可进一步进行活检。

表 13-2 视觉分析比较心脏与肋骨对 ^{99m}Tc-PYP 的摄取程度

评分	心脏 ^{99m}Tc-PYP 摄取程度
0 分	无摄取或正常骨摄取
1 分	摄取程度少于肋骨摄取
2 分	摄取程度与肋骨相似
3 分	摄取程度大于肋骨摄取，轻度 / 无肋骨摄取

  $^{123/131}$I- 间碘苄胍（metaiodobenzylguanidine，MIBG）是一种交感神经显像剂，常用于嗜铬细胞瘤的诊断。心肌淀粉样变会导致心脏交感神经或副交感神经失支配，并且早于 ^{99m}Tc-DPD 证实的心肌淀粉样蛋白的沉积，因此 ^{123}I-MIBG 显像可以早期、灵敏诊断淀粉样变患者的心脏受累，但缺点是缺乏特异性，无法对不同类型的心肌淀粉样变进行鉴别诊断，还需要结合临床症状、实验室检查及其他影像学检查结果等综合分析。

  （2）PET 显像：使用 PET 淀粉样蛋白特异性探针技术可以直接检测淀粉样蛋白纤维，这项技术早期是用来协助诊断阿尔茨海默病的临床诊断。最近越来越多的研究证明了 ^{11}C- 匹兹堡化合物 B（Pittsburgh compound-B，PIB）、^{18}F- 氟哌啶醇（florbetapir）和 ^{18}F- 氟比他班（florbetaben）在 CA 诊断中的有效性[48, 49]。它们可以专门对心脏中的整体和局部淀粉样蛋白负荷进行成像和量化，并检测纤维蛋白原成分的分子变化。ATTR 及 AL 患者心脏对 ^{11}C-PIB 的摄取均增高，但是对两种类型的 CA 无法区分。^{18}F 标记的药物同样表现出对淀粉样蛋白的高亲和力和特异性，但 ^{18}F-florbetapir 对 AL 的特异性结合高于 ATTR，但无法对两种类型的 CA 加以区分。同样，^{18}F-florbetaben 也不能区分

AL 和 ATTR-CA。虽然这些 PET 淀粉样蛋白特异性探针目前还没有用于临床实践，但正在进行研究，以便对治疗反应进行早期检测、量化和评估。

二、心脏结节病

（一）概述

结节病（sarcoidosis）是一种病因不明的、可累及心脏等多系统器官的炎性肉芽肿病变，常见于 25~60 岁的女性，以纵隔、肺门淋巴结及肺受累最为常见（>90%）。心脏结节病（cardiac sarcoidosis，CS）的患病率尚无精确统计，但与尸检结果相比，实际患病率可能被低估，心脏结节病占所有结节病至少 25%[50]。只有少数系统性结节病患者可出现心脏受累的临床症状，但常伴有不良预后，包括导致心脏猝死的隐匿性病变、症状性心脏传导失常、室性心律失常、心力衰竭。因此，CS 的早期诊断和治疗显得非常重要。心电图、超声心动图、心肌灌注显像、心内膜活组织检查等常用心脏检查方法都存在灵敏度和特异性较低的缺点。近年来，随着 CMR、PET/CT、PET/MR 等多种无创性检查技术的进展，CS 诊断灵敏度和特异性明显提高，这些影像学方法在疾病的早期诊断、活动度评估、预后和疗效监测等方面发挥着重要作用。

（二）临床表现

CS 的临床表现取决于受累部位、程度及疾病活跃程度，典型的临床表现为传导阻滞、室性心律失常和心力衰竭。约 20%~25% 患者表现为无症状性心肌浸润，约 5% 的结节病患者有明显的心脏受累症状，主要表现为心悸、胸闷、呼吸困难、胸痛、头晕、黑矇、晕厥及下肢水肿等，其中以晕厥和左心功能不全相关的临床表现而就诊者多见。心肌若仅有小片状房/室间隔的基底部受累，常常无明显的临床表现；若大部分房/室间隔心肌受累，则表现为房室传导阻滞；若折返环回路上的心肌受累，则导致室性心动过速；若心室肌广泛受累，则会导致心力衰竭、室性心动过速等表现。CS 心肌受累以左心室游离壁受累最多见，其次为室间隔，因此很容易引起严重心律失常。

心脏临床表现虽多样化，但主要可分为 3 个表型：心脏传导阻滞及心律失常型、充血性心力衰竭型以及猝死型。

1. 心脏传导阻滞及心律失常型

（1）心脏传导阻滞：由房/室间隔心肌病变所致，包括左/右束支传导阻滞以及Ⅰ°、Ⅱ°、Ⅲ°房室传导阻滞等多种心脏传导阻滞都可出现。

（2）房性心律失常：5%~30% CS 患者可出现多种形式的房性心律失常，其中心房颤动最常见，其次是房性早搏、心房扑动、房室结折返型心动过速等。

（3）室性心律失常：可以表现为室性早搏、阵发性或持续性或永久性室性心动过速或心室颤动等。心室肌在水肿期及急性炎症期自主节律性明显升高，而在瘢痕及纤维化期则由于折返回路的形成导致了各种室性心律失常。复发性或持续性室性心动过速是导致 CS 患者死亡的独立危险因素，建议其安装植入型复律除颤器。

2. 充血性心力衰竭型　主要是由于心室肌肉芽肿性病变导致左心室舒张或收缩功

能不全所致，部分也可以继发于肺动脉高压。充血性心力衰竭是继室性心动过速后导致 CS 患者死亡的第 2 位病因。

3. 猝死　是 CS 心肌广泛受累时最常见的临床表现，主要由严重的室性心律失常导致；此外，严重的心力衰竭、高度房室传导阻滞等其他形式的严重心律失常以及结节病相关的其他类型的严重心脏病（如重度肺动脉高压等）也可导致猝死。早期由于对 CS 认识不足以及无创检测手段的不完善，心源性猝死是 CS 常见的临床表现。随着 CMR、PET 及电生理技术等检查手段的进展以及植入埋藏式心脏复律除颤器（implantable cardioverter-defibrillator，ICD）等的临床应用逐渐普及，CS 猝死的发生率较前已有明显下降；但是，心脏病学专家仍建议对于 <60 岁的不明原因的高度房室传导阻滞、室性心动过速等患者，在鉴别诊断中需要常规考虑 CS 的可能性。有关诊断标准见表 13-3[51]。

表 13-3　2014 年世界结节病及其他肉芽肿病组织关于 CS 的诊断标准

不能除外心脏结节病	很可能为心脏结节病
无明显病因（如高血压、糖尿病等）的左心室射血功能下降 房型心律失常	激素和（或）免疫抑制剂治疗有效的心肌疾病或房室结传导阻滞 不明原因的左心室射血分数下降 不明原因的自发性或诱导后持续性室性心律失常 莫氏 Ⅱ° 或 Ⅲ° 房室传导阻滞 PET 显现心肌片状分布的高摄取区域 增强心脏核磁提示延迟相心肌内增强信号 心肌核素 Ga 显像阳性 心肌灌注显像或单电子体层扫描（SPET） 增强心肌核磁提示 T2 加权相延长

（三）病理学基础

CS 最常累及心肌组织，较少累及心包和心内膜，其受累主要是由于心肌疾病直接蔓延所致。结节病的病理包括 3 个组织学阶段：水肿、肉芽组织浸润和纤维化。早期可见单核细胞为主的淋巴细胞浸润和间质性水肿。CS 特征性的征象是伴有片状纤维化的散在、致密、非坏死性的上皮样肉芽肿[52]。在晚期阶段，由单核吞噬细胞和 CD4+T 细胞从辅助型 T 细胞 1 型应答转变为辅助型 T 细胞 2 型应答，激活抗炎反应并导致组织瘢痕形成及纤维化。局灶性心肌受累区域破坏正常心肌电生理特性，易诱发室性心律失常，包括恶性心律失常和心源性猝死。从影像学角度看，^{18}F-FDG 显示的单核炎性细胞的摄取及 CMR T2 加权成像显示的组织水肿可以诊断炎性反应期 CS。在延迟 CMR 成像上，钆剂延迟增强（late gadolinium enhancement，LEG）可诊断心肌纤维化区域。CS 疾病的进展过程尚未得到确切研究，但可以确定的是局灶性心肌病变的自然病程多样化，既可完全缓解也可发展为致密的透壁纤维化。

经病理证实的 CS 最常累及室间隔和左心室下壁，左心室前壁和右室较少受累。室间隔受累易导致房室传导阻滞，超声心动图上可发现晚期结节病患者室间隔基底部变薄。CS病灶多位于心外膜下和心肌中层，呈片状分布，这与心内膜下受累的冠状动脉疾病相反。由于冠状动脉病变心内膜下心肌受累后左心室局部室壁运动不协调，可用超声心动图或CMR的电影成像序列室壁运动分析明确心肌受累情况；而CS所致的心外膜下和心肌中层的心肌病变可使左心室室壁运动和排空功能得以保留。心力衰竭不是CS常见的首发表现，其出现提示疾病已发展到晚期，因此依靠室壁运动分析诊断CS的灵敏度较差。由于CS病灶多呈片状分布于心外膜下及心肌中层，心内膜心肌盲检诊断CS的灵敏度明显降低（<25%）。电解剖标测或影像引导下的心内膜心肌活检可能会提高诊断的灵敏度，但仍需进一步验证。综上，先进心脏影像学检查已成为CS诊断及疾病管理的临床标准之一。

（四）影像学表现

1. 常规影像表现[53]

（1）超声心动图：经胸超声心动图是疑诊CS患者初筛的首选影像学方法。可表现为室壁厚度异常，室壁厚度可大于13 mm（心肌炎性水肿）或小于7 mm（心肌纤维化）；动脉瘤样扩张，特别是在下壁和后壁；局部室壁运动异常和正常并存，而无相应的冠脉阻塞性改变。

（2）CMR：是指南推荐的诊断技术之一，可用于检测心肌水肿、心肌灌注异常、心肌瘢痕、详细评估心室的结构和功能。CMR对心肌内膜活检准确定位及提高病理诊断灵敏度方面也有重要意义，具有较高的灵敏度。CMR可以潜在地评估CS的炎性反应成分，CMR中T_2 STIR成像和T_2 mapping成像可检测水肿和炎性反应。CMR延迟成像中的LGE可评估心肌瘢痕的情况。钆剂是一种细胞外显像剂，与正常心肌相比，其在纤维化或炎性反应心肌中的洗脱速率较慢，LGE图像可发现纤维化区域的对比剂早期强化，常见的模式为左室基底部及侧壁的补丁样局限性强化，而且无冠脉阻塞性改变。CMR可提供预后信息，如LGE所示心肌瘢痕预示室性心律失常及心脏猝死。

（3）传统核医学显像：传统核医学影像曾在CS诊断和评价中具有重要作用，过去采用^{67}Ga-枸橼酸盐显像，虽然特异性较高，但辐射剂量较大，灵敏度较低，图像分辨率较差，目前较少使用。

2. 分子影像表现

（1）^{18}F-FDG PET/CT：^{18}F-FDG显像目前已代替^{67}Ga-枸橼酸盐进行炎症显像，其具有合适的药代动力学特性和更高的图像分辨率，目前已经被广泛用于心肌的炎症探测。活动期的结节病表现为^{18}F-FDG摄取增高，主要在于心肌浸润的炎性细胞需要利用葡萄糖作为能量来源。然而，^{18}F-FDG PET/CT尚未被诊断指南广泛采纳，主要是因为正常心肌摄取^{18}F-FDG具有高度可变性，需要做好充分准备避免假阳性。抑制正常心肌组织摄取^{18}F-FDG的具体方法包括：延迟空腹时间（12~18小时）、饮食调整（高脂低糖）、显像前注射肝素（10~15 U/kg）。PET图像采集方法为门控心脏采集和全身显像，FDG图像可以对比心肌灌注显像。局限性摄取的假阳性常见于心肌炎、心肌缺血、感染、转移瘤，假阴性较少见，通常为类固醇激素治疗、陈旧非活动性结节病。SUV_{max}

被证实是诊断 CS 的独立预测指标，同时可以用于疗效评估。静息心肌灌注显像通常联合 ^{18}F-FDG PET 显像诊断和评价 CS，一般流程见图 13-14[50]。静息心肌灌注和代谢联合显像诊断 CS 的图像表现形式和解释见表 13-4[50]。

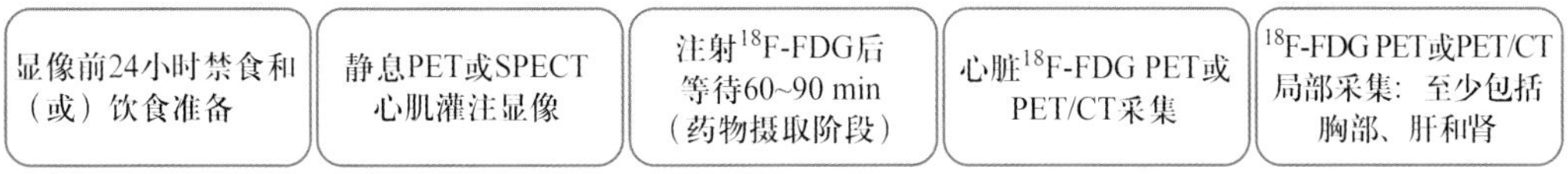

| 显像前24小时禁食和（或）饮食准备 | 静息PET或SPECT心肌灌注显像 | 注射[18]F-FDG后等待60~90 min（药物摄取阶段） | 心脏[18]F-FDG PET或PET/CT采集 | ^{18}F-FDG PET或PET/CT局部采集：至少包括胸部、肝和肾 |

图 13-14 静息心肌灌注和 ^{18}F-FDG 代谢显像诊断和评估 CS 经典流程图

表 13-4 静息心肌灌注和代谢 PET 联合显像评价 CS 图像特点和解释

项目	灌注 / 代谢正常		代谢异常		灌注和（或）代谢异常	
灌注	正常	正常	正常	异常（减低）	异常（减低）	异常（减低）
代谢	阴性	弥漫轻度↑（非特异性）	局灶性↑	局灶性↑（同一部位）	局灶性↑（在其他不同区域）	正常（阴性）
图像解释	正常	非特异性	早期阶段	不匹配图像同一部位瘢痕和炎症	瘢痕和炎性并存	瘢痕

采集范围至少包括胸部、肝、脾；如果怀疑有心脏以外侵犯或之前没有做过心脏以外部位是否侵犯的检查，则推荐行全身显像。

^{18}F-FDG PET/CT 与 CMR 相关性仅为中度相关，主要是因为 LGE CMR 反映的是心肌损害和瘢痕组织，而 ^{18}F-FDG PET/CT 反映的是活动炎性改变。两者在诊断 CS 效能上相比，CMR 有较高的特异性，但灵敏度低于 ^{18}F-FDG PET/CT。

心脏 PET/CT 是监测免疫抑制治疗效果的首选方法。有研究对心肌 FDG 摄取进行视觉及定量分析上的比较，结果显示定量分析是评估治疗反应更精确的方法。Osborne 等[54] 的研究纳入了 23 例患者，患者在 CS 免疫抑制治疗期间接受连续的 PET 检查，结果显示 SUV_{max} 或程度（炎性反应活跃程度超过预先设定的 SUV 阈值）的减少与 LVEF 的改善有关，而对治疗无应答者（由 ^{18}F-FDG 摄取的变化确定）LVEF 明显减低。

（2）PET/MR 显像：PET/MR 显像的优点是通过 CMR 识别纤维化和 ^{18}F-FDG PET 评估炎性反应，以对心脏功能进行准确评估。基于联合成像效果有 4 种模式：第一种是 CMR 和 ^{18}F-FDG PET 均为阳性，且部位一致，代表活动性 CS；第二种是 CMR 阳性、[18]F-FDG PET 阴性，可能为继发于伴心肌瘢痕的非活动性 CS；第三种是 CMR、[18]F-FDG PET 均为阴性，代表正常心肌；第四种是 CMR 阴性而 ^{18}F-FDG PET 阳性，可能是早期 CS，或者是心肌糖代谢抑制失败或心肌正常的生理性摄取造成的假阳性结果。

（3）非 ^{18}F-FDG 分子探针 PET 显像：生长抑素受体不仅表达于神经内分泌肿瘤，同时也可以表达于活动的炎症细胞，如巨噬细胞、上皮样细胞、多核巨细胞，因此生长抑素显像亦可被用于诊断 CS，显像剂主要有 ^{68}Ga 标记的奥曲肽类似物，如DOTATOC、DOTA-TATE。因正常心肌无炎性细胞，因此表现为不摄取显像剂，因此生长抑素受体显像探测心脏结节病灵敏度更高。

^{18}F-FLT（腺苷嘧啶）可反映细胞增殖及 DNA 合成，近来亦被用于探测心脏结节病。尽管 ^{18}F-FLT 常被恶性肿瘤细胞高度摄取，但亦可在炎症和肉芽肿组织中积聚，而正常心肌不摄取 ^{18}F-FLT。研究发现，^{18}F-FLT PET/CT 的摄取部位与 ^{18}F-FDG PET 可出现不一致，^{18}F-FLT 可能与心肌瘢痕潜在形成区有关。其他显像尚有 CXCR4、标记白细胞等，但目前文献尚不多见。

总之，随着影像设备的快速发展，各种先进的心脏影像检查技术提高了诊断 CS、识别心血管疾病高危患者以及评估免疫抑制疗效的能力，并且日新月异。但各种方法仅能够鉴别某种特定的组织病理学特征，各自具有一定的局限性[54]：如延迟 CMR LEG主要用于评估心肌纤维化，而 ^{18}F-FDG PET 则最适合用于观察和量化活动性炎性的反应，包括治疗后的反应。CMR 对于 CS 而言是很好的初始检查方法，其中 LGE CMR 是评价 CS 患者预后的最强有力指标；但当临床高度怀疑 CS 而 CMR 阴性或存在检查禁忌时，此时可选择心脏 ^{18}F-FDG PET。心脏 ^{18}F-FDG PET 最适用于接受免疫抑制治疗的 CS疗效评估；多模态 PET/MR 成像作为新兴影像学检查技术，融合了 PET 和 MR 技术优势，从而能更加准确地诊断和评估 CS。

（李剑明　王雅洁　王文睿　郝博闻　邬心爱　王　涛　何　勇）

参考文献

［1］PERRY E，BERT A，ELOISA A，et al. Classification of the cardiomyopathies：a position statement from the European Society Of Cardiology Working Group on Myocardial and Pericardial Diseases［J］.Eur Heart J，2008，29：270-276.

［2］孙慧君，韩帅，胡金柱，等.遗传性心肌病的临床实践指南［J］.中华医学遗传学杂志，2020，37（3）：300-306.

［3］方纬.新型心肌灌注显像药物将推动心脏核医学的发展［J］.中华核医学与分子影像杂志，2020，40（2）：65-68.

［4］中华医学会心血管病学分会影像学组，中国医师协会放射医师分会心血管专业委员会.无创性心血管影像学技术临床适用标准中国专家共识［J］.中华心血管病杂志，2020，48（11）：906-921.

［5］张凌.SPECT 心肌灌注与 PET 心肌代谢显像在肥厚型心肌病中的应用［D］.北京协和医学院，2014.

［6］CAMICI P，CHIRIATTI G，LORENZONI R，et al. Coronary vasodilation is impaired in both hypertrophied and nonhypertrophied myocardium of patients with hypertrophic cardiomyopathy：A study with nitrogen-13 ammonia and positron emission tomography［J］. Journal of the American College of Cardiology，1991，17（4）：879-886.

［7］LAZZERONI E，PICANO E，MOROZZI L，et al. Dipyridamole-induced ischemia as a prognostic marker of future adverse cardiac events in adult patients with hypertrophic cardiomyopathy. Echo Persantine Italian Cooperative（EPIC）Study Group，Subproject Hypertrophic Cardiomyopathy［J］. Circulation，1997，96（12）：4268-4272.

［8］CHAIKRIANGKRAI K，CHEBROLU L，BHATTI S，et al. Diagnosis of ischemia in hypertrophic cardiomyopathy：role of computed tomography and nuclear stress testing［J］.Curr Opin Cardiol，2015，30（5）：483-492.

［9］KAWASAKI T，SUGIHARA H. Subendocardial ischemia in hypertrophic cardiomyopathy［J］. Journal of Cardiology，2013，63（2）：89-94.

［10］张凌，谢晟，乔树宾，等. 肥厚型心肌病患者 ^{18}F-FDG PET 心肌代谢显像与心脏 MRI［J］. 中国医学影像技术，2019，35（3），347-351.

［11］陈绍亮，孙晓光，修雁，等 . 肥厚性心肌病 ^{201}Tl、^{123}I-BMIPP 和 ^{18}F-FDG 显像的对比研究［J］. 中华核医学杂志，1998，18（4）：232-233.

［12］RICHARDSON P，MCKENNA W，BRISTOW M，et al. Report of the 1995 World Health Organization/International Society and Federation of Cardiology Task Force on the Definition and Classification of cardiomyopathies［J］. Circulation，1996，93（5）：841-842.

［13］MARON B J，TOWBIN J A，THIENE G，et al. Contemporary definitions and classification of the cardiomyopathies：an American Heart Association Scientific Statement from the Council on Clinical Cardiology，Heart Failure and Transplantation Committee；Quality of Care and Outcomes Research and Functional Genomics and Translational Biology Interdisciplinary Working Groups；and Council on Epidemiology and Prevention［J］. Circulation，2006，113（14）：1807-1816.

［14］ELLIOTT P，ANDERSSON B，ARBUSTINI E，et al. Classification of the cardiomyopathies：a position statement from the European Society Of Cardiology Working Group on Myocardial and Pericardial Diseases［J］. Eur Heart J，2008，29（2）：270-276.

［15］NIHOYANNOPOULOS P，DAWSON D. Restrictive cardiomyopathies［J］. Eur J Echocardiogr，2009，10（8）：iii23-33.

［16］HABIB G，BUCCIARELLI-DUCCI C，Caforio ALP，et al. Multimodality Imaging in Restrictive Cardiomyopathies：An EACVI expert consensus document In collaboration with the "Working Group on myocardial and pericardial diseases" of the European Society of Cardiology Endorsed by The Indian Academy of Echocardiography［J］. Eur Heart J Cardiovasc Imaging，2017，18（10）：1090-1121.

［17］FALK R H，ALEXANDER K M，LIAO R，et al. AL（Light-Chain）Cardiac Amyloidosis：A Review of Diagnosis and Therapy［J］. J Am Coll Cardiol，2016，68（12）：1323-1341.

［18］SIPE J D，BENSON M D，BUXBAUM J N，et al. Nomenclature 2014：Amyloid fibril proteins and clinical classification of the amyloidosis［J］. Amyloid，2014，21（4）：221-224.

［19］DONNELLY J P，HANNA M. Cardiac amyloidosis：An update on diagnosis and treatment［J］. Cleveland Clinic Journal of Medicine，2017，84（12 suppl 3）：12-26.

［20］MERLINI G，DISPENZIERI A，SANCHORAWALA V，et al. Systemic immunoglobulin light chain amyloidosis［J］. Nat Rev Dis Primers，2018，4（1）：38.

［21］WEISS B M，WONG S W，COMENZO R L. Beyond the plasma cell：emerging therapies for immunoglobulin light chain amyloidosis［J］. Blood，2016，127（19）：2275-2280.

[22] MERLINI G, SELDIN D C, GERTZ M A. Amyloidosis: pathogenesis and new therapeutic options [J]. J Clin Oncol, 2011, 29 (14): 1924-1933.

[23] SIDDIQI O K, RUBERG F L. Cardiac amyloidosis: An update on pathophysiology, diagnosis, and treatment [J]. Trends in Cardiovascular Medicine, 2018, 28 (1): 10-21.

[24] MALESZEWSKI J J. Cardiac amyloidosis: pathology, nomenclature, and typing [J]. Cardiovasc Pathol, 2015, 24 (6): 343-350.

[25] VERMEER A M C, JANSSEN A, BOORSMA P C, et al. Transthyretin amyloidosis: a phenocopy of hypertrophic cardiomyopathy [J]. Amyloid, 2017, 24 (2): 87-91.

[26] STEGMAN B M, KWON D, RODRIGUEZ E R, et al. Left ventricular hypertrophy in a runner: things are not always what they seem [J]. Circulation, 2014, 130 (7): 590-592.

[27] LONGHI S, QUARTA C C, MILANDRI A, et al. Atrial fibrillation in amyloidotic cardiomyopathy: prevalence, incidence, risk factors and prognostic role [J]. Amyloid, 2015, 22 (3): 147-155.

[28] SPERRY B W, VRANIAN M N, Hachamovitch R, et al. Are classic predictors of voltage valid in cardiac amyloidosis? A contemporary analysis of electrocardiographic findings [J]. Int J Cardiol, 2016, 214: 477-481.

[29] TSAI S B, SELDIN D C, WU H, et al. Myocardial infarction with "clean coronaries" caused by amyloid light-chain AL amyloidosis: a case report and literature review [J]. Amyloid, 2011, 18 (3): 160-164.

[30] DORBALA S, VANGALA D, BRUYERE J, Jr., et al. Coronary microvascular dysfunction is related to abnormalities in myocardial structure and function in cardiac amyloidosis [J]. JACC Heart Fail, 2014, 2 (4): 358-367.

[31] MESQUITA E T, JORGE A J L, SOUZA C V J, et al. Cardiac Amyloidosis and its New Clinical Phenotype: Heart Failure with Preserved Ejection Fraction [J]. Arq Bras Cardiol, 2017, 109 (1): 71-80.

[32] SPERRY B W, JONES B M, VRANIAN M N, et al. Recognizing Transthyretin Cardiac Amyloidosis in Patients With Aortic Stenosis: Impact on Prognosis [J]. JACC Cardiovasc Imaging, 2016, 9 (7): 904-906.

[33] ESCHER F, SENONER M, DOERLER J, et al. When and how do patients with cardiac amyloidosis die? [J]. Clin Res Cardiol, 2020, 109 (1): 78-88.

[34] MOHTY D, DAMY T, COSNAY P, et al. Cardiac amyloidosis: updates in diagnosis and management [J]. Arch Cardiovasc Dis, 2013, 106 (10): 528-540.

[35] FENG D, SYED I S, MARTINEZ M, et al. Intracardiac thrombosis and anticoagulation therapy in cardiac amyloidosis [J]. Circulation, 2009, 119 (18): 2490-2497.

[36] PIPER C, BUTZ T, FARR M, et al. How to diagnose cardiac amyloidosis early: impact of ECG, tissue Doppler echocardiography, and myocardial biopsy [J]. Amyloid, 2010, 17 (1): 1-9.

[37] SALINARO F, MEIER-EWERT H K, MILLER E J, et al. Longitudinal systolic strain, cardiac function improvement, and survival following treatment of light-chain (AL) cardiac amyloidosis [J]. Eur Heart J Cardiovasc Imaging, 2017, 18 (9): 1057-1064.

[38] BUSS S J, EMAMI M, MERELES D, et al. Longitudinal left ventricular function for prediction of survival in systemic light-chain amyloidosis: incremental value compared with clinical and biochemical markers [J]. J Am Coll Cardiol, 2012, 60 (12): 1067-1076.

[39] LIU D, HU K, NIEMANN M, et al. Effect of combined systolic and diastolic functional parameter assessment for differentiation of cardiac amyloidosis from other causes of concentric left ventricular hypertrophy [J]. Circ Cardiovasc Imaging, 2013, 6 (6): 1066-1072.

[40] SENAPATI A, SPERRY B W, GRODIN J L, et al. Prognostic implication of relative regional strain ratio

in cardiac amyloidosis [J] . Heart, 2016, 102 (10): 748-754.

[41] FONTANA M, ĆOROVIĆ A, SCULLY P, et al. Myocardial Amyloidosis: The Exemplar Interstitial Disease [J] . JACC Cardiovasc Imaging, 2019, 12 (11 Pt 2): 2345-2356.

[42] PATEL A R, KRAMER C M. Role of Cardiac Magnetic Resonance in the Diagnosis and Prognosis of Nonischemic Cardiomyopathy [J] . JACC Cardiovasc Imaging, 2017, 10 (10 Pt A): 1180-1193.

[43] BHATTI S, WATTS E, SYED F, et al. Clinical and prognostic utility of cardiovascular magnetic resonance imaging in myeloma patients with suspected cardiac amyloidosis [J] . Eur Heart J Cardiovasc Imaging, 2016, 17 (9): 970-977.

[44] BOYNTON S J, GESKE J B, Dispenzieri A, et al. LGE Provides Incremental Prognostic Information Over Serum Biomarkers in AL Cardiac Amyloidosis [J] . JACC Cardiovasc Imaging, 2016, 9 (6): 680-686.

[45] MARTINEZ-NAHARRO A, KOTECHA T, NORRINGTON K, et al. Native T1 and Extracellular Volume in Transthyretin Amyloidosis [J] . JACC Cardiovasc Imaging, 2019, 12 (5): 810-819.

[46] CASTANO A, HAQ M, NAROTSKY D L, et al. Multicenter Study of Planar Technetium 99m Pyrophosphate Cardiac Imaging: Predicting Survival for Patients With ATTR Cardiac Amyloidosis [J] . JAMA Cardiol, 2016, 1 (8): 880-889.

[47] DORBALA S, VANGALA D, SEMER J, et al. Imaging cardiac amyloidosis: a pilot study using(1)(8) F-florbetapir positron emission tomography [J] . Eur J Nucl Med Mol Imaging, 2014, 41 (9): 1652-1662.

[48] LEE S P, LEE E S, CHOI H, et al. 11C-Pittsburgh B PET imaging in cardiac amyloidosis [J] . JACC Cardiovasc Imaging, 2015, 8 (1): 50-59.

[49] OBICI L, KUKS J B, BUADES J, et al. Recommendations for presymptomatic genetic testing and management of individuals at risk for hereditary transthyretin amyloidosis [J] . Curr Opin Neurol, 2016, 29 Suppl 1 (Suppl 1): S27-35.

[50] CHAREONTHAITAWEE P, BEANLANDS R S, CHEN W, et al. Joint SNMMI-ASNC expert consensus document on the role of F-FDG PET/CT in cardiac sarcoid detection and therapy monitoring [J] .J Nucl Cardiol, 2017, 58 (8): 1341-1358.

[51] 孙宇新, 李珊, 邵池, 等 . 心脏结节病诊治进展 [J] . 中华结核和呼吸杂志, 2019, 42 (10): 771-776.

[52] LAGANA S M, PARWANI A V, NICHOLS L C. Cardiac sarcoidosis: a pathology-focused review [J] . Arch Pathol Lab Med, 2010, 134 (7): 1039-1046.

[53] 孙若西, 汪蕾, 方纬 . 心脏结节病的影像学进展 [J] . 中华核医学与分子影像杂志, 2020, 40 (2): 122-128..

[54] OSBORNE M T, HULTEN E A, SINGH A, et al. Reduction in ^{18}F-fluorodeoxyglucose uptake on serial cardiac positron emission tomography is associated with improved left ventricular ejection fraction in patients with cardiac sarcoidosis. J Nucl Cardiol, 2014, 21 (1): 166-174.

第十四章　心脏和心包肿瘤

第一节　心脏肿瘤

一、概述

随着成像技术的进步，心脏占位性病变的检出率逐渐增高。心脏最常见的占位是非肿瘤性病变，如血栓（clots）或赘生物（vegetations），患者通常伴有相关疾病，如二尖瓣狭窄、心房颤动、心肌梗死、低射血分数的心肌炎或感染性心内膜炎[1]。心脏的肿瘤性占位性病变，即心脏肿瘤。根据组织学特征心脏肿瘤可分为良性或恶性；根据起源部位分为转移性或原发性，最常见的心脏肿瘤是转移性肿瘤。2015年WHO更新心脏肿瘤分类，认为转移性心脏肿瘤的发病率是原发性心脏肿瘤的数十倍甚至100倍以上[2]。18%的Ⅳ期癌症患者可伴发转移性心脏肿瘤[3]，其中以淋巴瘤或恶性黑色素瘤心脏受累为著，来源于胸部的肿瘤以乳腺癌、肺癌和食管癌最为常见。

原发性心脏肿瘤罕见，发生率不足0.02%，75%为原发性良性心脏肿瘤，其中约50%为心脏黏液瘤；25%为原发性恶性心脏肿瘤，其中95%为肉瘤，其余为淋巴瘤。原发性心脏肿瘤分类详见表14-1。

表14-1　原发性心脏肿瘤

	良性	恶性
成人	黏液瘤	血管肉瘤
	乳头状弹力纤维瘤	未分化多形性肉瘤
	脂肪瘤	横纹肌肉瘤
	血管瘤	平滑肌肉瘤
	横纹肌瘤	心脏淋巴瘤
	纤维瘤	
儿童	横纹肌瘤	横纹肌肉瘤
	黏液瘤	畸胎瘤
	纤维瘤	

二、临床表现

临床症状和体征通常取决于肿瘤的部位而不是组织类型。肿瘤可致心肌或瓣膜功能障碍，并可伴有心力衰竭症状（如呼吸困难）、心绞痛、晕厥及心脏电生理紊乱，甚至致命的心律失常。大量心包积液是恶性肿瘤的特征。约 25% 的心脏肿瘤患者可合并瘤栓，这与肿瘤的解剖和组织学特点有关。多数心脏肿瘤患者表现为轻度非特异症状，如疲乏、不适或体重减轻，部分患者无症状。Manian 等研究[4]发现无症状偶然发现的位于左半心的心脏占位患者伴发亚临床心、脑血管事件比率分别为 52% 和 36%，提示无症状只是一个短暂的阶段；若发现心脏占位建议早期外科干预。

三、常见心脏肿瘤的病理与影像诊断

（一）心脏黏液瘤

1. 病理学基础　心脏黏液瘤少见，但仍是最常见的原发性心脏肿瘤，主要见于成年人，20～60 岁女性多见。症状多表现为呼吸困难、晕厥、心悸；22% 的心脏黏液瘤表现为栓塞、中风或外周缺血症状。患者亦可无症状，因肺癌或其他肿瘤行全身 PET/CT 检查时偶然发现。病灶多位于房间隔，近卵圆窝处；黏液瘤特点及有症状与无症状患者临床病灶特点比较见表 14-2、表 14-3。本病多为散发病例，约 7% 病例与卡尼综合征（Carney complex）相关，后者起病年龄较轻，是一种罕见的常染色体显性遗传综合征，表现为皮肤和黏膜的色素沉着，心脏、皮肤和其他部位黏液瘤及多发内分泌系统肿瘤。卡尼综合征的心脏黏液瘤往往发生在左心房以外的部位，通常多发病灶，术后复发率远高于散发型心脏黏液瘤（21% vs 1%～2%）[6]。大体病理上分为两类：一类是边缘光整可伴有钙化甚至骨化的实性病灶；另一类是边缘呈分叶状质地柔软胶冻样病灶。前者占大多数，后者往往导致栓塞。位于左心房的黏液瘤通常窄基底附着于卵圆孔处，当病灶较大时，可通过卵圆孔延伸至右心房，呈哑铃型；据报道约 30% 黏液瘤病例瘤体可通过二尖瓣向左心室内脱垂。

表 14-2　黏液瘤的一般特点[7]

项目	特点
占全部原发性心脏良性肿瘤比例	50%～80%
附着于房间隔	80%
左心房	80%
标志性特征	可移动的带蒂结节或肿块
导致三尖瓣或二尖瓣阻塞	30%
瘤内钙化	10%～20%
超声 /CT/MRI	不均质病灶（瘤内可有出血或钙化）伴不均质强化
^{18}F-FDG PET/CT	无代谢或低代谢

表 14-3　无症状与有症状心脏黏液瘤的特点比较[6]

特点	无症状患者	有症状患者
平均年龄（岁）	51	24
年龄范围（岁）	17 ~ 75	4 ~ 48
男∶女	1∶3	2∶1
位置	86% 位于左心房	62% 位于左心房
	18% 位于右心房	37% 位于右心房
		21% 位于右心室
		4% 位于左心室
病灶多中心比例	6%	33%
复发率	3%	20%

2. 影像诊断

（1）胸部 CT：平扫黏液瘤常表现为均匀、等密度或相对于血池稍低密度病灶（CT值 22 HU 左右）。部分病灶内可见钙化灶；位于右心者钙化更为常见。增强扫描动脉期病灶强化不明显，静脉期或实质期呈不均匀强化，强化程度较弱或不明显，CT 值为 43 HU 左右。多数情况下，无论是平扫还是增强扫描，单纯依据病灶的 CT 值无助于肿瘤与血栓的鉴别[7]。

（2）心脏 MRI：平扫 MRI T_1WI 和 T_2WI 序列上黏液瘤常表现分为以下 3 种形式：① 大部分瘤体表现为 T_1WI 低信号，T_2WI 高信号伴灶内点状低信号，后者这种表现在自由稳态进动脉冲序列上显示得更为明显，高低信号相间犹如黑莓或桑椹一般；② T_1WI 和 T_2WI 均表现为低信号，多见于右心房，呈实性结节，往往灶内有钙化成分；③ T_2WI 上明显高信号。前述高信号与瘤体内黏液样基质伴有高含水量和多糖成分，而点状低信号与瘤内出血、含铁血黄素、钙化或表面血栓有关。首次通过灌注成像约 16% ~ 66% 的病灶呈轻度强化，强化程度低于正常心肌。心肌延迟强化（late gadolinium enhancement，LGE）显示病灶进一步强化，强化范围较首过灌注图像扩大；约 50% 病灶显示不均匀强化，多呈边缘强化[7, 8]。近年来纵向弛豫时间定量成像（T_1 mapping）技术发展迅速，其通过不同的方法测量心肌及病灶的 T_1 值，得到平扫 T_1 值、增强后的 T_1 值及细胞外容积（ECV），可定量评价病灶纤维化及水肿程度。Nasser 等总结 9 例心脏黏液瘤发现心脏黏液瘤的平扫 T_1 值、T_2 弛豫时间和 ECV 值升高，反映了细胞外间质空间和含水量增加，这可能有助于心脏黏液瘤与其他肿瘤的鉴别[9]。

（3）[18]F-FDG PET/CT 分子影像：对于心脏及心包肿瘤，乃至心脏结节病的 ^{18}F-FDG PET/CT 分子影像而言，应尽量避免心肌摄取 FDG 对病灶观察的影响。心肌是否摄取 FDG 受血液游离脂肪酸和血糖浓度调节影响较大。因此，显像前患者的饮食准备至关重要，但即使同一患者，多次 ^{18}F-FDG PET/CT 显像，心肌对 ^{18}F-FDG 的摄取程度及分布差异亦较大（图 14-1），这给心腔内、肌壁间及心周病变的诊断带来困难，故心脏肿

瘤 ^{18}F-FDG PET/CT 显像前抑制心肌摄取 FDG（抑制糖代谢过程）尤为重要。美国核心脏病学会和美国核医学会推荐使用低糖及高脂肪饮食来抑制正常心肌对 ^{18}F-FDG 的摄取，利于显示及评价心脏肿瘤，具体方法见表 14-4[5]。因为心脏及心包肿瘤、心脏结节病 ^{18}F-FDG PET/CT 显像均需要患者饮食准备，在此一并介绍，之后不再赘述。

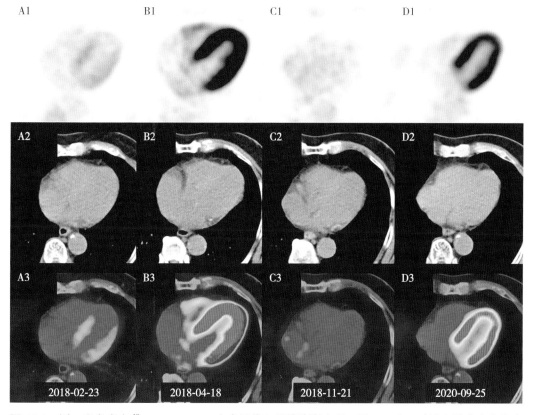

图 14-1　同一患者多次 ^{18}F-FDG PET/CT 全身显像心肌糖代谢表现。男，69 岁，确诊右肺癌多次化疗后 ^{18}F-FDG PET/CT 显像；1～3 分别为 PET 图像，CT 图像，融合图像；A～D 4 个时间点的心肌摄取 ^{18}F-FDG 的程度及分布情况

表 14-4　抑制心肌摄取 ^{18}F-FDG 的方法

方法	技术	备注
延长禁食时间	禁食时间：12～18 h	适于鼻饲患者或肠内营养患者或禁食患者
高脂肪、低糖饮食	检查前 24 h 两餐予以本饮食方法，后整晚禁食	高脂肪、低糖饮食，不限制蛋白质摄入
静脉注射普通肝素	1. ^{18}F-FDG 注射前 15 min 静脉注射 15～50 单位肝素 2. ^{18}F-FDG 注射前 45 min 和 15 min 分别静脉注射 500 单位肝素（共 1000 单位）	确认患者无肝素注射禁忌证（包括出血倾向、过敏或肝素引起的血小板减少伴有血栓形成）

续表

方法	技术	备注
联合方法	检查前 24 h 内两餐予以本饮食方法，晚饭后整夜禁食；^{18}F-FDG 注射前静脉注射肝素	

　　黏液瘤 ^{18}F-FDG 摄取程度高低不一，多为无摄取或轻度摄取（图 14-2，图 14-3），SUV$_{max}$ 在 1.2 ~ 5.3 之间[7]。Meng 等总结 5 例心脏黏液瘤发现肿瘤 SUV$_{max}$ 均值为 3.3（1.9 ~ 5.2）[10]。Liu 等总结 19 例心脏黏液瘤发现肿瘤 SUV$_{max}$ 均值为 3.0（1.0 ~ 4.8）；19 个肿瘤中有 11 个显示 ^{18}F-FDG 摄取增高，15 个肿瘤 TBR（tumor to background）> 1，5 个肿瘤平扫可见局灶性钙化（图 14-4）[11]。部分心脏黏液瘤 ^{18}F-FDG 摄取增高原因不明。Okazaki 等研究一例 ^{18}F-FDG 摄取增高的心脏黏液瘤发现肿瘤细胞中葡萄糖转运蛋白 -1（GLUT-1）呈高表达，后者参与葡萄糖跨膜转运过程，已有研究表明 GLUT-1 表达与 SUV$_{max}$ 值呈正相关[12]。

　　鉴别诊断：

　　无摄取增高病灶需与血栓相鉴别，二者均无 ^{18}F-FDG 摄取增高，CT 或 MRI 增强

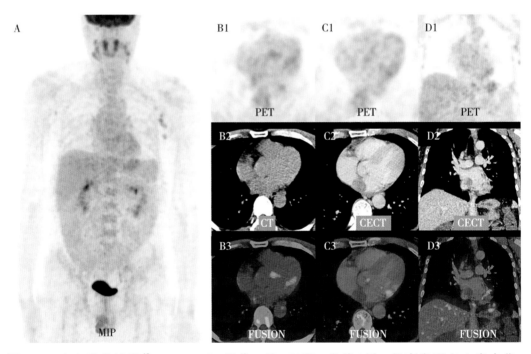

图 14-2　左心房黏液瘤 ^{18}F-FDG PET/CT 图像。男，55 岁，发热 1 周，超声发现左心房占位；A. 最大密度投影，仅见左侧腋窝淋巴结糖代谢增高（考虑炎性淋巴结）；B. 横断位，1 ~ 3 分别为 PET、CT 平扫及融合图像，左心房近房间隔似见局灶性密度减低影，伴有轻度糖代谢增高；C. 横断位，1 ~ 3 分别为 PET、增强 CT 及融合图像，左心房病灶显示清晰（SUV$_{max}$：2.5，大小：3.0 cm×3.2 cm×2.6 cm），边缘光整，呈轻度强化；D. 冠状位，1 ~ 3 分别为 PET、增强 CT 及融合图像

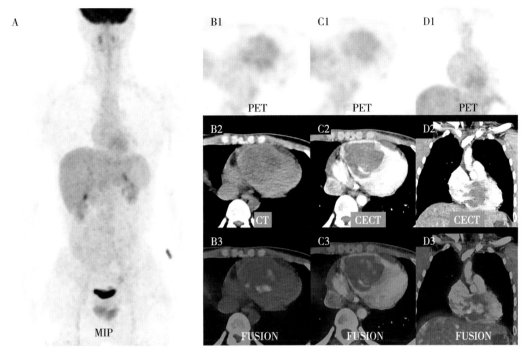

图14-3　右心室黏液瘤 ^{18}F-FDG PET/CT 图像。男，21岁，胸闷气促3月余，超声发现右心室占位；A. 最大密度投影，右心室见局灶性糖代谢增高灶；B. 横断位，1~3分别为 PET、CT 平扫及融合图像，右心室腔内见一局灶性稍低密度团块灶，局部糖代谢增高（SUV_{max}：4.1，大小：6.9 cm×5.8 cm×7.2 cm）；C. 横断位，1~3分别为 PET、增强 CT 及融合图像，显示肿块呈轻度强化，边界清晰，边缘尚光整；D. 冠状位，1~3分别为 PET、增强 CT 及融合图像，显示肿块较大，堵塞右心室流入道

扫描有助于对二者的鉴别，后者无强化（图 14-5）。Abbas 等总结心脏黏液瘤与血栓的 MRI 鉴别特点，详见表 14-5[8]。

摄取增高病灶需与房间隔脂肪瘤样肥大相鉴别；后者常表现为位于心房间隔处、形如喇叭口样的脂肪密度影，增强扫描不强化，^{18}F-FDG 摄取轻度增高（图 14-6），有研究证实病灶内存在棕色脂肪成分；使用增强 CT 或 MRI 检查对二者鉴别有一定帮助[13]。

表14-5　黏液瘤与血栓 MRI 鉴别

特点	黏液瘤	血栓
位置	左心房，多位于卵圆窝处	多位于左心耳；左心室，与心肌梗死有关
蒂	多为窄蒂	宽基底
对功能的影像	可移动，位置可变	少有移动
T_1WI	不均匀中等信号	均匀低信号
T_2WI	不均匀高信号	均匀低信号
增强扫描	多为不均匀强化	极少有强化，伴有纤维化时，可有强化

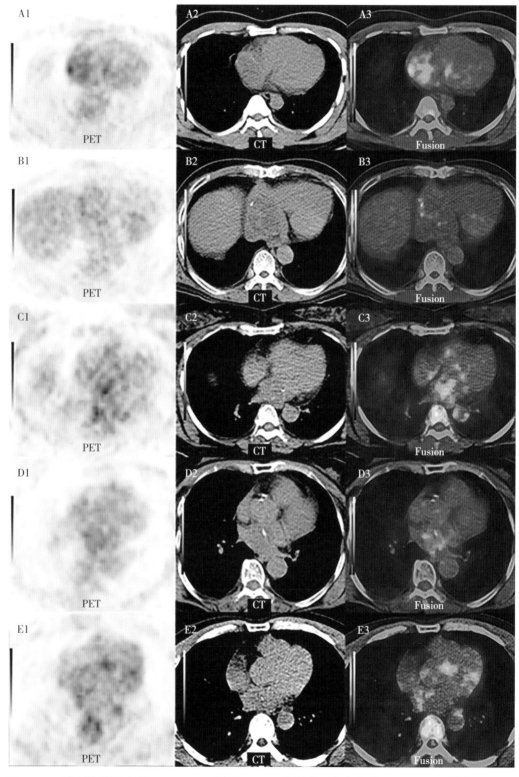

图 14-4　5 例心脏黏液瘤 ^{18}F-FDG PET/CT 图像。A ~ E 分别为 5 名患者 ^{18}F-FDG PET/CT 横断位图像；
1. PET 图像，病灶糖代谢程度高低不一（SUV$_{max}$：2.2 ~ 4.7）；2. CT 图像，显示瘤内钙化灶；3. 融合图像

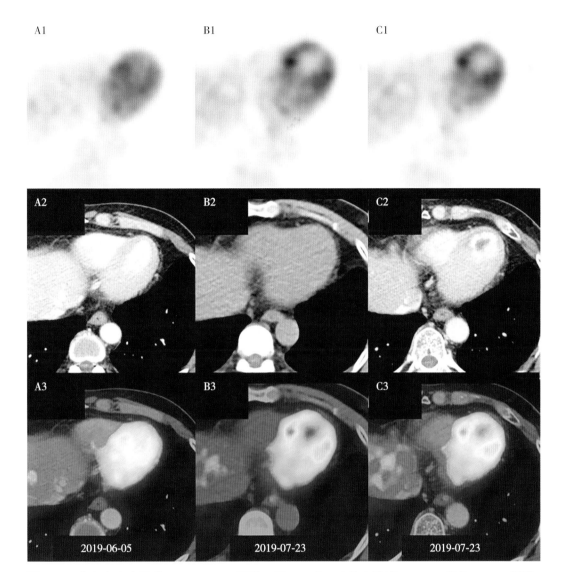

图 14-5　左心室内血栓 ^{18}F-FDG PET/CT 图像。男，55 岁，确诊右肺癌；1. PET 图像；2. CT 图像；3. 融合图像；A. 2019 年 6 月 5 日 ^{18}F-FDG PET/CT 及增强 CT 图像，左心室腔内未见异常；B. 2019年 7 月 23 日 ^{18}F-FDG PET/CT 图像见左心室近心尖部腔内局灶性糖代谢减低区；C. 增强 CT 融合图像见左心室近心尖部腔内局灶性充盈缺损，增强扫描未见强化

（二）血管肉瘤

血管肉瘤是成年人最常见的原发性恶性心脏肿瘤，约占心脏肉瘤的 40%，20 ~ 50岁男性多见，其生存时间较其他组织亚型短，平均约为 1 年，部分文献认为少于 6 个月[14、15]。多起源于右心，发生于右心房壁者尤为多见，可向心房腔内生长；亦可起自右侧房室沟，向心包、心肌蔓延生长，累及心包和右心房壁，后者易于与心包原发性血管肉瘤相混淆。左心房原发性血管肉瘤极为罕见。病理上一般分为两类：一类是肿瘤病灶呈局灶性，多位于右心房壁，此型最为多见，与卡波西肉瘤无关；另一类肿

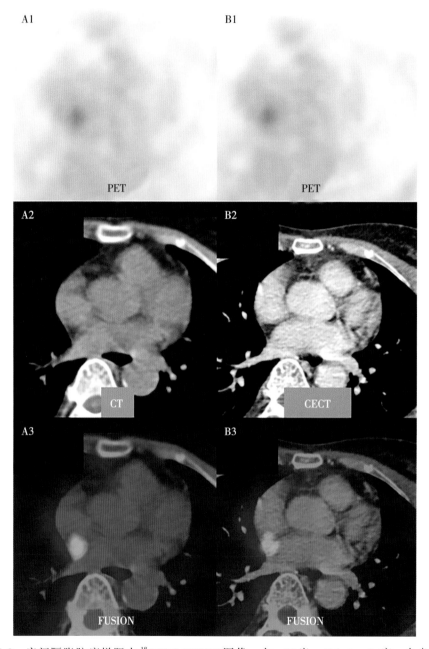

图 14-6 房间隔脂肪瘤样肥大 ^{18}F-FDG PET/CT 图像。女，58 岁，Alzheimer's 病，全身显像未见肿瘤；1. PET 图像；2. CT 图像；3. 融合图像；A. ^{18}F-FDG PET/CT 图像，房间隔局灶性糖代谢增高（SUV$_{max}$：4.5），平扫 CT 房间隔显示欠清；B. ^{18}F-FDG PET/CT 与增强 CT 融合图像，显示房间隔处、形如喇叭口样的脂肪密度影，增强扫描不强化，左、右心房腔内未见明显占位

瘤常常累及右心室壁，甚至心包，范围较广，表现为卡波西肉瘤，此类与艾滋病有关。患者可伴有右心衰竭、出血性心包积液或全身广泛转移；但心包积液的肿瘤细胞学检查几乎无阳性发现[16]。

影像诊断及鉴别诊断：

CT：平扫病灶多位于右心房游离壁，呈低密度结节或肿块，部分凸向房、室腔内，边缘不规则、凹凸不平；增强扫描呈不均匀强化，中央可见不强化坏死区，病灶实性部分呈中重度强化，部分病灶呈花环状强化，呈破烂棉絮状；病灶边界不清，与正常心肌界限不清；可伴有心包积液、心包积血（平扫 CT 值高于 50 HU）及胸腔积液等伴随征象，大量心包积液或积血患者甚至出现心包填塞征象（详见心包肿瘤章节）。

心脏 MRI：长 T_1WI，长 T_2WI，信号不均匀，瘤可内见出血及坏死信号。鉴于增强扫描病灶实性部分血供丰富，可伴有延迟进一步强化的特点。

^{18}F-FDG PET/CT：肿瘤具有高度侵袭性，部分患者就诊时即合并转移，^{18}F-FDG PET/CT 全身显像呈多发高代谢病灶，较易做出诊断（图 14-7），因此，^{18}F-FDG PET/CT 显像既能对原发灶的恶性程度做出判断，亦可帮助寻找转移灶。原发灶 ^{18}F-FDG 代

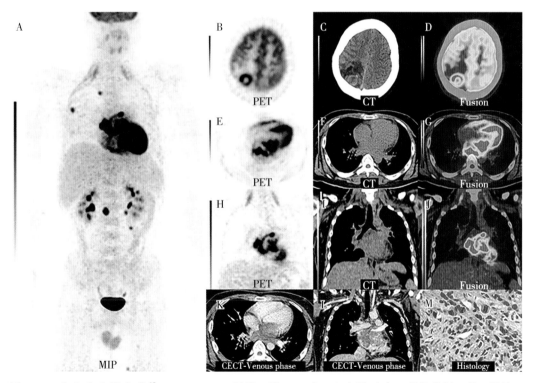

图 14-7　左心房血管肉瘤 ^{18}F-FDG PET/CT 图像。 男，20 岁，左上肢乏力、嘴角偏斜 2 月，抽搐 1 天，CT 发现脑内占位，怀疑转移；A. 最大密度投影，左心房、多处骨骼及肌肉见局灶性糖代谢增高灶；B ~ D. 脑横断位，可见右顶叶转移瘤；E ~ G. 左心房横断位，左心房病灶（SUV_{max}：14.4，大小：8.8 cm × 5.5 cm × 6.9 cm）；H ~ J. 冠状位显示左心房病灶；K ~ L. 增强 CT 横断位和冠状位显示左心房病灶，呈不均匀强化，边缘呈分叶状；M. 病理图像（HE，400 ×），活检病理诊断血管肉瘤

谢程度方面，Rahbar 等总结 6 例血管肉瘤 SUV_{max} 均值 8.4（5.3 ~ 10.7）；Liu 等总结 6 例血管肉瘤 SUV_{max} 均值 7.1（3.7 ~ 14.4）[11, 17]。对于无转移瘤病例，诊断存在一定困难，需要结合增强 CT 或心脏 MRI 影像（图 14-8）。近年来随着多种显像剂的出现，尤其是明星显像剂如 68Ga-FAPI-04 对心脏肿瘤诊断的效能明显提高。Zhao 等报道一例使用 68Ga-FAPI-04 诊断右心房血管肉瘤，肿瘤代谢程度高于 18F-FDG，正常心肌无明显代谢，显示出优异的靶本底，可以在不做特殊准备的前提下显示心脏肿瘤病灶，提高灵敏度和特异度，该药物在心脏肿瘤中的诊断前景值得期待[18]。同时亦有研究发现心肌梗死后心室重构部位会有 68Ga-FAPI-04 摄取，反映心脏成纤维细胞活化程度[19-22]。

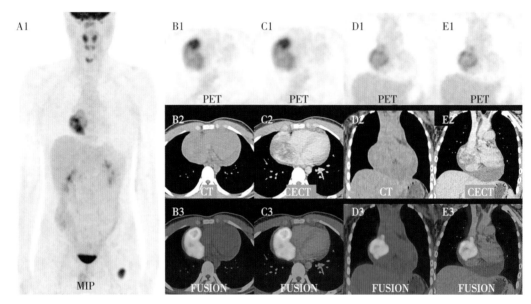

图 14-8　右心房血管肉瘤 18F-FDG PET/CT 图像。男，16 岁，胸痛 3 周，颜面水肿 1 天，超声提示右心房占位；A. 最大密度投影，右心房、左侧股骨近侧段见局灶性糖代谢增高灶；B. 横断位，CT 平扫融合图像，右心房糖代谢增高灶（SUV_{max}：9.8，大小：6.2 cm × 5.1 cm × 5.0 cm）；C. 横断位，增强 CT 融合图像，肿瘤呈明显不均质强化；D. 冠状位，平扫 CT 融合图像；E. 冠状位，增强 CT 融合图像；1. PET 图像；2. CT 图像；3. 融合图像；病理诊断血管肉瘤；左侧股骨病灶 CT 上呈磨玻璃样骨质密度增高，未见明显破骨改变，考虑纤维异常增殖，一年后随访 CT 骨质病变无变化

（三）淋巴瘤

心脏淋巴瘤是一种罕见的结外淋巴瘤，通常由全身淋巴瘤发生继发性心脏受累，不足 25% 的全身淋巴瘤发生继发性心脏受累[23]。原发性心脏淋巴瘤极为罕见，仅占原发性心脏肿瘤的 2%；截至 2018 年 7 月，仅有 232 例原发性心脏淋巴瘤的报道[24]。根据 2015 年世界卫生组织对心脏肿瘤的分类，原发性心脏淋巴瘤严格定义为仅累及心脏和（或）心包，而无其他部位受累；广义定义为包括有限的心脏外侵犯，但肿瘤主要位于心脏或主要表现为心脏症状[2, 25]。因此，将心脏淋巴瘤与心包淋巴瘤区分开来十分困难。原发性心脏淋巴瘤发生于免疫缺陷患者，发生于实体器官移

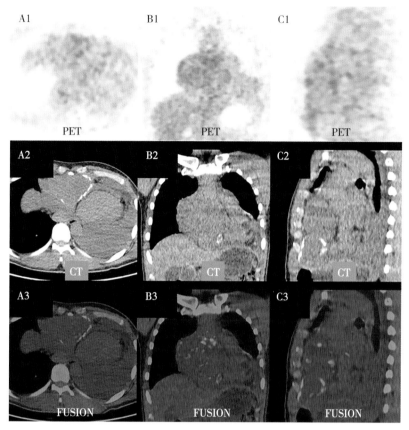

图 14-13　心包纤维瘤 ¹⁸F-FDG PET/CT 图像。男，38 岁，反复活动后气促伴双下肢水肿 2 周，超声发现心包占位；A. 横断位，1～3 分别为 PET、CT 平扫及融合图像，心包右缘见巨大不规则形团块灶，平扫灶内呈等密度，密度较均匀，边缘见包壳样钙化，局部糖代谢稍增高（SUV_{max}：3.7）；B. 冠状位，病灶左缘可见纤细脂肪界限；C. 矢状位，病灶后缘见脂肪间隙

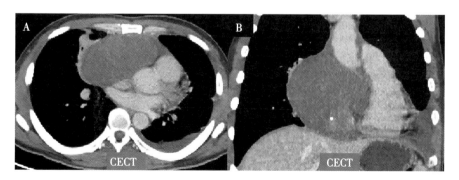

图 14-14　心包纤维瘤增强 CT 图像。同一患者增强扫描 CT 图像；A. 横断位，增强扫描实质期病灶呈较均匀强化，边界尚清晰；B. 冠状位，病灶边界清、心脏及大血管受压推挤

2∶1。心包间皮瘤发病与石棉接触有无相关性一直存在争议。本病起病隐匿，患者可无临床症状，或呈非特异性症状，通常由肿瘤扩张或相关的浆液性或出血性心包积液引起，常常误诊为缩窄性心包炎[42]。病灶可表现为局限性肿块或弥漫性结节，组织病

心肺疾病分子影像与病理学诊断

理学分为三类：上皮样型、肉瘤样型和双相型。上皮样型最多见，约占 70%；双相型是由类似于癌的上皮细胞区域和类似肉瘤的梭形细胞区域组成，约占 25%；肉瘤样型仅为 5%。^{18}F-FDG PET/CT 影像上心包间皮瘤糖代谢明显增高，文献报道 SUV$_{max}$：5.22 ~ 19.5。Shao 等报道一例原发性心包间皮瘤肉瘤样型，呈局灶性实性团块灶，CT 增强扫描呈中度欠均匀强化，病灶葡萄糖代谢明显增高（SUV$_{max}$：9.1）[43]。一例心包间皮瘤呈心包间隙浸润性生长，增强扫描呈不均匀强化，境界不清见图 14-15。

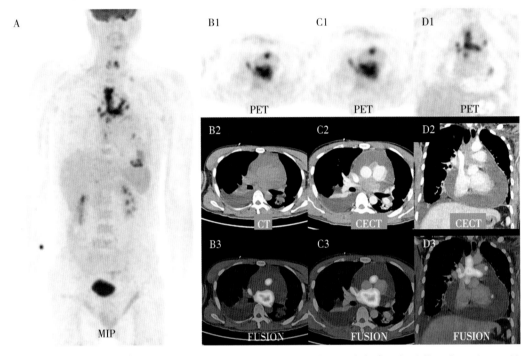

图 14-15 心包间皮瘤 ^{18}F-FDG PET/CT 图像。男，31 岁，腹胀恶心半年余，加重伴乏力 8 天；A. 最大密度投影，甲状腺双叶糖代谢稍增高，纵隔及心周见多发糖代谢增高灶；B. 横断位，1 ~ 3 分别为 PET、CT 平扫及融合图像，大量心包积液及右侧胸腔积液，纵隔间隙、大血管旁见局灶性糖代谢增高灶（SUV$_{max}$：9.4）；C. 横断位，1 ~ 3 分别为 PET、增强 CT 及融合图像，纵隔间隙、大血管旁病灶呈不均匀强化，边界不清；D. 冠状位，1 ~ 3 分别为 PET、增强 CT 及融合图像，纵隔间隙及心缘旁见局灶性糖代谢增高灶

4. 转移瘤 心脏转移瘤多合并心包转移瘤，完全区分二者存在困难。心包转移瘤较原发性心包肿瘤更常见，发病率如前述，可由淋巴转移所致[27]，或由胸部恶性肿瘤直接蔓延至心包，表现为心包局灶或弥漫不规则增厚，伴有心包积液和（或）胸腔积液，此时心外膜下脂肪间隙可见；病灶进一步进展，心外膜下脂肪间隙消失，可出现心房或心室壁不规则增厚或局灶性结节、团块。房室沟是心外膜最常受累的部位。最常见的恶性肿瘤是肺癌、乳腺癌、白血病和淋巴瘤。^{18}F-FDG PET/CT 在诊断原发灶及心包转移瘤方面具有独特优势，如果结合胸部增强扫描，原发灶的判断、心包旁淋巴结与心包转移瘤的区分不难做出诊断（图 14-16、图 14-17）。

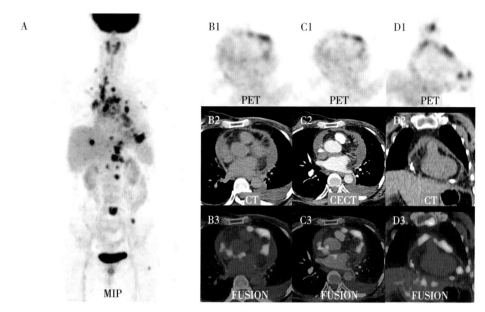

图 14-16　左侧乳腺癌术后化疗后出现心包转移瘤 ^{18}F-FDG PET/CT 图像。女，53 岁，左侧乳腺癌术后化疗后 1 年余，出现胸闷气促 20 日；A. 最大密度投影，全身多发局灶性糖代谢增高；B. 横断位，1 ~ 3 分别为 PET、CT 平扫及融合图像，心包弥漫不均匀增厚，局灶性糖代谢增高（SUV_{max}: 8.2），可见心包积液及左侧胸腔积液；C. 横断位，1 ~ 3 分别为 PET、增强 CT 及融合图像，心包增厚缘似见强化，边界不清，心外膜下脂肪间隙可见；D. 冠状位，1 ~ 3 分别为 PET、CT 平扫及融合图像，心包缘糖代谢弥漫增高，心外膜下脂肪间隙清晰，心包内增高密度影为引流导管

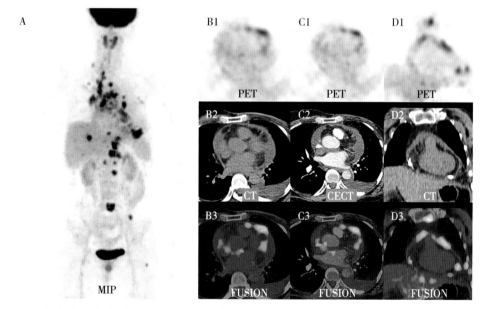

图 14-17　喉癌术后化疗后出现心包转移瘤 ^{18}F-FDG PET/CT 图像。男，61 岁，喉癌术后化疗后出现面部水肿 3 个月；A. 最大密度投影，全身弥漫多发局灶性糖代谢增高；B. 横断位，1 ~ 3 分别为 PET、CT 平扫及融合图像，心包弥漫不均匀增厚，部分呈结节状局灶性糖代谢增高（SUV_{max}: 5.8）；C. 横断位，1 ~ 3 分别为 PET、增强 CT 及融合图像，心包增厚缘呈不均匀强化，心外膜下脂肪间隙模糊；D. 冠状位，1 ~ 3 分别为 PET、CT 平扫及融合图像，纵隔缘及心包缘糖代谢弥漫增高

5. 淋巴瘤 原发性心脏淋巴瘤包括心包的受累，而淋巴瘤继发性心脏受累亦从心包起始。将心包淋巴瘤与心脏淋巴瘤区分开来较为困难。全身淋巴瘤通过 3 种途径向心脏扩散：①纵隔淋巴瘤的直接蔓延扩散侵犯；②沿冠状动脉和心外膜淋巴管扩散；③血行播散。在各种对心脏淋巴引流的解剖学研究中，研究人员注意到心外膜下淋巴管引流处存在的毛细血管丛，其与窦房结和房室系统相连接，依此可解释淋巴瘤浸润心脏传导系统，而导致患者心脏节律异常；而心脏瓣膜似乎不包含淋巴管，可解释大多数情况下无瓣膜受累；而淋巴管阻塞，是心包积液发生的主要原因[32]。18F-FDG PET/CT 在淋巴瘤心脏累及方面存在独特优势，在有效的饮食准备前提下，抑制心肌摄取 18F-FDG，能够有效地显示心包受累情况（图 14-18），该病例右心房弥漫糖代谢增高情况，需要鉴别是否为节律异常导致右心房壁的弥漫糖代谢增高，如心房颤动[44]。

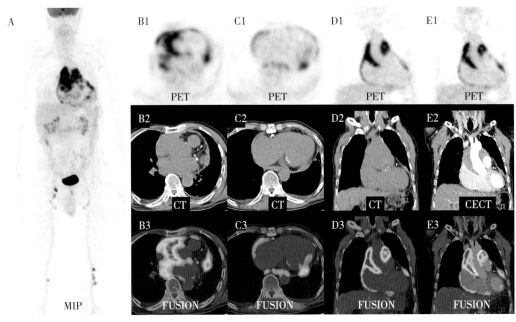

图 14-18 心包淋巴瘤 18F-FDG PET/CT 图像。男，81 岁，非霍奇金淋巴瘤（弥漫大 B 细胞淋巴瘤）治疗后 3 年余，反复呕吐 1 周余，头晕 1 天；A. 最大密度投影，纵隔、心包弥漫糖代谢增高，双侧腹股沟区及双侧腘窝见多发淋巴结糖代谢增高；B. 横断位，经主动脉根部层面，1～3 分别为 PET、CT 平扫及融合图像，纵隔大血管周围、心包缘见弥漫增厚伴糖代谢弥漫增高（SUV_{max}：10.5），心外膜下脂肪间隙部分隐约可见；C. 横断位，经右冠状窦层面，1～3 分别为 PET、CT 平扫及融合图像，显示心包膜弥漫增厚，糖代谢弥漫增高；D. 冠状位，1～3 分别为 PET、CT 平扫及融合图像，心包缘及主动脉周境界不清，糖代谢弥漫增高；E. 冠状位，1～3 分别为 PET、增强 CT 及融合图像，纵隔主动脉周见增多软组织影伴糖代谢弥漫增高，心包不均匀增厚伴糖代谢弥漫增高

（刘恩涛　王淑侠）

参考文献

［1］ AGGELI C, DIMITROGLOU Y, RAFTOPOULOS L, et al. Cardiac Masses: The Role of Cardiovascular Imaging in the Differential Diagnosis ［J］. Diagnostics (Basel). 2020, 10 (12): 1088.

［2］ TRAVIS W D, BRAMBILLA E, BURKE A P, et al. WHO classification of tumors of the lung, pleura, thymus and heart ［M］. 4th ed. Lyon: IRAC, 2015: 340.

［3］ MALESZEWSKI J J, ANAVEKAR N S, MOYNIHAN T J, et al. Pathology, imaging, and treatment of cardiac tumours ［J］. Nat Rev Cardiol, 2017, 14 (9): 536-49.

［4］ MANIAN U, SHEYIN O, BAGUR R, et al. High Prevalence of Subclinical Infarction in Asymptomatic Patients With Silent Left-Sided Cardiac Masses ［J］. J Am Coll Cardiol, 2019, 73 (17): 2236-7.

［5］ DILSIZIAN V, BACHARACH S L, BEANLANDS R S, et al. ASNC imaging guidelines/SNMMI procedure standard for positron emission tomography (PET) nuclear cardiology procedures ［J］. J Nucl Cardiol, 2016, 23 (5): 1187-226.

［6］ FLETCHER C D M. Diagnostic Histopathology of Tumors ［M］. 5th ed. Amsterdam : Elsevier, 2020: 70.

［7］ COLIN G C, GERBER B L, AMZULESCU M, et al. Cardiac myxoma: a contemporary multimodality imaging review ［J］. Int J Cardiovasc Imaging. 2018, 34 (11): 1789-1808.

［8］ ABBAS A, GARFATH-COX K A, BROWN I W, et al. Cardiac MR assessment of cardiac myxomas ［J］. Br J Radiol, 2015, 88 (1045): 20140599.

［9］ NASSER S B, DOEBLIN P, DOLTRA A, et al. Cardiac Myxomas Show Elevated Native T1, T2 Relaxation Time and ECV on Parametric CMR ［J］. Front Cardiovasc Med, 2020, 7: 602137.

［10］ MENG J, ZHAO H, LIU Y, et al. Assessment of cardiac tumors by ^{18}F-FDG PET/CT imaging: Histological correlation and clinical outcomes ［J］. J Nucl Cardiol. 2021, 28 (5): 2233-2243.

［11］ LIU E T, SUN T T, DONG H J, et al. Combined PET/CT with thoracic contrast-enhanced CT in assessment of primary cardiac tumors in adult patients ［J］. EJNMMI Res, 2020, 10 (1): 75.

［12］ MEYER H J, WIENKE A, SUROV A. Associations between GLUT expression and SUV values derived from FDG-PET in different tumors-A systematic review and meta analysis ［J］. PLoS One, 2019, 14(6): e0217781.

［13］ KUESTER L B, FISCHMAN A J, FAN C M, et al. Lipomatous hypertrophy of the interatrial septum: prevalence and features on fusion 18F fluorodeoxyglucose positron emission tomography/CT ［J］. Chest, 2005, 128 (6): 3888-3893.

［14］ MOTWANI M, KIDAMBI A, HERZOG B A, et al. MR imaging of cardiac tumors and masses: a review of methods and clinical applications ［J］. Radiology, 2013, 268 (1): 26-43.

［15］ HAMIDI M, MOODY J S, WEIGEL T L, et al. Primary cardiac sarcoma ［J］. Ann Thorac Surg, 2010, 90 (1): 176-81.

［16］ KUPSKY D F, NEWMAN D B, KUMAR G, et al. Echocardiographic features of cardiac angiosarcomas: The Mayo Clinic Experience (1976-2013)［J］. Echocardiogr, 2016, 33 (2): 186-192.

［17］ RAHBAR K, SEIFARTH H, SCHÄFERS M, et al. Differentiation of malignant and benign cardiac tumors using ^{18}F-FDG PET/CT ［J］. J Nucl Med, 2012, 53 (6): 856-863.

［18］ ZHAO L, PANG Y, LIN Q, et al. Cardiac angiosarcoma detected using ^{68}Ga-fibroblast activation protein inhibitor positron emission tomography/ magnetic resonance［J］. Eur Heart J, 2021, 42（13）: 1276.

［19］VARASTEH Z, MOHANTA S, ROBU S, et al. Molecular imaging of fibroblast activity after myocardial infarction using a ^{68}Ga-labeled fibroblast activation protein inhibitor, FAPI-04［J］. J Nucl Med, 2019, 60（12）: 1743-9.

［20］HECKMANN M B, REINHARDT F, FINKE D, et al. Relationship between cardiac fibroblast activation protein activity by positron emission tomography and cardiovascular disease［J］. Circ Cardiovasc Imaging, 2020, 13（9）: e010628.

［21］SIEBERMAIR J, KÖHLER M I, KUPUSOVIC J, et al. Cardiac fibroblast activation detected by Ga-68 FAPI PET imaging as a potential novel biomarker of cardiac injury/remodeling［J］. J Nucl Cardiol, 2021, 28（3）: 812-821.

［22］ZHU W, GUO F, WANG Y, et al. ^{68}Ga-FAPI-04 accumulation in myocardial infarction in a patient with neuroendocrine carcinoma［J］. Clin Nucl Med, 2020, 45（12）: 1020-2.

［23］ROBERTS W C. Primary and secondary neoplasms of the heart［J］. Am J Cardiol, 1997, 80（5）: 671-682.

［24］CICHOWSKA-CWALIŃSKA N, DUTKA M, Klapkowski A, et al. The role of radiotherapy in the management of primary cardiac lymphoma a case report and the literature review［J］. Leuk Lymphoma, 2019, 60（3）: 812-816.

［25］KIKUCHI Y, OYAMA-MANABE N, MANABE O, et al. Imaging characteristics of cardiac dominant diffuse large B-cell lymphoma demonstrated with MDCT and PET/CT［J］. Eur J Nucl Med Mol Imaging, 2013, 40（9）: 1337-1344.

［26］BUTANY J, NAIR V, NASEEMUDDIN A, et al. Cardiac tumours: diagnosis and management［J］. Lancet Oncol, 2005, 6（4）: 219-228.

［27］BUSSANI R, CASTRICHINI M, RESTIVO L, et al. Cardiac tumors: diagnosis, prognosis, and treatment［J］. Curr Cardiol Rep, 2020, 22（12）: 169.

［28］JEUDY J, BURKE A P, FRAZIER A A. Cardiac lymphoma［J］. Radiol Clin North Am, 2016, 54(4): 689-710.

［29］MIGUEL C E, BESTETTI R B. Primary cardiac lymphoma［J］. Int J Cardiol, 2011, 149（3）: 358-363.

［30］XIAO M, LIN J, XIAO T, et al. The incidence and survival outcomes of patients with primary cardiac lymphoma: A SEER-based analysis［J］. Hematol Oncol, 2020, 38（3）: 334-343.

［31］BLIGH M P, BORGAONKAR J N, BURRELL S C, et al. Spectrum of CT findings in thoracic extranodal non-Hodgkin lymphoma［J］. Radiographics, 2017, 37（2）: 439-461.

［32］JEUDY J, KIRSCH J, TAVORA F, et al. From the radiologic pathology archives: cardiac lymphoma: radiologic-pathologic correlation［J］. Radiographics, 2012, 32（5）: 1369-1380.

［33］LIU E, SUN T, WANG S, et al. ^{18}F-FDG PET/CT with contrast-enhanced CT imaging manifestations of cardiac lymphoma［J］. J Nucl Med, 2020, 61（supplement 1）: 488.

［34］QIN C, SHAO F, HU F, et al. ^{18}F-FDG PET/CT in diagnostic and prognostic evaluation of patients with cardiac masses: a retrospective study［J］. Eur J Nucl Med Mol Imaging, 2020, 47（5）: 1083-1093.

［35］MAYERHOEFER M E, ARCHIBALD S J, MESSIOU C, et al. MRI and PET/MRI in hematologic malignancies［J］. J Magn Reson Imaging, 2020, 51（5）: 1325-1335.

［36］KASTE S C, SNYDER S E, METZGER M L, et al. Comparison of ^{11}C-methionine and ^{18}F-FDG PET/CT for staging and follow-up of pediatric lymphoma［J］. J Nucl Med, 2017, 58（3）: 419-424.

［37］GREBENC M L, ROSADO DE CHRISTENSON M L, BURKE A P, et al. Primary cardiac and pericardial neoplasms: radiologic-pathologic correlation ［J］. Radiographics, 2000, 20（4）: 1073-1103, quiz 1110-1, 1112.

［38］RESTREPO C S, VARGAS D, OCAZIONEZ D, et al. Primary Pericardial Tumors ［J］. RadioGraphics, 2013, 33（6）: 1613-1630.

［39］PATEL J, SHEPPARD M N. Pathological study of primary cardiac and pericardial tumours in a specialist UK Centre: surgical and autopsy series ［J］. Cardiovasc Pathol, 2010, 19（6）: 343-352.

［40］TOWER-RADER A, KWON D. Pericardial masses, cysts and diverticula: a comprehensive review using multimodality imaging ［J］. Prog Cardiovasc Dis, 2017, 59（4）: 389-397.

［41］MCGEHEE E, GERBER D E, REISCH J, et al. Treatment and outcomes of primary pericardial mesothelioma: a contemporary review of 103 published cases ［J］. Clin Lung Cancer, 2019, 20（2）: e152-157.

［42］MASSICOTTE G, BERNIER M, PICHÉ M E, et al. Case Report of aggressive primary pericardial mesothelioma presenting as a constrictive pericarditis ［J］. Circ Cardiovasc Imaging, 2019, 12（3）: e008621.

［43］SHAO D, WANG S X, LIANG C H, et al. Differentiation of malignant from benign heart and pericardial lesions using positron emission tomography and computed tomography ［J］. J Nucl Cardiol, 2011, 18（4）: 668-677.

［44］XIE B, CHEN B X, WU J Y, et al. Factors relevant to atrial ^{18}F-fluorodeoxyglucose uptake in atrial fibrillation ［J］. J Nucl Cardiol, 2020, 27（5）: 1501-1512.

第十五章　大动脉炎

一、概述

大动脉炎是一类较为罕见的特发性炎症性疾病，常累及主动脉及其分支血管，主要包括多发大动脉炎（polyarteritis，又称高安动脉炎，Takayasu arteritis，TA）和巨细胞动脉炎（giant cell arteritis，GCA）两种类型。TA 和 GCA 在发病年龄、种族分布以及受累血管的分布及治疗反应方面都有所不同，但二者的组织病理学表现有所重叠。GCA 多见于白种人，常累及颞动脉，又称颞动脉炎，发病年龄通常在 50 岁之后，男女比例约 1：3，约 20%～50% 的患者存在主动脉受累，常伴风湿性多肌痛（polymyalgia rheumatica，PMR）。TA 在亚洲年轻女性中最为常见，多在 50 岁前发病，男女比率约 1：9，也可发生于儿童，>90% 的患者存在主动脉及其分支血管受累，多不累及颞动脉[1, 2]。

受累血管的炎症反应是大动脉炎的核心特征，主要表现为受累动脉管壁的弥漫性增厚、管腔狭窄、扩张或动脉瘤形成。由于该病早期发病隐匿、病程较长，且临床表现多无特异性，因此早期明确诊断较为困难，患者多在疾病后期发生缺血性表现时就医。大动脉炎的特征性缺血症状主要是由于全身不同部位的血管病变导致相应组织器官缺血而造成，随着病情的进展，受累血管会出现不可逆性的损伤，并可能会出现致命性的并发症。治疗方面主要以糖皮质激素为主，视个体情况辅以免疫抑制剂或生物制剂。严重的血管狭窄常需要进行外科干预，主要包括介入以及手术治疗，尽管可有效改善缺血症状，但后期再狭窄的发生率较高[3]。

目前对于大动脉炎的临床诊断尚无统一的标准，主要参考 1990 年由美国风湿病学会（American Rheumatism Association，ACR）提出的诊断标准，其中 TA 诊断标准包括 6 项：①发病年龄≤40 岁；②患肢间歇性运动乏力；③一侧或双侧肱动脉搏动减弱；④双上肢收缩压差>10 mmHg；⑤锁骨下动脉或主动脉杂音；⑥血管造影提示主动脉及一级分支或上下肢近端的大动脉局灶呈节段性狭窄或闭塞，且排除由动脉粥样硬化、纤维肌性发育不良或其他原因引起。符合上述 6 项中的 3 项者可诊断本病[4]。GCA 诊断标准包括 5 项：①发病年龄≥50 岁；②新近出现的头痛；③颞动脉病变，颞动脉压痛或触痛、搏动减弱，除外颈动脉硬化所致；④红细胞沉降率（erythrocyte sedimentation rate，ESR）≥50 mm/h；⑤动脉活检异常，活检标本示血管炎，其特点为单核细胞为主的炎性浸润或肉芽肿性炎症，常有多核巨细胞。符合上述 5 项中的至少 3 项可诊断为 GCA[5]。以上诊断标准主要依据患者的临床表现，但随着现代影像技术的不断发展，CT、MRI、超声以及 PET 显像已被推荐为诊断以及评估大动脉炎活动性的重要方法[3]。

二、临床表现

大动脉炎早期发病隐匿，无特异性，可表现为发热、乏力、盗汗及体重减轻等，后期则主要为继发于动脉狭窄、闭塞相关的血管缺血性表现，包括脉搏减弱或消失、双侧血压不对称、血管杂音、肢体麻木、跛行、心绞痛、肾动脉狭窄继发高血压等临床表现。另外，GCA 合并 PMR 的患者存在关节痛和肌痛，10%～20% 的 GCA 患者存在眼部症状，主要为视物模糊，1%～2% 表现为视力丧失，10% 的 TA 患者存在肺动脉高压[6]。

三、病理学基础

大动脉炎的病因尚不明确，有研究表明遗传易感性、外部环境、病原微生物等因素会触发机体免疫反应，动脉管壁是免疫反应的靶标，而由 T 细胞、巨噬细胞、树突状细胞和其他细胞介导的自身免疫应答在发病机制中起到重要作用。疾病早期主要为肉芽肿性炎症过程，单核细胞和淋巴细胞浸润导致新生血管生成及动脉管壁水肿、增厚，且主要累及血管内壁。疾病后期炎症反应常不明显，主要表现为外膜的纤维化及瘢痕形成[7, 8]。

动脉狭窄是由于 T 细胞、B 细胞和单核 - 巨噬细胞通过血管滋养管侵入动脉管壁，导致多核巨细胞的产生和内部弹性层的破裂，同时生长因子的释放促进管壁水肿、细胞外基质沉积以及内膜的成纤维细胞增殖。动脉扩张由于巨噬细胞释放过量的活性氧自由基和金属蛋白酶，导致血管平滑肌细胞死亡、中膜变薄以及弹性蛋白破坏，继而造成动脉管腔的扩张或动脉瘤形成[9]。

四、影像学表现

（一）常规影像学表现

数字减影血管造影（digital subtraction angiography，DSA）一直以来作为诊断大动脉炎的"金标准"，可以详细了解血管狭窄或者扩张的部位、范围及程度（图 15-1）。但是 DSA 不能显示血管壁的具体特征，并且由于该方法系有创性检查，患者存在术后出血或造影剂过敏等风险，因此目前仅在进行血管腔内球囊扩张术或支架植入术等特定情况下使用。

CT 可用于评估管腔和血管壁的异常改变。CT 示管壁环形增厚是诊断大动脉炎的特征性表现之一。增强 CT 可以清晰显示管腔狭窄、

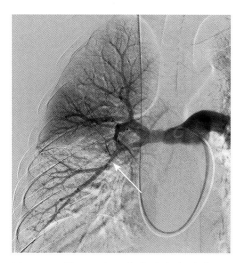

图 15-1　男，25 岁，临床诊断大动脉炎，DSA 显示右肺中叶动脉闭塞、右肺下叶动脉近端狭窄

心肺疾病分子影像与病理学诊断

闭塞，扩张程度以及分布范围，具有较高的空间分辨率，相较于 DSA，可同时观察血管壁的异常改变，管壁强化和环状低密度影（双环征）可能提示与病变活动期有关（图 15-2）。冠状动脉 CTA 可以评估 TA 患者的冠状动脉受累情况，并与动脉粥样硬化相鉴别，但其仍是一种基于解剖学的显像方法。

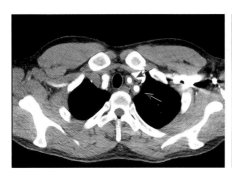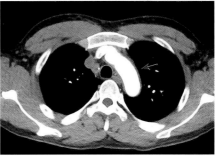

图 15-2　女，35 岁，临床诊断大动脉炎，CTA 显示主动脉、总颈动脉及锁骨下动脉管壁弥漫性增厚

彩色多普勒超声检查可以用于评估动脉管壁及局部血流动力学的情况，在大动脉炎中主要表现为主动脉及其主要分支血管（颈动脉、锁骨下动脉、肾动脉等）的内中膜（intima-media thickness，IMT）弥漫性、均匀增厚，呈同心圆征（图 15-3），可以作为 TA 的早期筛查手段。彩色多普勒超声具有无创、无辐射、价格低等优势，多用于病变血管的快速评价以及治疗后随访。但是该方法对于操作者专业水平的依赖性较高，并且仅限于评估浅表血管，对于胸、腹腔内血管的观察常会受肺或肠道气体的干扰。

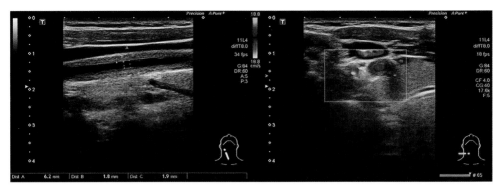

图 15-3　女，26 岁，临床诊断大动脉炎，彩色多普勒超声显示颈总动脉内中膜弥漫性增厚、管腔狭窄，横断面表现为同心圆征

MRI 可以广泛评估血管情况，提供血管壁增厚、水肿、纤维化以及管腔改变等信息，MRA 使用钆做对比剂可测量血管壁厚度，并且通过使用延迟增强扫描能够早期发现管壁的炎性增厚（图 15-4），有助于疾病活动性的判断。对疑有大动脉炎的患者，建议首先应用 MRI 观察血管壁炎症反应及管腔变化。其局限性在于可能会高估远端分支血管的狭窄程度，并且耗时长，不能扫描安装起搏器的患者等[10]。

248

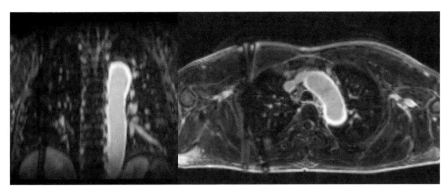

图 15-4　男，25 岁，临床诊断大动脉炎，MRA 延迟增强扫描显示主动脉管壁增厚、延迟强化

（二）分子影像表现

PET 作为临床常用的分子影像技术，可以通过连接示踪剂的特异性探针，在分子水平对大动脉炎血管受累情况进行评估。18F-FDG 是临床最为常用的分子示踪剂，除在肿瘤细胞异常浓聚外，也可以在激活的多种炎症细胞中浓聚。18F-FDG PET 可以准确显示大动脉炎的颅外受累血管，尤其适用于疾病早期无特异性症状（如不明原因的发热）或缺乏阳性表现的患者，对于大动脉炎的早期诊断及活性评估具有重要价值[11]。

大动脉炎的典型 PET 表现为沿管壁分布的弥漫性 18F-FDG 摄取增高，常累及主动脉及其分支血管（包括锁骨下动脉、颈动脉、头臂干等，在 TA 中亦常累及肺动脉）（图 15-5，图 15-6）。18F-FDG PET 进行血管炎症活性评估主要采用视觉分析法[12]，将

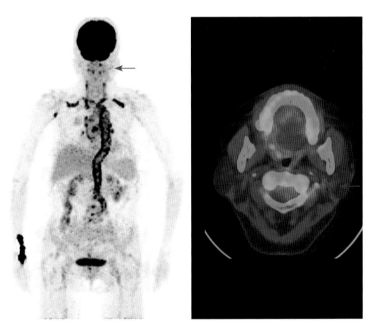

图 15-5　女，77 岁，临床诊断为巨细胞动脉炎，左侧 18F-FDG PET/CT 最大密度投影图显示主动脉、颈动脉、锁骨下动脉、腋动脉沿管壁弥漫性 18F-FDG 摄取增高（视觉评分 3 级）；右侧横断面 PET/CT 显示左侧颞浅动脉摄取增高（视觉评分 2 级）。箭头所示为左侧颞浅动脉

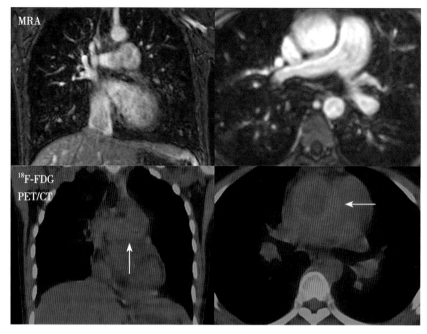

图 15-6　女，28 岁，临床诊断为大动脉炎，^{18}F-FDG PET/CT 显示升主动脉及右肺动脉主干延管壁分布的摄取增高灶（视觉评分 3 级），同期 MRA 上，相应血管未见明确异常改变

血管摄取强度分为 4 级：0 级（≤纵隔摄取）、1 级（＜肝摄取）、2 级（＝肝摄取）和 3 级（＞肝摄取），2 级为可疑阳性，3 级为阳性。此外，半定量分析方法常以血管壁 SUV_{max} 与肝平均 SUV 的比值为参数进行炎症活性评估，但主要用于实验研究，目前不推荐用于大动脉炎的初次诊断。需要说明的是，由于糖皮质激素的使用会降低血管壁 ^{18}F-FDG 摄取以及增加肝摄取，因此会低估受累血管的炎症活性，最新的专家共识推荐对无严重缺血并发症风险的患者行 ^{18}F-FDG PET 显像时应暂时停用糖皮质激素，否则在使用糖皮质激素 3 天内行 PET 显像[13]。

由于约 50% 的 GCA 患者同时存在 PMR，PET 上可以同时显示肩、膝、髋等全身关节的 ^{18}F-FDG 摄取情况，分析方法参照 PET 评估血管活性的视觉分析法。动脉粥样硬化斑块也可表现为管壁的 ^{18}F-FDG 摄取增高，尤其对于年龄较大的 GCA 患者需要与血管炎受累相鉴别，相比于大动脉炎病变血管的连续线性摄取增高灶，动脉粥样硬化斑块表现为动脉管壁上的跳跃式的不均匀摄取增高[14]。

王冬艳等[15]报道 5 例大动脉炎患者 ^{18}F-FDG PET/CT 显像表现为主动脉及其主要分支血管壁 FDG 弥漫性摄取增高，5 例累及升主动脉、主动脉弓、降主动脉、腹主动脉、头臂干动脉、左 / 右锁骨下动脉、左 / 右颈动脉、左 / 右髂动脉，其中 4 例累及左 / 右肱动脉、左 / 右股动脉，2 例累及肠系膜上动脉，SUV_{max} 为 1.4 ~ 7.0，2 例最高，SUV_{max} 位于左侧锁骨下动脉，1 例位于右侧锁骨下动脉，2 例位于腹主动脉。另有国内病例报道[16]主动脉弓动脉炎累及左侧喉返神经致声带麻痹 ^{18}F-FDG PET/CT 显像一例，病变累及主动脉弓，依照解剖走行，左侧喉返神经绕主动脉弓后走行于气管食管沟内，位置较固定，因此，主动脉弓动脉炎可以累及左侧喉返神经受损导致左侧声带麻痹。^{18}F-FDG PET/CT 不仅对活动性大动脉炎有较好的诊断灵敏度，而且在应用免疫抑制剂治疗时也可应用 ^{18}F-FDG PET/CT 测定的 SUV_{max} 评价治疗反应，优于 ESR，可用于疗效评价[17]。

（席笑迎）

参考文献

[1] JENNETTE J C, FALK R J, BACON P A, et al. 2012 revised international chapel hill consensus conference nomenclature of vasculitides [J]. Arthritis Rheum, 2013, 65（1）: 1-11.

[2] OZEN S, PISTORIO A, IUSAN S M, et al. EULAR/PRINTO/PRES criteria for Henoch-Schonlein purpura, childhood polyarteritis nodosa, childhood Wegener granulomatosis and childhood Takayasu arteritis: Ankara 2008. Part II: Final classification criteria [J]. Ann Rheum Dis, 2010, 69（5）: 798-806.

[3] HELLMICH B, AGUEDA A, MONTI S, et al. 2018 Update of the EULAR recommendations for the management of large vessel vasculitis [J]. Ann Rheum Dis, 2020, 79（1）: 19-30.

[4] AREND W P, MICHEL B A, BLOCH D A, et al. The American College of Rheumatology 1990 criteria for the classification of Takayasu arteritis [J]. Arthritis Rheum, 1990, 33（8）: 1129-1134.

[5] HUNDER G G, BLOCH D A, MICHEL, B A, et al. The American College of Rheumatology 1990 criteria for the classification of giant cell arteritis [J]. Arthritis Rheum, 1990, 33（8）: 1122-1128.

[6] ZALDIVAR VILLON M L F, DE LA ROCHA J A L, ESPINOZA L R. Takayasu Arteritis: Recent Developments [J]. Curr Rheumatol Rep, 2019, 21（9）: 45.

[7] WATANABE R, BERRY G J, LIANG DH, et al. Pathogenesis of Giant Cell Arteritis and Takayasu Arteritis-Similarities and Differences [J]. Curr Rheumatol Rep, 2020, 22（10）: 68.

[8] CLEMENT M, GALY A, BRUNEVAL P, et al. Tertiary lymphoid organs in Takayasu arteritis [J]. Front Immunol, 2016, 7: 158.

[9] TOMBETTI E, MASON J C. Takayasu arteritis: advanced understanding is leading to new horizons [J]. Rheumatology（Oxford）, 2019, 58（2）: 206-219.

[10] DEJACO C, RAMIRO S, DUFTNER C, et al. EULAR recommendations for the use of imaging in large vessel vasculitis in clinical practice [J]. Annals of the rheumatic diseases, 2018, 77（5）: 636-643.

[11] JAMAR F, BUSCOMBE J, CHITI A, et al. EANM/SNMMI guideline for ^{18}F-FDG use in inflammation and infection [J]. J Nucl Med, 2013, 54（4）: 647-658.

[12] GAO W, GONG J N, GUO X J, et al. Value of ^{18}F-fluorodeoxyglucose positron emission tomography/computed tomography in the evaluation of pulmonary artery activity in patients with Takayasu's arteritis [J]. Eur Heart J Cardiovasc Imaging, 2021, 22（5）: 541-550.

[13] SLART R, GLAUDEMANS A, CHAREONTHAITAWEE R, et al. FDG-PET/CT（A）imaging in large vessel vasculitis and polymyalgia rheumatica: joint procedural recommendation of the EANM, SNMMI,

and the PET Interest Group（PIG）, and endorsed by the ASNC［J］. Eur J Nucl Med Mol Imaging, 2018, 45（7）: 1250-1269.

［14］FIZ F, MORBELLI S, PICCARDO A, et al. ^{18}F-NaF uptake by atherosclerotic plaque on PET/CT imaging: inverse correlation between calcification density and mineral metabolic activity［J］. J Nucl Med. 2015, 56（7）: 1019-1023.

［15］王冬艳, 王跃涛, 邵晓梁, 等.[18]F-FDG PET/CT 显像对多发性大动脉炎的临床应用［J］. 中华核医学与分子影像杂志, 2016, 36（4）: 340-344.

［16］郭崴, 陈皓鋆, 赵龙, 等.主动脉弓大动脉炎累及左侧喉返神经致左侧声带麻痹 ^{18}F-FDG PET/CT 显像一例［J］. 中华核医学与分子影像杂志, 2015, 35（5）: 405-406.

［17］SANTHOSH S, MITTAL B R, Gayana S, et al. F-18 FDG PET/CT in the evaluation of Takayasu arteritis: an experience from the tropics［J］. J Nucl Cardiol, 2014, 21（5）: 993-1000.